योग
भगाए
रोग

योग भगाए रोग

स्वामी अक्षय आत्मानंद

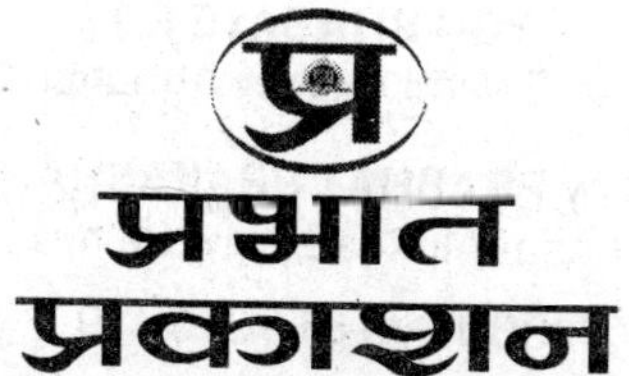

प्रकाशक
प्रभात प्रकाशन प्रा. लि.
4/19 आसफ अली रोड, नई दिल्ली–110002
फोन : 23289777 • हेल्पलाइन नं. : 7827007777
इ–मेल : prabhatbooks@gmail.com ❖ वेब ठिकाना : www.prabhatbooks.com

संस्करण
2025

मूल्य
तीन सौ पचास रुपए

मुद्रक
आर–टेक ऑफसेट प्रिंटर्स, दिल्ली

★

YOG BHAGAYE ROG
by Swami Akshey Atmanand

Published by **PRABHAT PRAKASHAN PVT. LTD.**
4/19 Asaf Ali Road, New Delhi-110002

ISBN 978-81-7315-459-1

₹ 350.00

आत्मावलोकन

लेखन-कार्य तो मैं सन् 1945 से ही कर रहा हूं, परन्तु उन दिनों युवावस्था थी। श्रृंगार और सामयिक समस्याएं ही प्रेरणात्मक प्रतीत होती थीं। लेख, कहानियां और कविताओं का रास्ता सुगम था, महत्त्वाकांक्षा थी, राजनीतिक मंच प्राप्त था, अतः स्थायी महत्त्व का कुछ भी नहीं लिख पाया। वास्तव में पीड़ा वास्तविक या सामाजिक थी भी नहीं, वह तो सिर्फ़ मेरी निजी थी। अतः मित्रों-परिचितों में वाहवाही तो मिली, परन्तु स्थायी स्थान नहीं मिला।

जब सिर पर पारिवारिक बोझ का दबाव बढ़ा तो विभिन्न नौकरियों, विभागों से नोन-तेल-लकड़ी जुटाने लगा। बहुत भटकन के बाद ही शिक्षा-विभाग में स्थायित्व मिला। बस, रोज़ी-रोटी की चिन्ता से मुक्त होते ही, फिर यश की आकांक्षा का दंश चुभने लगा। पुनः लिखा और देश के प्रतिष्ठित पत्र- पत्रिकाओं में छपने लगा। शिक्षा-विभाग का स्थायी सहारा और बीच-बीच में मिल जाने वाला पारिश्रमिक ज़रूरत से कुछ ज़्यादा प्रतीत हुआ, तो स्वयं के सम्पादन, प्रकाशन और मुद्रण का सहारा लेकर, पत्रकारिता में धंस गया। आंखें खुलीं तो पाया कि जमी-जमायी गृहस्थी चौपट होने लगी। घर का सामान बिकने लगा। शायद मेरी दौड़ में गति बहुत थी, इसीलिए मुंह के बल गिरने की नौबत आयी।

अध्यापक को अवकाश तनिक ज़्यादा ही मिलता है। यदि उसमें प्रतिभा है, विभिन्न क्षेत्रों की ताज़ा से ताज़ा जानकारी है, अभिव्यक्ति में रोचकता है, अपने छात्रों की व्यक्तिगत समस्याएं सुलझाने व उनका मन जीत लेने की कुशलता है तो बालकों, पालकों और नागरिकों की श्रद्धा, प्रेम और विश्वास जीतने में भला कितनी देर लगती है ! शायद यही सब मेरी यश की आकांक्षा थी। यह भी भरपूर मिली। फलस्वरूप घर-ख़र्च कम हो गया और पुनः वेतन की आय संगृहीत होने लगी।

शारीरिक आवश्यकताएं पूरी हो रही थीं। सामाजिक प्रतिष्ठा भरपूर थी। यश और अहंकार का भाव भी तुष्ट हो चुका था। दर्शनशास्त्र की स्नातकोत्तर शिक्षा थी ही, सो शायद यही अध्यात्म की ओर झुकाने लगी। गुरुओं की तलाश शुरू हो गयी और ख़ूब ठगा गया। पेट-पालू साधु-संन्यासियों ने इस तथाकथित विरक्ति

से ही विरक्ति पैदा कर दी। लूटमार, धोखा, पाखण्ड, धनलिप्सा और यशलिप्सा के कूटनीतिक हथकण्डों से कुछ ऐसी घृणा हुई कि मेरी जीवन-शैली ही बदल गयी।

पत्नी और परिवार तो नहीं छोड़ा। नौकरी भी नहीं त्यागी। संसार और सामाजिकता से भी नहीं भागा, फिर भी योग-दीक्षा ले ली। लोगों ने बहुत टोका-टाकी की, भरपूर उपहास भी किया। मित्र भी ख़ूब तर्क-वितर्क करते थे। पाखण्डी, धूर्त और बहुरूपिया आदि नामों से पुकारते थे। जाने उन दिनों मेरी कितनी सहज मनोवृत्ति थी कि मैं वे सभी सम्बोधन स्वीकार कर लेता था। नौकरी में उन्नति के चरम पर पहुंचकर भी, गैरिक लुंगी-कुर्ताधारी ही बना रहा। सम्मान करने और अपमान करने वाले स्वतः ही दो दलों में बंटकर आपसी संघर्ष में उलझ गये। मैं इन सबसे तटस्थ ही रहा। न इसे सुख मान सका और न दुःख या अपमान ही प्रतीत हुआ।

जीवन यों ही चलता रहा। नौकरी और सांसारिकता के किसी भी कार्य में भी कोई व्यवधान नहीं पड़ा। जो जी चाहा, पाया। जैसा चलना-करना चाहा, किया। किसी से कुछ नहीं चाहा, न भला, न बुरा। जिसने जो दिया (भला भी, बुरा भी) बिना प्रतिरोध के ले लिया। अपेक्षित कर्तव्यों का निर्वाह करता और घर आकर आत्मचिन्तन में खो जाता। सबके बीच में था, परन्तु मेरे मन में कुछ भी न था। किसी भी मान्य सीमा का उल्लंघन नहीं किया। उदारता या कृपणता कुछ भी न थी और एक साथ थी भी।

इसी बीच एक परिचित बैंक आफ़ीसर मेरा रोगी बनकर आ गया। शायद आधुनिक चिकित्सा के प्रयोगों के चलते वह अपने जीवन से भयभीत था, मृत्यु-भय भी था। वह सिर्फ़ भयभीत था और शरण मांग रहा था। न जाने क्यों, मैंने उसे अभय दान दे दिया। धन, श्रद्धा, शिष्यत्व कुछ भी मांग मैंने रखी नहीं, पर उसका संघर्ष अपने सिर ओढ़ लिया। इस करुणा ने ही इस पुस्तक को जन्म दिया है। यदि यह प्रेरणा थी, तो उस पात्र के नाम ही, उसका परिणाम यह पुस्तक समर्पित है। साथ ही इस पृथ्वी पर जो भी किन्हीं रोगों से ग्रसित हैं, वे भी मेरा यह समर्पण स्वीकार करें।

स्मरण रहे, यदि आप इस पुस्तक के समर्पण को स्वीकार कर लेते हैं, तो रोग से छुटकारे का प्रयास भी आपको ही करना होगा। यही वह योग होगा, जो आपको स्वस्थ बनायेगा। भूल से भी मुझे मत पकड़ना, सिर्फ़ योग को ही पकड़ लेना, पार उतर जायेंगे।

पात्र अदृश्य है, वह आपको अपना परिचय देना नहीं चाहता, परन्तु मैं उसकी परिस्थितियों से आपको परिचित करा रहा हूं। शायद आप भी इन से ही जूझ रहे हों या जूझने वाले हों या जूझकर, थककर निराश हो चुके हों।

पात्र के पास बैंक की नौकरी थी। मोटी तनख़्वाह और तरक़्क़ी की चाह भी थी। अतः वह प्रातः ही खाना खाकर दस बजे बैंक पहुंच जाता था। बड़ी तन्मयता से काम करता, मीठा बोलता और अपनी कुरसी पर बैठा-बैठा हर समय उपभोक्ताओं के लिए तत्पर रहता। आज का काम कल पर न टालने के उच्च आदर्श से बंधा हुआ शाम को सात बजे तक व्यस्त रहता। आफ़ीसर, सहयोगी, उपभोक्ता सभी उससे प्रसन्न थे।

पात्र को काम करना तो आता था, परन्तु विश्राम की सहज विधियों से वह नितान्त अपरिचित था। व्यस्तता में भी निर्लिप्तता, बैठने की सहज-सुखद विधि का भी उसे पता न था। थोड़े से शब्दों में कहूं—कार्य, लोगों के मनोविज्ञान, विभागीय जानकारी आदि सभी का वह अच्छा जानकार था। यदि कुछ न जानता था, तो वह था—अपने आपके बारे में।

श्रम, विधि और विश्राम के इस असन्तुलन ने उसे क़ब्ज़ का मरीज़ बना दिया। क़ब्ज़ कोई घातक बीमारी तो है नहीं, जिसकी बहुत चिन्ता की जाये। गली-गली में, मुफ़्त ही गले पड़ जाने वाले जानकार और सलाहकारों ने उसे भी उपकृत किया और कोई भी लेग्ज़ेटिव्ह या जुलाब की गोली लेकर, तत्काल छुटकारे की राह बता दी।

अब तो चाहे जब जुलाबों का दौर चलने लगा और आंतें शिथिल होती गयीं। अनचाही कमज़ोरी भी गले पड़ गयी। आंतों में यत्र-तत्र क़ब्ज़ा जमाये हुए मल और आंत की दीवार के बीच कुछ कीटाणुओं की स्थायी झोपड़पट्टियां बस गयीं। अब कभी-कभी पेट में ऐंठन और मल में म्यूक्स आने लगा। डॉक्टरों ने 'एमियोबायसिस' रोग बताकर चिकित्सा प्रारम्भ कर दी। कीटाणु कुछ शान्त हो गये, परन्तु मैदान छोड़कर भागे नहीं।

इलाज चलता ही रहा और रोग भी पनपता रहा। अन्त में पुनः जांच हुई, निष्कर्ष ढूंढ़ा गया। इस बार मेरा पात्र म्यूकसकोलाइटिस का मरीज़ था, अर्थात् उसकी आंतों में सूजन आ चुकी था। बड़ी आंत को 'कोलन' कहते हैं, इसकी सूजन को कोलाइटिस।

अब रोग भी पुराना हो गया था। दैनिक परेशानियां बढ़ गयी थीं। दही, चावल और अत्यन्त सादा भोजन ही मेरे पात्र का सहारा था। स्वास्थ्य गिर ही रहा था। अतः इलाज ज़रा और भी गम्भीरता से चला। डॉक्टर पर डॉक्टर बदले गये। अनेक महानगरों के विशेषज्ञों की सलाह ली गयी। आयुर्वेद, होम्योपैथी, यूनानी, एलोपैथी, टोने-टोटके सब कुछ आज़माये गये, परन्तु मेरा पात्र न जाने किस मिट्टी का बना था कि उसे कोई भी ठीक न कर पाया। इस बीच रोग ने भी उन्नति की और अल्सरेटिव्ह कोलाइटिस में ढल गया।

सिग्मास्कोप, बेरियम, एक्स-रे और न जाने कितनी पीड़ाएं पहुंचाकर, मेरे पात्र की जांचें की गयीं। निःसन्देह इन सबके लिए लम्बी-तगड़ी फ़ीसें चुकायी गयीं। वर्षों तक लम्बा और निरन्तर चलने वाला महंगा इलाज चला। जानते हैं इन सबका परिणाम क्या निकला? अब मेरा पात्र कैंसरिक घोषित किया जाकर, लगभग आठ इंच बड़ी आंत कटवाने की स्थिति में पहुंच चुका था। शल्य-चिकित्सा आवश्यक थी।

उन दिनों कैंसर एक भयानक नाम था। निश्चित मृत्यु इससे जुड़ी थी। अतः स्वाभाविक था कि मेरा पात्र आतंकित हो जाता। फिर भी धैर्य से काम लेते हुए उसने डॉक्टर से पूछा था—"बड़ी आंत काटकर डिसकनेक्ट हो जायेगी, तब मल-विसर्जन की क्या व्यवस्था होगी?"

तब उसे शायद बताया गया था कि पेट के साइड में एक चीरा लगाकर प्लास्टिक की एक नली बाहर निकाल दी जायेगी। इसके बाहरी सिरे पर पॉलीथिन की एक थैली बांधी जा सकेगी। पेट के अन्दर का सिरा छोटी आंत से जोड़ दिया जायेगा, ताकि मल निकल कर थैली में इकट्ठा होता रहे। जब भी आवश्यक समझो, थैली फेंक दो और दूसरी बांध लो।

मेरे पात्र की मानसिक स्थिति के बारे में अनुमान लगाइये। वह इस व्यवस्था से कितना भयभीत रहा होगा? कैंसर का भूत उसे कितना आतंकित किये होगा? उसके परिवार के लोग, पत्नी-पुत्र कितने चिन्तित होंगे?

मेरे पास जब वह आया था, तब वह कृशकाय हो चुका था। चेहरे पर पीलापन और मुर्दनी छायी थी। आवाज़ कम्पित थी। फिर भी वह बड़ी आशा लेकर मेरे पास आया था। ऑपरेशन के लिए उसके पास मात्र एक माह का ही समय शेष था। ऐसे में भी वह मुझसे गारण्टी चाहता था कि वह स्वस्थ हो जायेगा। यही उसका चैलेंज था।

मैंने उसके चैलेंज को तो अस्वीकृत कर दिया, परन्तु यह अभय उसे अवश्य दे दिया कि जब तक भी वह तन्मयतापूर्वक योग की शरण में रहेगा, तब तक उसका रोग रंचमात्र भी आगे न बढ़ सकेगा। यदि वह स्वस्थ न भी हुआ, तो इससे बदतर स्थिति में तो कदापि न जा सकेगा और तब भी ऑपरेशन के लिए उसके पास एक माह का समय अवशेष रहेगा। वह मुझसे आश्वस्त था। अतः मैंने अपने पात्र को प्रतिदिन प्रातः हलके-फुलके योगासन कराये। धीरे-धीरे कुछ कठिन योगासन और प्राणायाम भी वह करने लगा। सिर्फ़ तीन माह बाद ही उसके अन्य सहयोगी योगाभ्यासी, उसके चेहरे पर बढ़ती हुई लालिमा और फुर्ती की प्रशंसा करने लगे। तब एक दिन मैंने उससे उसके खान-पान के बारे में जानकारी चाही। वह बेचारा अब भी दही-चावल और एक-आध सूखी रोटी ही खा रहा था। मैंने

उससे उसके स्वास्थ्य के समय का सबसे रुचिकर भोजन पूछा। उसने बताया कि उसे फ्राई की हुई भिण्डी बहुत पसन्द थी। मैंने उसे यही खाने का आदेश दे दिया। दूसरे दिन उससे अपनी रिपोर्ट देने को भी कहा।

जब दूसरे दिन उससे पूछा गया कि उसने भिण्डी खायी थी? कितनी खायी थी? बेचारा वर्षों से डरा हुआ मरीज़ अनुमति मिलने पर भी भिण्डी न खा सका था। उसने फिर भी बड़े ही गर्व और भोलेपन से उत्तर दिया था—"खायी थी। दो क़तरे खायी थी।"

मुझे उस पर बहुत दया आयी। मैंने कहा—"पागल! तुझसे खाने को कहा गया था और तू इतना कंजूस निकला कि सिर्फ़ चखकर ही ख़ुश हो रहा है? आज फिर से भर-पेट खाना, चाहे जैसे खाना, पर खाना ज़रूर।"

मेरे पात्र ने निर्भय होकर, वर्षों बाद भरपेट पूड़ी और भिण्डी खायी, परन्तु मैंने दूसरे दिन, जानबूझकर उससे कुछ न पूछा। तीन-चार दिन तक तो वह मेरी ओर प्रश्नवाचक दृष्टि से ताकता रहा, परन्तु मेरी अनदेखी ताड़कर ख़ुद ही बोला—"गुरुजी, आपने मुझसे भरपेट भिण्डी खाने की बात क्यों नहीं पूछी?"

मैंने उससे कहा कि मेरी रुचि अपने खाने-पीने से है। तुम्हारे खाने-पीने में भला मेरी रुचि क्यों हो? तुमने मुझे तो खिलायी नहीं है, फिर मैं मतलब ही क्यों रखूं? मेरा हास्य-स्वर उसे उत्साहित कर गया और उसने सब कुछ बताया कि पूड़ी-भिण्डी खाने का भी उस पर कोई कष्टकर प्रभाव नहीं पड़ा है। उसकी भूख भी बढ़ी है तथा उसे मल में आंव की मात्रा भी कम हुई है। आजकल बड़ी गहरी नींद आ रही है। दिन-भर के कामों की थकान भी मामूली-सी ही प्रतीत होती है।

उसने मुझसे ही प्रश्न कर दिया—बिना जांच के कैसे पता लगे कि मैं स्वस्थ हूं?

तब मैंने उससे कहा कि स्वस्थ होने की बात तो अपने डॉक्टरों से ही पूछो। हां, जब तक शौच में आंव आती है, खून गिरता है, पेट में दर्द बना रहता है, गैस बनती है, तब तक तुम अस्वस्थ हो। योगाभ्यास जारी रखो। एक साल बाद ही अपने डॉक्टर से पुनः जांच कराना।

और ठीक एक साल बाद उसके विशेषज्ञ ने उसकी पुनः जांच की। पूरी तरह से जांच की। पिछली जांचों का अध्ययन किया, तब वह एकदम चकित था। जो आंत गल चुकी थी, वह अब पूरी तरह नयी और स्वस्थ हो चुकी थी। कुछ भागों में अमीबिया और सूजन शेष थी, जो शीघ्रता से कम हो रही थी।

डॉक्टर ने सटीक उपचार की इस पैथी का नाम जानना चाहा था। दवा की मात्रा, ख़ुराकें, खान-पान एवं अन्य सावधानियों की सूचना के साथ ही अन्य अनेक

प्रश्न भी पूछे। मैंने अपने उस मरीज़ को समझाया कि जो कुछ किया है, उसने स्वयं ने ही किया है। अतः उत्तर भी उसे ही देना चाहिये था।

इस पुस्तक का प्रेरक पात्र अन्य मरीज़ों के लिए करुणा का मार्ग प्रशस्त कर गया। रोगियों का यदि इससे कुछ भी कल्याण हो सकेगा, तो मेरा श्रम और चिन्तन सार्थक हो जायेगा।

ऐसे लोग, जो किसी भी मुसीबत या रोग के सामने हार नहीं मानते, अन्तिम सांस तक सार्थक संघर्ष करते हैं, उन्हीं वीरों को यह पुस्तक समर्पित है। उनकी वीरता को मेरा प्रणाम।

शरद् पूर्णिमा

—स्वामी अक्षय आत्मानन्द

विषय-सूची

क़ब्ज़ : एक परिचय

उर्दू भाषा का शब्द क़ब्ज़ियत, हिन्दी भाषा का 'कोष्ठबद्धता' और अंग्रेज़ी में कान्स्टीपेशन पुकारा जाने वाला यह रोग आज विश्व के प्रत्येक परिवार और व्यक्ति का चिरसखा बन चुका है। इसे पाले रहना आज की आधुनिकता में अनिवार्य आवश्यकता अथवा संस्कार माना जाने लगा है। रोगी इससे छुटकारा पाने की बात सोच भी नहीं पाता है। डॉक्टर इससे स्थायी छुटकारे का कोई हल ढूंढ़ नहीं पाते हैं। आपने यह पुस्तक पढ़ने का कष्ट उठाया ही है, अतः विवश होकर मुझे ही छुटकारे का उपाय लिखना पड़ रहा है।

कंजूस का गुण क़ब्ज़

शीर्षक से चौंकिये मत। यह एक कटु मनोवैज्ञानिक सत्य है। समाज में कंजूस वह व्यक्ति माना जाता है, जिसकी आय पर्याप्त है, परन्तु व्यय के मौक़े पर वह दायें-बायें झांकता है। व्यय न करने के नये-नये बहाने खोजता है, अपनी महानता को झूठे आदर्शों और सिद्धान्तों के सहारे प्रकट करता है, बार-बार और वर्षों तक अपनी किसी काल्पनिक उदारता का बखान करके लोगों को भ्रमित किये रहता है तथा परिवार, समाज या राष्ट्र के हित में अत्यावश्यक धन भी व्यय न कर, केवल धन-अर्जन और संग्रह करने की नित नयी तरकीबें सोचता है।

वास्तव में कंजूस व्यक्ति ही सबसे बड़ा शोषणकर्ता भी है। वह धन अर्जित करने के लिए सिद्धान्तों, नीतियों-रीतियों, धर्म, क़ानून और मानवता सबकी बलि चढ़ा देगा। न ख़ुद चैन से रहेगा, न किसी को चैन से रहते देख सकेगा। उसके कृत्य इतने अमानवीय और जघन्य होंगे कि दर्शक वितृष्णा से भर उठेंगे।

शोषण वृत्ति जब मानव का स्वभाव बन जाती है तब व्यक्ति, अन्य कोई शोषित उपलब्ध न होने पर, अपना ही शोषण करने से भी नहीं चूकता। जीवन और प्रसन्नता के लिए भी उचित व्यय न करने वाला वह कंजूस न ठीक से खाता है, न पहनता है। बस, सिर्फ़ जोड़ता ही जोड़ता है। भोजन के इस कृत्रिम अभाव

को वह उपवास, धार्मिक क्रिया-कलाप अथवा रोग के कारण होना सिद्ध करता है। कंजूस के समान पाखण्डी और क्रूर व्यक्ति आपको ढूंढ़ने से भी नहीं मिलेगा।

कंजूस व्यक्ति ही धर्म की दृष्टि से लोभी कहा जाता है। अपना माल छिपाना और दूसरों का उड़ाना ही लोभ है। लोभ-पूर्ति के मार्ग में यदि कोई भी बाधा आती है तो लोभी उसे क्रूरतापूर्बक नष्ट कर देने पर तुल जाता है। इस प्रकार कंजूस व्यक्ति हिंसक, भयंकर झूठा, मायाचारी और न जाने क्या-क्या बन जाता है।

स्वास्थ्य-विज्ञान कहता है कि कंजूस बनने के पहले क़ब्ज़ का रोगी बनना ज़रूरी है, अर्थात् खाना चाहे जितना खायें, परन्तु शौचालय कम जायें। जो व्यक्ति शौचालय जाने में भी कंजूसी करता हो, वही सफल कंजूस बन सकता है। अतः कंजूस कहलाने के लिए क़ब्ज़ियत का गुण प्राथमिक आवश्यकता है।

कंजूसी की घोषणा

आजकल सामाजिक व्यवस्था बहुत ही विकृत हो चुकी है। यदि किसी व्यक्ति में कोई उल्लेखनीय गुण है तब भी लोग उसकी विशेषताओं को नज़रअन्दाज़ करते रहते हैं। उसकी योग्यता का गुणगान करना तो बहुत दूर की बात है, कोई भी भला मानस उसके गुण का उल्लेख तक नहीं करता। अतः इस सामाजिक अव्यवस्था के खिलाफ़ जेहाद करने वाला व्यक्ति स्वयं ही अपने गुणों की चर्चा जहां-तहां, जब-तब करने लगता है। तारीफ़ न करने वाले धूर्त व सफ़ेदपोश लोग, अपनी प्रशंसा आप करने वाले इस व्यक्ति को दम्भी, झूठा, गप्पी आदि सम्बोधनों से अपमानित करने का षड्यन्त्र रचने लगते हैं।

यदि विद्वान् होना, धनवान् होना, पहलवान होना, बुद्धिमान् होना श्रेष्ठता की निशानी है, तो कंजूस होना श्रेष्ठ क्यों नहीं है? यह कोई इतना आसान गुण भी तो नहीं है कि चाहे जो कोई, ऐरा-ग़ैरा नत्थू ख़ैरा भी कंजूस की उपाधि से विभूषित हो जाये। इस महानता की प्राप्ति के लिए जिस सहनशीलता, लगन और समर्पण की आवश्यकता है, उसकी पूर्ति करना इतना आसान नहीं है।

अनवरत श्रम, पूर्ण समर्पण भाव से लगायी गयी लगन, अद्‌भुत धैर्य और अतुलनीय सहनशीलता की कठोर आंच में तपने वाला कोई बिरला तपस्वी, तनस्वी ही कंजूस की उपाधि प्राप्त कर पाता है। एक से बढ़कर एक प्रलोभन और भयंकर से भी भयंकर यातनाओं को सफलतापूर्वक झेल जाने वाला व्यक्ति ही कंजूस के श्रेष्ठ पद तक पहुंच पाता है।

छोटी-से-छोटी सफलता प्राप्त करने वाला सामान्य व्यक्ति भी अपनी तुच्छ-से-तुच्छ उपलब्धि का प्रचार लाउडस्पीकर और ढोल-नगाड़े बजाकर करता

है। उसके प्रचार के लिए समारोह और सम्मान-आयोजन करता है। यह समाज उस गुल-गपाड़े में ख़ुशी-ख़ुशी शामिल होकर अपने श्रद्धा-सुमन अर्पित करने में ज़रा भी शर्म नहीं करता। भला सोचिये कि कंजूसी जैसी महानतम उपलब्धि के लिए भी जब यह कृतघ्न समाज दो मीठे बोल नहीं बोलता, तब कंजूस के दिल पर क्या बीतती होगी?

कंजूसी के महानतम पद पर पहुंचे हुए व्यक्ति का मुख अपनी ही प्रशंसा में खुल नहीं पाता। ढोल-नगाड़े या लाउडस्पीकर बजाकर अपनी उपलब्धि को प्रचारित करना कंजूसी के सिद्धान्त के विपरीत है।

कंजूस ने अपने प्रचार की जो विधि आविष्कृत की है, वह इस पृथ्वी की एक बेमिसाल घटना है। आत्मप्रचार के ग़ुब्बारे विवश होकर व प्रकट होने का कोई अवसर न पाकर, असमय ही उसके पेट में फूटते रहते हैं। इनसे निकली हुई हवा पेट के भीषण दबाव से विह्वल होकर विस्फोट कर उठती है। कंजूस के आत्मप्रचार की एक नयी और अद्‌भुत ईजाद है!

शाब्दिक नोंक-झोंक

बात चल पड़ी है शब्दों के गढ़ने की। हमारे इस विषय के शब्दों ने भी अपना एक इतिहास बनाया है। ऐतिहासिक मनोरंजन में अपनी छाप छोड़ी है।

आपमें से कुछ पाठक सोच रहे होंगे कि मैं ऐसे घृणित शब्दों के माध्यम से खिलवाड़ क्यों कर रहा हूं? सीधे-सीधे रोग की विषयवस्तु पर क्यों नहीं आ जाता?

मेरे विज्ञ पाठकगण क्षमा करें। इस पुस्तक के अनेक पाठक ऐसे भी हैं, जो अभी क़ब्ज़ियत के प्राथमिक दौर से ही गुज़र रहे हैं। इस रोग की गम्भीरता और भयावह स्थितियों से उन्हें गुज़रना नहीं पड़ा है। एक दिन जब उन्हें क़ब्ज़ के कष्ट झेलने पड़ेंगे, तब ही वे इससे छुटकारे के लिए जल्दबाज़ी करेंगे, ठीक आपकी तरह।

मेरा दूसरा निवेदन अपने उन कंजूस (क़ब्ज़ के रोगी) पाठकों से है, जिन्होंने ग़लत जीवन-दर्शन का चुनाव कर यह कंजूसी हासिल की है।

क्षमा करें, मैं कंजूस नहीं हूं। इसीलिये 'क़ब्ज़, कारण और निवारण' जैसा कोई छोटा-मोटा लेख लिखकर आपसे सम्मान नहीं चाहता। मैं तो एक दर्शक मात्र हूं। मुझे इस विषय से सम्बन्धित जो भी दृश्य, जहां भी जैसा भी दिखता है, ज्यों का त्यों इस पुस्तक में प्रदर्शित कर रहा हूं।

एक बात बहुत ही स्पष्ट कर दूं—इस पुस्तक में जितने भी तथ्य हैं, जितने भी दृश्य हैं, इन सबसे मैं स्वयं भी सहमत नहीं हूं। इन्हें अन्तिम सत्य नहीं मानता। अतः आपसे कुछ भी मनवाने का भी मेरा कोई आग्रह नहीं है।

जिसके पांव न फटी बिवाई

"जिसके पांव न फटी बिवाई, वह क्या जाने पीर पराई" यह बिलकुल सत्य है। क़ब्ज़ की भयंकरता से आप पूरी तरह परिचित नहीं हैं। इसीलिए इसे सामान्य रोग मान कर आप इसे हलके-फुलके अन्दाज़ में समझ लेने की जल्दबाज़ी कर रहे हैं। आप शायद विश्वास ही न कर पायेंगे कि आज विश्व में जितनी मौत हार्ट फ़ेल से नहीं हो रहीं, उससे कई गुना अधिक मौत क़ब्ज़ से हो रही हैं।

अतः क़ब्ज़ियत को मामूली रोग मत समझिये, यह एक जानलेवा रोग है। क़ब्ज़ के कारण सर्दी, खांसी, बुख़ार, अनिद्रा, हर समय थकान, बेचैनी, पेटदर्द आदि होना तो मात्र प्राथमिक लक्षण हैं। कोष्ठबद्धता के कारण जब आंतें मल-निष्कासन के अयोग्य हो जाती हैं तब प्रकृति उसे वायु-वृद्धि द्वारा बाहर धकेलने का प्रयास करती है।

जब गैस भी मल-निष्कासन में असमर्थ होती है तो आमाशय फूलकर फेफड़ों पर दबाव बनाता है तथा सांस रुकने या फूलने से हृदय प्रभावित होता है। फलस्वरूप ब्लडप्रेशर और कोलस्ट्रोल में वृद्धि प्रारम्भ होती है। पेट में बनने वाली यह गैस कभी-कभी ब्लडप्रेशर इतना अधिक बढ़ा देती है कि मनुष्य अचानक ही लकवाग्रस्त हो जाता है अथवा नस फट जाने या हृदयाघात से मृत्यु का ग्रास बन जाता है।

पेट में बनी गैस आंतों से होती हुई मलद्वार से बाहर निकल जाती है तब तक तो कोई विशेष कष्ट नहीं होता परन्तु जब इस वायु का दबाव ऊपर की ओर होता है तब भयंकर बेचैनी और सांस में रुकावट के कारण आदमी बेहाल हो जाता है। क़ब्ज़ और गैस बनना एक के बाद दूसरी जटिलता है। यह जटिलता ज्यों-ज्यों बढ़ती है, एक के बाद एक रोग बढ़ता ही जाता है। इस कष्ट को भुक्तभोगी ही जान पाता है।

फिर रोगी की हुई लुटाई

मनोविज्ञानवेत्ताओं का निष्कर्ष है कि मानव मन शब्द से बना है; परन्तु भारतीय दर्शन कहता है कि मानव शब्द मनुष्य की उत्पत्ति और भाषा-विकास का पहला शब्द है। मनु ऋषि की सन्तानें ही 'मानव' नाम से पुकारी जाती हैं। मानव की तरह के और भी बहुत से प्राणी इस सृष्टि में हैं, परन्तु वे सब मानव नहीं कहे जाते। दानव, देवता, भगवान् आदि भी तो ठीक ऐसे ही दिखते हैं!

मेरा झंझट मानव शब्द नहीं है, मानव को परेशान करने वाला यह क़ब्ज़ है। मेरी बात में लात मारने वाले पशु-चिकित्सक, पक्षी-चिकित्सक और प्राणि-वैज्ञानिक

कृपया आगे न आयें। वे कृपया यह न बतायें कि पशु-पक्षी ही नहीं, विश्व के सभी प्राणी कभी-न-कभी क़ब्ज़ के रोगी हो ही जाते हैं। होते होंगे, मुझे उनसे कुछ नहीं लेना-देना। न तो वे मेरी भाषा समझते हैं, न मैं उनकी। मैं उनका चिकित्सक भी नहीं हूं। मेरी करुणा तो सिर्फ़ मानव मात्र के लिए है, क्योंकि सभ्य कहलाने वाला यह मानव असभ्यता के मामले में सारे पशुओं-प्राणियों को मात देने लगा है।

तो मानव महोदय! आप में से जो भी कोई श्रेष्ठ पुरुष या औरत मेरी इस पुस्तक के पाठक या पाठिका हों, वे स्मरण रखें कि मेरी करुणा सिर्फ़ आपके लिए है। आप यदि क़ब्ज़ के चंगुल में फंस गये हों, परेशानी व्याकुलता की सीमा तक पहुंच गयी हो, तो यह पुस्तक आपके लिए है, केवल आपके लिए।

यदि आप वास्तव में क़ब्ज़ से परेशान हैं, तो निःसन्देह इस पापी रोग से छुटकारा पाने के लिए आप काफ़ी भटके भी होंगे। डॉक्टरों ने आपको कोई लेग्ज़ेटिव्ह दिया होगा, वैद्यों ने विरेचन, प्राकृतिक-चिकित्सकों ने एनीमा लगाया होगा। नाम और वस्तुएं हर चिकित्सक की अलग-अलग रही होंगी। फिर भी आप बार-बार क़ब्ज़ से परेशान भी हुए होंगे। कोई सफल इलाज हुआ नहीं, पेट हलका हुआ नहीं, जेब इतनी हलकी ज़रूर हो गयी होगी कि आपने चिकित्सकों से सलाह मांगना भी छोड़ दिया होगा।

आप चिकित्सक के पास जाना भले ही छोड़ दें, चिकित्सक इतना बुद्धू थोड़े ही है कि आपको, अपनी रोज़ी-रोटी को इतने सस्ते में बेसहारा छोड़ देगा? वह आपके घर आयेगा, आपके दिमाग़ में घुस जायेगा। आपको बहलायेगा, फुसलायेगा, आपकी परेशानी को इतना बढ़ा-चढ़ाकर समझायेगा, ऐसे-ऐसे सब्ज़-बाग़ दिखायेगा कि आप फिर उसके चंगुल में फंस जायेंगे। उसे ही अपना मसीहा मान लेंगे।

आप सभ्य हैं, तो शिक्षित भी होंगे ही, हो सकता है कुछ बड़ी-बड़ी डिग्रियां भी आपके पास हों। याद रखिये कि डिग्री और योग्यता का कोई सीधा सम्बन्ध अब इस आधुनिकता ने रहने ही नहीं दिया है। यह तो अब पुरानी बात हो गयी है।

प्रश्न है शिक्षित होने का, सो आप शत-प्रतिशत शिक्षित हैं ही। शिक्षा भी आजकल एक नयी बीमारी को जन्म दे रही है और वह बीमारी है अख़बार पढ़ने की, पत्र-पत्रिकाएं पढ़ने की, पुस्तकों और उपन्यासों के बिना टाइम न कटने की। आपकी इसी बीमारी की अंगुली पकड़कर, अपनी आकर्षक लफ़्फ़ाजी का विज्ञापन छपवाकर चिकित्सक धीरे से आपके दिमाग़ में घुस जाता है तथा आपकी बुद्धि व आपके मन को दवा आज़मा लेने के लिए मना ही लेता है। आख़िर क्यों

न मनाये, उस विज्ञापन की भाषा ही इतनी आकर्षक होती है कि उसके सम्मोहन से कोई भी नहीं बच सकेगा।

विज्ञापन के सम्मोहन का जादू देखिये, जिसने आपको अपना बना लिया है—'इतनी निराशा क्यों? घबराहट? अपचन? पेट की गड़बड़ी? आंत भारी, तो मस्तिष्क भारी! क़ब्ज़ को भगाइये! गैस से छुटकारा पाइये!'

ये तो कुछ शीर्षक हैं, इनके अतिरिक्त और भी मसाला है, रहमदिली है, दया है। बानगी देखिये—

(1) चटाख़ेदार व्यंजनों के अधिक खा लेने से अथवा अन्य किसी भी वजह से पेट गड़बड़ करता हो, दो गोलियां खाइये और परेशानी तथा चिन्ता से मुक्ति पाइये। ये गोलियां सच्ची भूख लगाती हैं, क़ब्ज़ियत दूर भगाती हैं, दस्त साफ़ लाती हैं। ईश्वर ने आपको पैसा दिया है, तो भरपूर आराम कीजिये। मौज की ज़िन्दगी गुज़ारिये। आपके आराम में ख़लल डालने वाली बाधाएं गैस, वायु, पेट फूलना, अफारा, क़ब्ज़ियत, गैस की वजह से पेट-छाती व मस्तिष्क में घबराहट, डकारें, बार-बार दस्त का होना, हमारी सिर्फ़ दो गोलियां दूर कर देंगी। अनेक दशाब्दियों से चिकित्सकों और हस्पतालों में इनका ही उपयोग प्रचलित है। अब ये गोलियां सर्व-सुलभ हैं। प्रत्येक दवा की दूकान पर उपलब्ध हैं।

(2) क़ब्ज़ियत का होना, छाती या पेट में जलन, खट्टी डकारें आना, ज़ोर लगाने पर भी शौच का न आना, पेट और आंतों में मरोड़ होना, ख़ूनी या बादी आंव का बार-बार आना, भूख न लगना, खाने पर उलटी हो जाना, दिन-भर चक्कर आना, बेचैनी, घबराहट, सांस का फूलना, नींद न आना, पेट का फूलना, दो-दो, तीन-तीन दिनों तक हिचकियों का बन्द न होना, एमियोबायोसिस जैसे समस्त दुष्ट रोगों का एक ही अचूक इलाज, सुबह शाम दो-दो चम्मच दवा पीकर सुख की नींद सोइये।

विज्ञापन तो और भी हैं, जो एक से बढ़कर एक आकर्षक भाषा और लुभावने शब्दजाल से रोगी को और भी रोगी बना देने में कुशल हैं। प्रश्न विज्ञापनबाज़ों की चालाकी का नहीं है, प्रश्न है रोगी के कष्टों का। एक के बाद दूसरे चिकित्सक के पास दौड़ लगाने का यह सिलसिला कभी समाप्त ही नहीं होता।

एक के बाद दूसरी, दूसरी के बाद तीसरी, तीसरी के बाद चौथी, चौथी के बाद··· दवाइयां खाते-खाते बेचारे रोगी का पेट ही प्रयोगशाला बन जाता है। अनेक दवाएं, उनके अलग-अलग प्रभाव, साइड-इफेक्ट्स मिलकर रोगी की जीवनीशक्ति को ही नष्ट कर देते हैं। रोग छूटता नहीं, तंग आकर प्राण भले ही छूट जायें।

जायें तो जायें कहां?

बात बहुत छोटी-सी है। रोग भी मामूली-सा ही है। नाम भी छोटा-सा है। फिर भी परिणाम इतना भयंकर?

कबीर ने कहा है—'ढाई आखर प्रेम के, पढ़े सो पण्डित होय!'

मैं कहना चाहूंगा—'ढाई आखर क़ब्ज़ के, फंसे सो मुरदा होय!'

बात कहीं बतंगड़ न बन जाये। आप पढ़ते-पढ़ते बोर न हो जायें। इस पुस्तक को बिना पढ़े ही फेंक न दें, केवल इस भय से सीधी राह पर आ रहा हूं। विषयवस्तु का प्रतिपादन कर रहा हूं। एक ईमानदार और तटस्थ लेखक की तरह अपने क़ब्ज़ के रोगी पाठक को, उसके रोग से सम्बन्धित प्रत्येक पहलू के अधिक-से-अधिक दृष्टिकोणों से परिचित कराना चाहता हूं। मैं चाहता हूं कि मेरा पाठक इस रोग के हर पहलू को ऐसा हृदयंगम कर ले कि कोई भी धूर्त उसे ठगने न पाये। उसे यहां तक विशेषज्ञ बना देना चाहता हूं कि इन जानकारियों और इसके लिए किये गये प्रयासों के सामने रोग दुम दबाकर भाग जाये, टिक ही न सके।

शरीर आपका है, ग़लतियां भी आपकी हैं। अनजाने में या मृग-मरीचिका में फंसकर सारी स्थितियां आपके द्वारा निर्मित हैं। दुश्मन को दोस्त समझकर अपने ही अन्दर बसा लेने की भूल भी आपने ही की है और अब इससे छुटकारा पाने के लिए आप यहां से वहां भटक रहे हैं। चाहे जिस-तिस की राय पर अमल कर रहे हैं। मुसीबत को दिन दूनी, रात चौगुनी गति से बढ़ता पाकर निराश भी हो रहे हैं। जल्दबाज़ी में, जल्दी ही छुटकारा पा जाने की नीयत से ग़लतियों में वृद्धि किये जा रहे हैं। शत्रु को, शत्रु के ठिकानों को, शत्रु की ताक़तों को, शत्रु के सहयोगियों को जाने बिना ही उसे जड़मूल से उखाड़ फेंकने की दम्भोक्तियां किये जा रहे हैं। हर बार मुंह की खाकर निराश हुए जा रहे हैं। सिर धुनकर भी विजय का मार्ग नहीं चुन पा रहे हैं, तो थोड़ा धैर्य रखिये। पूर्ण अध्ययन कीजिये और सदा के लिए विजयी की तरह अपना मस्तक ऊंचा रखिये। भागने की ज़रूरत नहीं है। भागकर भी कहीं न पहुंचेंगे। भगोड़ा कभी कहीं नहीं पहुंचता है। केवल छिपता-फिरता है। भयभीत रहता है।

अतः जागिये, अपने रोग के प्रति पूरी तरह जागिये और इसे पहचानिये। आपकी कमज़ोरियां ही आपकी दुश्मन हैं, आपका रोग हैं। कमज़ोरियां हटा दीजिये, दुश्मन के ठिकानों पर ताबड़तोड़ बमबारी कर दीजिये, उसके आयुध नष्ट कर दीजिये। इन सुरक्षित ठिकानों, इन आयुधों और आपकी कमज़ोरियों का लाभ उठाकर ही वह आपका दुश्मन बना है। इन्हें नष्ट करते ही दुश्मन अपनी मौत ख़ुद मर जायेगा।

दुश्मन को मारने के लिए, दुश्मनी के कारणों को नष्ट करना ही सही युद्धकला है, सच्चा पौरुष है। विजय आपका वरण करने के लिए जयमाल लिये कब से आप की राह देख रही है।

ग़ैर ज़िम्मेदाराना हरकत

आधुनिक सभ्यता के मानदण्ड भी बड़े अद्‌भुत हैं। दिन-रात श्रम करके आप अर्थोपार्जन करते हैं। सम्पन्नता आते ही सुख-सुविधा के लिए अनेक साधन और यन्त्र जुटाते हैं। इन यन्त्रों पर आपकी मिल्कीयत से दूसरों पर आपका रौब बढ़ता है।

मिल्कीयत के नाम पर आप इनके ग़ुलाम बनकर रह जाते हैं। यन्त्रों पर आपकी निर्भरता ज्यों-ज्यों बढ़ती जाती है त्यों-त्यों आप भी 'यन्त्र' बनते जाते हैं। आपके रिश्ते, सम्बन्ध, व्यवहार से मानवता लुप्त होती जाती है और यान्त्रिकता बढ़ती जाती है। सुविधाएं कम और मुसीबतें अधिक बढ़ती जाती हैं। मुसीबतें कम करने के नाम पर, आसानी से कोई भी आपको ब्लैकमेल कर सकता है। आप तो यन्त्र बन ही गये हैं, अतः आपका आत्मगौरव, स्वावलम्बन, आत्मविश्वास भी मिट चुका होता है। आप केवल समझौता कर सकते हैं। ब्लैकमेलर की हर सम्भव-असम्भव मांगें मानते रहना ही आपकी नियति बन जाता है।

आप कोई भी यन्त्र इसलिए खरीदते हैं ताकि आपकी सुविधाओं में वृद्धि हो। यन्त्र आपका है। यदि आपके यन्त्र पर आपका ही नियन्त्रण न हो तो कितनी शर्म की बात है! परन्तु होता प्रतिदिन यही है। बिगड़े हुए यन्त्रों को सुधारने वाले उनके निश्चित मैकेनिक्स, इंजीनियर्स होते हैं। यन्त्र सुधारने की उनकी अपनी शर्तें होती हैं, नख़रे होते हैं, पारिश्रमिक होता है।

यह शरीर आपका है। यह बीच में ख़रीदा गया अथवा चाहे जब रिजेक्ट कर देने योग्य यन्त्र नहीं है। यन्त्र को सुख-दुःख नहीं होता। शरीर को सुख-दुःख होता है। शरीर को यन्त्र मत बनाइये। अपने शरीर का नियन्त्रण, मैकेनिज़्म यदि आप दूसरों को सौंपेंगे तो आपका स्वामित्व, स्वतन्त्रता, गौरव सब नष्ट हो जायेगा। आप भी यन्त्र बनकर रह जायेंगे। यन्त्र को कोई भी व्यक्ति अपनी इच्छानुसार नचा सकता है और आप भी नाचेंगे।

सम्पन्नता बनाम मूर्खता

आधुनिक सभ्यता वास्तव में शोषण, दिखावा और निराधार दम्भ पर आधारित है। शोषण से सम्पत्ति बढ़ती है। सम्पत्ति से क्रयशक्ति के दोहन के लिए,

पुनः शोषण के लिए नये-नये वैज्ञानिक आविष्कार होते हैं। मानव शक्ति का स्थान यन्त्र लेने लगते हैं।

मानव शक्ति यन्त्रों की सहायता के कारण श्रमविहीन हो जाती है। ज्यों-ज्यों यन्त्रों की गति में विस्तार होता जाता है त्यों-त्यों मानवीय शरीर की शक्ति और गति का ह्रास होता जाता है। अन्त में उसे सभ्यता कहा जाने लगता है, जिसमें श्रम को पिछड़ेपन और शर्म का कारण माना जाता हो।

अल्बेयर कामू नामक एक पश्चिमी विचारक आधुनिक सभ्यता की श्रम-विहीनता पर गहरा कटाक्ष करते हुए कहता है—"आज की सभ्यता बहुत पिछड़ी हुई है, क्योंकि अभी तो सम्पन्न और सभ्य व्यक्ति सिर्फ़ श्रम के काम ही यन्त्रों और नौकरों से कराते हैं। पूरी सभ्यता तो तब विकसित होगी, जब लोग अपनी प्रेमिका से प्रेमालाप कराने के लिए अथवा अपनी पत्नी से सन्तान पैदा कराने के लिए भी नौकरों या यन्त्रों का उपयोग करने लगेंगे।"

पाश्चात्य सभ्यता का अनुसरण करने वाले अन्धभक्त भारतीय भी सभ्यता के अनेक गुर सीख गये हैं। इनके घरों में भी नौकरों की फ़ौज और यन्त्रों की भरमार होने लगी है। श्रम करना शर्म की बात या पिछड़ापन माना जाने लगा है। अब इन श्रीमानों को प्रभु की भी प्रार्थना करना हो तो दूसरों से कराते हैं। पूजा कराने के लिए पुरोहित रखे जाने लगे हैं। यज्ञ पण्डितों से कराये जाते हैं। अर्थोपार्जन व यश के लिए नौकर पाले जाने लगे हैं।

इन भारतीयों को थोड़ी समझ और आ जानी चाहिये। इन्हें भी पूर्ण सभ्य बन जाना चाहिये। नौकरों के अभाव में लज्जित होना, ग़रीब कहलाना, इन्हें न जाने कैसे गवारा होता है? क्यों नहीं ये अपनी पत्नियों, पतियों व प्रेमी-प्रेमिकाओं की तुष्टि के लिए, प्रेम कराने के लिए नौकर रख लेते !

महात्मा गांधी का चिन्तन

एक बार किसी व्यक्ति द्वारा स्वास्थ्य सम्बन्धी प्रश्न पूछे जाने पर महात्मा गांधी ने कहा था—"जाने या अनजाने, प्रकृति का नियम तोड़ने वाला ही बीमार होता है। अतः उसके स्वस्थ होने की शर्त भी यही होगी कि वह फिर से प्राकृतिक नियम पर अमल करना शुरू कर दे। प्राकृतिक नियम को हद से ज़्यादा तोड़ने वाला आदमी क़ुदरती सज़ा ज़रूर भोगेगा। फिर वह अपनी ग़लती छिपाने के लिए वैद्य-हकीम, डॉक्टर या सर्जन की मदद लेगा। याद रखना, कोई भी डॉक्टर रोगी को प्राणदान नहीं देता, वह तो उस पर सिर्फ़ अपने ज्ञान का प्रयोग ही करेगा। फ़ैसला तो हर हाल में प्राकृतिक स्थितियों के हाथों में ही रहेगा!"

महात्मा गांधी दवाओं के प्रबल विरोधी भी थे। दवाओं की निर्भरता को वे

'ग़ुलामी की पहली सीढ़ी' मानते थे। वे अकसर कहा करते थे— "रोग क्यों होते हैं? हमारी ग़फ़लत ही रोग बनकर हमें दबाती है; जैसे—अच्छा-स्वादिष्ट भोजन पाकर मैं ख़ूब खाऊं, खाता ही जाऊं, तो मुझे बदहज़मी ज़रूर हो जायेगी। अब मैं डॉक्टर के पास जाऊं और वह मुझे गोली दे दे। गोली खाकर मैं चंगा हो जाऊं, तो निश्चिन्त होकर फिर से ख़ूब खाऊंगा और फिर गोली लूंगा। धीरे-धीरे गोली की ग़ुलामी की आदत ही पाल लूंगा।"

दवाएं रोग को दबाकर शरीर को ठीक कर देती हैं। शरीर ठीक होता है, पर मन कमज़ोर हो जाता है। धीरे-धीरे मन पर ज़रा भी क़ाबू न रह जायेगा और वह फिर ज़ोरों से विलास की ओर दौड़ेगा। यदि पहली बार ही डॉक्टर बीच में न आता तो फिर प्रकृति ही अपना काम करती। प्रकृति की व्यवस्था से आश्वस्त होकर मन मज़बूत होता। थोड़ी-सी सज़ा भोग कर मन सदा के लिए सावधानी सीख जाता और अन्त में निर्विषयी बनकर शेष जीवन को सुखमय, स्वतन्त्र रखता।

पाप का बाप : अस्पताल

महात्मा गांधी सारे पापों की जड़ अस्पतालों को ही मानते थे। वे कहा करते थे—"अस्पताल पाप की जड़ हैं और डॉक्टर उसके दूत हैं। इनकी बहुत-सी दवाओं में चरबी या शराब होती है। ये दोनों ही चीज़ें हिन्दू और मुसलमान दोनों को धर्मभ्रष्ट करती हैं, क्योंकि धर्म के अनुसार ये वस्तुएं उनके लिए वर्जित हैं।"

इन दवाओं की बदौलत ही लोग शरीर का जतन कम करते हैं और मनमानी करके अनीति को बढ़ाते हैं। वैज्ञानिक डॉक्टर तो अन्धेरगर्दी की हद ही कर देते हैं। वे सिर्फ़ तन के जतन के लिए लाखों जीवों को हर साल मारते हैं। बाक़ी को मारने-खाने की सलाह रोगी को देते हैं। मछली, अण्डों से भी ये अपनी दुश्मनी भंजाते हैं। भला भ्रूण-हत्या कराना कैसा इलाज है? फिर ये डॉक्टर सिर्फ़ रोगी के ग़लत जतन के लिए, ज़िन्दा प्राणियों पर भी प्रयोग करते हैं। रोगी की ग़लत आदतों को बढ़ावा देने के लिए जीवों को मारने की भला क्या ज़रूरत है? यह किस धर्म में लिखा है? ऐसी दवाओं के साथ प्राणियों की जो बददुआएं चिपकी रहती हैं, उन्हें खाकर ही आदमी निःसत्व और नपुंसक बनते हैं। इन दवाओं से उपजी सन्तानें भी शरीर से क्षीण, बुद्धिहीन, कुण्ठाग्रस्त, हिंसक और क्रूर तथा मन से ग़ुलाम बनती हैं।

बेचारे, भूले-भटके लोग

बेचारा क़ब्ज़ का मरीज़, जिसने अपने जीवन में आनन्द को कभी जाना ही नहीं, क्या वह कभी किसी क्षण को कह सकता है कि वह आनन्द का क्षण था

तथा बीमारी की हालत में भी उसने आनन्द को जाना है, पहचाना है, भोगा है?

रोग है ही ऐसी वस्तु, जिसमें भोग हो ही नहीं सकता। इसीलिए तो दवा के नाम पर चालाक लोग आकर्षक सब्ज़ बाग़ दिखाकर रोगी को लूटने का मार्ग बना पाते हैं। यह बात सच है कि क़ब्ज़ का रोगी केवल शौच के समय ही कष्ट नहीं भोगता, अपितु कष्ट तो अपनी पूरी फ़ौज के साथ उस पर हमला करता है।

यदि आपको क़ब्ज़ है तो कड़े मल को आगे ठेलने के लिए प्रकृति आंतों में वायु का दबाव बनाने का प्रयास करेगी। कुछ दिन तक तो यह वायु का दबाव या गैस मल को ठेलने का काम बख़ूबी कर लेगा, फिर धीरे-धीरे हार मानकर ज़ोरदार आवाज़ के साथ आस-पास के लोगों से आपकी प्रयासहीनता की शिकायत करने लगेगा।

यदि रोगी की बेशर्मी इस हद तक बढ़ जाये कि वह स्वयं अपने प्रयास से ही इस गैस को बाहर निकालने लगे, तो प्रकृति उसे चेताने के लिए दूसरे तरीक़े खोजेगी। आंतों से वायु का दबाव कड़े मल को भेदकर निकलने का प्रयास कम कर देगा। तब वह आपके जठर यानी आमाशय को फुलाता है। इसे आप अफारा या भूख की इच्छा न होना कहते हैं। जठर अधिक फूलने से पेट के दायें-बायें दर्द-सा महसूस होता है। डकारें आती रहती हैं। कभी-कभी तो जठर की इस वायु का दबाव आपके श्वसन यन्त्र (फेफड़ों) की कार्यप्रणाली को भी प्रभावित करने लगता है, जिसके कारण थोड़े से श्रम से सांस फूलना, पसीना आना, हांफ जाना आदि अनेक लक्षण पैदा हो जाते हैं।

क़ब्ज़ ने आंतों में जमाया क़ब्ज़ा, उससे हृदयरोग है उपजा।

क़ब्ज़ियत के कारण, वायु का दबाव पैदा होने से जब जठर या आमाशय फूलने लगता है तो वह अपने आसपास के अन्य यन्त्रों (जिगर, तिल्ली, गुर्दे) आदि की आकृति को व उनके कार्यक्षेत्र को प्रभावित करता है। फलस्वरूप इनके सक्षम रह पाने की सम्भावना में कमी आती है। इनकी कार्यप्रणाली प्रभावित होने से अनेक लक्षण और रोग जन्म लेते हैं।

जठर के फूलने से फेफड़ों (डायाफ़्राम) पर भी प्रभाव पड़ता है। ऑक्सीजन कम मात्रा में ग्रहण कर पाने के कारण रक्तशुद्धि का कार्य पूरी तरह सम्पन्न नहीं हो पाता। रक्त में दूषित पदार्थों के बाहुल्य से, इसे पम्प करने में हृदय पर अतिरिक्त बोझ पड़ता है। धीरे-धीरे हृदय में फैलाव, वाल्वों की ख़राबी या अन्य कष्ट बढ़ने की सम्भावनाएं बढ़ जाती हैं। दूषित रक्त धमनियों में निरन्तर प्रवाहित होने से उनकी भीतरी सतह पर कालस्ट्रोल आदि जमकर रक्त के प्रवाह में बाधा उत्पन्न करने लगते हैं। फलस्वरूप रक्त के प्रवाह की कठिनाई एवं विशेष दाब की स्थिति

में होने से 'ब्लडप्रेशर' बढ़ जाता है, जो सहन सीमा से अधिक हो जाने पर नसों में विस्फोट, ब्रेन हेमरेज, स्नायुओं में शून्यता (लकवा) तथा हृदयगति का बन्द हो जाना आदि उपद्रवों का कारण बनता है।

मल धीरे-धीरे शुष्क होकर आंतों में सरकना बन्द कर देता है। कभी-कभी मल गोटियों में बंधकर बाहर आने लगता है। इसे ही आप क़ब्ज़ मानते हैं। जब मल तरलता लिये हुए सामान्य स्वरूप में होता है, तो मलद्वार के पास एकत्र होकर आस-पास की मांसपेशियों को उत्तेजित कर मल-त्याग की सूचना देता है।

कड़ा मल बड़ी आंत के अन्तिम भाग को छीलता हुआ जब आगे बढ़ता है तो मल के साथ रक्त की धारियां अथवा रक्त भी निकलने लगता है। यह स्थिति बवासीर के नाम से जानी जाती है। बवासीर का दुःखद रूप वह है, जिसमें मलवाहक नली के अन्तिम भाग की कुछ मांसपेशियां मल-त्याग के समय बाहर निकल आती हैं।

बड़ी आंत में शुष्क होकर मल, आंत के कोनों और सिलवट वाली मांसपेशियों के बीच में रुक जाता है और वहीं सड़ता रहता है। इसी संड़ाध की स्थिति में अमीबिया नामक कीटाणु जन्म लेते हैं। ये अमीबिया ही आंत की पर्तों में छिद्र बनाकर पेट में मरोड़, आंतों में सूजन (कोलायटिस) और आंव (म्यूकस) नामक पदार्थ के साथ रक्तमिश्रित मल बनाते हैं। यह एमियोबायसिस रोग ही आंतों में मरोड़, बार-बार शौच का आग्रह होना आदि लक्षण पैदा करते हैं।

लिहाज़ा बेझिझक कहा जा सकता है कि क़ब्ज़ से ही शरीर में नब्बे प्रतिशत रोग पनपते हैं और धीरे-धीरे रोगी को अशक्तता, असमय बुढ़ापा और मृत्यु के मुख में पहुंचा देते हैं। क़ब्ज़ स्वास्थ्य का परम शत्रु है।

आधुनिक निष्कर्ष

डॉ. कुलरंजन मुखर्जी ने सूचित किया है कि अमेरिका के चिकित्सक मृत्यु के कारणों पर गहन शोध कर रहे हैं। भले ही वे मृत्यु के रहस्य को न भेद पाये हों, फिर भी उन प्राणलेवा रोगों के जनक को उन्होंने अवश्य ही खोज निकाला है।

अमेरिकी वैज्ञानिक चिकित्सकों की एक टीम ने 286 शवों का शवच्छेदन (पोस्टमार्टम) कर एक अद्‌भुत अवलोकन किया है। इन शवों में से अस्सी प्रतिशत लोगों की आंतों में क़ब्ज़ के लक्षण पाये गये थे। 'कालन', अर्थात् बड़ी आंत कड़ी होकर अपना प्राकृतिक लचीलापन खो चुकी थी। उसके सिकुड़ने-फैलने की क्रिया तथा मल को धकेलकर आगे बढ़ाते रहने की शक्ति काफ़ी मन्द हो चुकी थी। इन शवों की बड़ी आंतों में मल शुष्क होकर एक मोटी तह के रूप में आंतों की भीतरी सतह पर इस प्रकार जमा हो चुका था कि उनके बीच में से होकर आगे न जा

सकता था।

शेष में से दस प्रतिशत लोगों की आंतें चीरने पर मल के जमे हुए इस मोटे पाइप की ऊपरी सतह तथा आंतों की भीतरी सतही मांसपेशियों में जगह-जगह कीड़े बिलबिला रहे थे। इन सूत्र कृमियों के झुण्ड तथा अण्डों की जैसे खेती हो रही थी। आंतों में कहीं-कहीं कुछ सूजन के लक्षण भी थे।

अन्तिम दस प्रतिशत शवों की आंतों में इन कृमियों ने और भी भयंकर उत्पात मचाया हुआ था। मल तथा आंतों की दीवारों के बीच इन कृमियों ने बहुत से छेद कर दिये थे। कुछ स्थानों पर बड़ी आंत काफ़ी कटी-पिटी तथा अप्राकृतिक रूप से फूली हुई भी मिली थी। आंतों की मांसपेशियां क्षत-विक्षत होने के साथ क़ब्ज़ के भयंकर दुष्परिणामों से आक्रान्त थीं।

एलोपैथी का क्रूर व्यापार

एलोपैथी आज विश्व की सबसे अधिक उन्नत और प्रत्येक राष्ट्र द्वारा सर्वाधिक प्रतिष्ठित चिकित्सा पद्धति के उच्चासन पर विराजमान है। हर राष्ट्र आज इस चिकित्सा पद्धति के साधनों, दवाओं, प्रशिक्षण-व्यवस्था, अनुसन्धान व संरक्षण पर जितना धन व्यय करता है, उतना अपने राष्ट्र की प्राचीन चिकित्सा पद्धति पर करने का विचार भी नहीं करता। एलोपैथी के नाम पर डिग्रीधारी तथा श्रेष्ठ माने जाने वाले चिकित्सकों ने रोगियों का इस क़दर शोषण करना प्रारम्भ कर दिया है कि ग़रीब रोगी तो चिकित्सा की अपेक्षा अकाल मृत्यु को ही वरण कर लेता है।

ऐलोपैथिक चिकित्सकों की लोलुप व्यावसायिक मनोवृत्ति ने तो शिक्षा और सभ्यता की सारी मर्यादाओं को ही रौंद डाला है। अपने मरीज़ों को अत्यन्त हेय दृष्टि से देखना, उन्हें बात-बात पर झिड़कना, अपमानित करना आदि तो अब आम बात है। रोगी को अंधेरे में रखना, रोग के बारे में उसे कुछ न बताना, तरह-तरह की निरर्थक दवाओं को उस पर आज़माना आदि अपने अधिकारों का उन्हें शासन से पंजीयन प्राप्त है।

अमेरीका के वैज्ञानिक चिकित्सकों ने उपर्युक्त तथ्यों की जांच के लिए एक सघन शोधकार्य किया है। इनका निष्कर्ष बड़ा चौंकाने वाला है। उससे भी अधिक चिन्ता की बात यह है कि मरीज़ पूर्ण विश्वास, श्रद्धा और समर्पण भाव से ऐसे चिकित्सकों के पास जाता है। उसे आशा रहती है कि यह चिकित्सक ऊंची डिग्री ले चुका है, ऊंची तनख़्वाह पाता है, अतः इससे उसे स्वास्थ्य-लाभ अवश्य मिलेगा।

वैज्ञानिक चिकित्सकों की टीम ने एक हज़ार शवों का शवच्छेदन कर जो आंकड़े एकत्रित किये हैं, वे बड़े ही चौंकाने वाले हैं। साथ ही उन्हें इस क्रूर व्यापार की

पोल खोलने वाला भी कहा जा सकता है।

पाया गया कि 56 प्रतिशत रोगियों के रोग का सही निदान हुआ था, उन्हें सही दवाएं दी गयी थीं; परन्तु 44 प्रतिशत मरीज़ों के रोग का अन्त तक भी उचित निदान न हो पाने के बावजूद उन्हें जो दवाएं दी गयी थीं, उनसे उनकी मौत हुई थी।

अब आप ही सोचिये कि लगभग आधे मरीज़ ग़लत इलाज के कारण मौत का शिकार होते हैं। तब इन चिकित्सकों की योग्यता क्या सन्देह के घेरे में नहीं आ जाती?

*

रोगोत्पत्ति

जन्म और मृत्यु के फ़ासिले का नाम ही 'जीवन' है। स्वस्थ शरीर इस जीवन की सक्रियता और ख़ुशियों का रहस्य है। स्वास्थ्य की उपेक्षा ही हमारी वह महान् भूल है, जो हमारे शरीर को रोगी बनाती है। जन्म से मृत्यु तक हम केवल भूलें और ग़लतियां ही अधिक करते हैं और तब इनके परिणाम अशक्तता, दुःख और बीमारियों के रूप में भोगते हैं।

यह पुस्तक लिखने का मेरा अभिप्राय यह कदापि नहीं है कि मैं केवल जिस-तिस की बुराई ही करता रहूं। अपने रोग से आप तंग आ चुके होंगे, अतः उससे छुटकारा पाने के लिए आपने यह पुस्तक ख़रीदी है। पैसा तो आपके पास है ही, परन्तु समय नहीं है, इतना धैर्य भी नहीं है कि आप इस नीरस विषय की बारीकियों के लिए माथापच्ची कर सकें। रोग से त्रस्त, परन्तु व्यस्त जीवन में आपको चैन कहां है ! आप तो पैसे के दम पर, डॉक्टरों और दवाओं को ख़रीद लेने का हौसला रखते हैं!

एक बात स्मरण रखिये—दवाएं या डॉक्टर आपको क़ब्ज़ से छुटकारा दिलाने में सर्वथा असमर्थ ही सिद्ध हुए हैं। वे स्वयं ही क़ब्ज़, गैस, एसीडिटी, अल्सर, एमियोबायसिस आदि रोगों से परेशान हैं। वे अपना ही उपचार नहीं कर पाते। प्रमाण है मृत्यु के बाद उनकी आंतों में पाये जाने वाले मल का अधिकार।

चिकित्सा की अपेक्षा रोगों की रोकथाम, उनके कारणों का निवारण किया जाना ही आपके और मानव-मात्र के हित में होगा। हज़ारों-लाखों मनुष्य इस साधारण-सी बात पर ध्यान न देने के कारण ही अपना धन, मूल्यवान् समय, सुख-चैन, स्वास्थ्य और यहां तक कि अन्त में अपना जीवन भी गंवा बैठते हैं।

उत्तम स्वास्थ्य तथा स्वास्थ्य के मूलभूत नियमों की अवहेलना करने वाले जो भी कष्ट होंगे, उन सबका ज़िम्मेदार वह स्वयं है। ऐसा ग़ैरज़िम्मेदार रोगी न तो सुखी होगा और न ही कभी स्वस्थ हो सकेगा। उसका धन और चैन असमय ही

नष्ट हो जायेगा। समाज और राष्ट्र के विकास में वह अपना योगदान दे ही नहीं सकेगा।

दवाओं की दुकानदारी

भारत देश का दुर्भाग्य है कि यह सैकड़ों वर्षों तक ग़ुलामी की बेड़ियों में जकड़ा रहा। विश्व को अपने ज्ञान-विज्ञान से चमत्कृत करने वाला यह जगद्‌गुरुओं का देश अपने निहित स्वार्थों की सिद्धि के लिए जब कुटिल चालों का आविष्कार करने लगा, तब से ही ग़ुलाम भी बनने लगा।

अब तो ग़ुलामी की यह मनोवृत्ति प्रायः प्रत्येक भारतीय की रग-रग में रक्त के स्थान पर दौड़ रही है। उसे अपनी भाषा, भावना व राष्ट्र पर गर्व इसलिए नहीं रहा क्योंकि उसे अपनी स्वतन्त्रता का, अपने गौरव का भी एहसास नहीं रह गया।

वर्षों की ग़ुलामी के कारण पश्चिम और पाश्चात्य देशों की हर बात का अन्धानुकरण और नक़ल करने की हम भारतीयों की प्रवृत्ति मानसिक ग़ुलामी नहीं तो और क्या है? अपने आपको सम्पन्न और सभ्य कहने वाले लोग ही अंग्रेज़ी भाषा, अंग्रेज़ी दवा और अंग्रेज़ियत की जैसी भौंडी नक़ल कर रहे हैं, उससे उनके राष्ट्रद्रोह के स्पष्ट प्रमाण मिलते जा रहे हैं। पाश्चात्य देश अपनी ग़लतियों को जानकर उन्हें छोड़ रहे हैं और हम भारतीय इस छोड़े हुए निकृष्ट को ही ग्रहण कर अपना जीवन धन्य मान रहे हैं।

अभी पश्चिम के बहुत से उन्नत देशों के अस्पतालों में 'दवा की उपयोगिता' पर गहन परीक्षण किये जा रहे हैं। ऐसे ही एक परीक्षण में एक ही रोग, शारीरिक स्थिति और लक्षण वाले सौ रोगी दवा के प्रभाव के परीक्षण हेतु चुने गये थे।

दस-दस रोगियों के दस दल विश्व की अत्याधुनिक प्रचलित चिकित्सा पद्धतियों द्वारा उस रोग की दवाओं का मरीज़ों के रोग-निवारण-प्रभाव की जांच करने के लिए बनाये गये। उन्हें एलोपैथी, होम्योपैथी, बायोकैमी, हकीमी, आयुर्वेद, एक्यूपंचर आदि दवाएं निर्धारित क्रम से दी गयीं। कुछ को बाबा की भभूत, मनोविज्ञान और झाड़-फूंक के अन्तर्गत भी उपचरित किया गया। सिर्फ़ एक दल के रोगियों को कोई भी दवा नहीं दी गयी, उन्हें प्रकृति और परमात्मा के भरोसे छोड़ दिया गया।

क्या आप जानते हैं कि इस परीक्षण का परिणाम क्या निकला? सभी दलों के स्वस्थ होने वाले मरीज़ों का प्रतिशत सत्तर ही था। वास्तव में इतने प्रतिशत मरीज़ तो यह तय ही किये बैठे रहते हैं कि वे ठीक ही होना चाहते हैं। फिर भला आप उन्हें दवा या भभूत, चाहे जो कुछ भी क्यों न दे दें।

व्यापारी बुद्धि बहुत ही विलक्षण हुआ करती है। उसने अपनी दवाओं की दुकानदारी चलाने के लिए आपके श्रद्धापात्र चिकित्सकों के प्रमाणपत्र एवं सम्मतियां भी जुटा ली हैं। जानते हैं वे वैज्ञानिक डॉक्टर क्या कहते हैं? वे कहते हैं—"अपने रोग की सिर्फ़ यही उचित दवा लीजिये और सिर्फ़ एक सप्ताह में स्वस्थ हो जाइये। यदि आप दवा न लेंगे, तो रोग के कष्ट सात दिनों तक भोगते रहेंगे। इतने कष्ट के बाद भी आप स्वस्थ न होंगे।"

दवा लो, तो एक हफ़्ते में ही स्वस्थ। दवा न लो, तो स्वस्थ होने में सात दिन लग जायेंगे। क्या होता है इन मरीज़ों का? क्यों इन्हें ब्लैक मेल किया जा रहा है?

दवा और बीमारियों का महाभारत

विज्ञान के नित नये आविष्कारों ने मानव समाज को सभ्यता और सम्पन्नता प्रदान की है। इस आधुनिक सभ्यता और सम्पन्नता ने मानव को श्रम के अधिकांश कार्य यन्त्रों से लेने की शिक्षा दी है। श्रम और सक्रियता की कमी से मानव अपना समय मनोरंजन और निठल्लेपन में बिताने लगा है। फलस्वरूप मानव शरीर तरह-तरह के जटिल रोगों में उलझता हुआ नयी-नयी दवाओं की मांग करने लगा है, ताकि वह ऐशो-आराम, अहंकार और नासमझी को मनमाने ढंग से भोग सके।

आज का तथाकथित सभ्य और सम्पन्न कहलाने वाला वर्ग नपुंसकता, केंसर, एड्स, हृदय रोग, डायबिटीज़ आदि का ऐसा मरीज़ बन चुका है कि आधुनिक विज्ञान की सारी दवाएं और चिकित्सा-पद्धतियां मिलकर भी उसका इलाज करने में असमर्थ हैं।

आज पृथ्वी पर जितने चिकित्सालय, चिकित्सक और दवाएं मौजूद हैं, उतने कभी नहीं थे। इनकी संख्या में जितनी वृद्धि हो रही है, उससे भी कहीं दुगुनी और चौगुनी संख्या में रोगियों की संख्या बढ़ रही है।

शायद ओशो (रजनीश) का यह निष्कर्ष सही है—"आधुनिक विज्ञान ने केवल दवाओं का ही आविष्कार नहीं किया है, उसने नयी-नयी प्राणलेवा बीमारियों का भी आविष्कार किया है। क्या होगा इसका कारण? आख़िर वह कौन-सा नियम है जो स्वास्थ्य के विरुद्ध कार्य कर रहा है?"

वे आगे कहते हैं—"वास्तव में जैसे-जैसे दवाएं बढ़ती जाती हैं, वैसे-वैसे ही हमारे रोगी होने की क्षमता भी बढ़ती जाती है; क्योंकि दवा की सुरक्षा मौजूद है, तो भरोसा दवा का रहेगा, अपने आप पर से आपका भरोसा उठ जायेगा।"

जब आप बीमारी से लड़ने में समर्थ हो जाते हैं तब आपकी अपनी सामर्थ्य,

प्रतिरोधक शक्ति, रेज़िस्टेन्स पावर निष्क्रिय होकर चैन की नींद सो जाती है। स्मरण रखें, रोग से दवा लड़ती है, आप नहीं लड़ते। आपकी सम्पन्नता व निर्भरता ही आपको यह लड़ाई छेड़ने की बुद्धि देती है। आप भूलते हैं कि इस प्रकार आप अपनी जीवन-रक्षा और स्वास्थ्य-रक्षा के मामले में प्रतिदिन कमज़ोर और नाकारा होते जाते हैं।

आपकी अन्दरूनी कमज़ोरी जितनी मात्रा में बढ़ती जाती है उतनी ही अधिक शक्ति की दवा आपका चिकित्सक आपको देकर आपकी रक्षा करता है। दवाओं की बढ़ती हुई शक्ति और मात्रा ही आपकी निकृष्ट कमज़ोरी की ख़बर देती हैं। कमज़ोर क़िले में रोगरूपी शत्रुओं की फ़ौज अधिकार जमा लेती है।

लड़ाई छिड़ती है आपकी बीमारी और दवाओं के बीच और इस लड़ाई का मैदान बनता है आपका शरीर! आप इसके बाहर हैं, आप सिर्फ़ अन्धे धृतराष्ट्र हैं। आपका शरीर बना है कुरुक्षेत्र, जहां कौरवों और पाण्डवों के बीच घमासान युद्ध छिड़ा है, जहां बीमारियों के कीटाणु और दवाओं के जीवाणु लड़ रहे हैं।

बीमारियां आपको और आपके शरीर के विभिन्न अंगों को मारती हैं। जो कुछ बचा-खुचा रह जाता है, उसे दवाइयां मारती और उजाड़ती हैं। कुरुक्षेत्र में लुटे-पिटे राजा-महाराजा इतने असहाय और निराश हो चुके थे कि उन्हें इस संसार से ही विरक्ति हो गयी थी। अन्त में आप भी तो इस जीवन से विरक्त हो जायेंगे।

यह दवा का कार्य और प्रभाव ही है कि वह आपको मरने नहीं देती। मरते दम तक डॉक्टर की फीस व दवा के लिए बीमारी आपको ज़िन्दा रखेगी, रखती है।

जिस दिन इस दुनिया में कोई दवा न होगी, दवा की दया पर आपकी निर्भरता न होगी, उस दिन ही बीमारी मिट सकती है। यदि आपको स्वस्थ और सुखी रहना है तो दवा और चिकित्सक पर अपनी निर्भरता बन्द कीजिये। आत्मविश्वास को जगाइये। आत्मनिर्भर होकर स्वयं बीमारी से लड़िये। बीमारी से लड़ने के लिए आपको अपनी सुस्ती को भगाना पड़ेगा, अपनी शक्ति को जगाना पड़ेगा। तभी आप में आत्मनिर्भरता आयेगी।

आत्मनिर्भर बनना सीखें

दवा का भरोसा, खुद पर से भरोसा कम कराता जाता है। आप अपने जीवन में प्रायः प्रतिदिन ही यह अनुभव करते होंगे कि सुरक्षा के जितने आश्वासन मिलते जाते हैं, हम उतनी ही असुरक्षा में जीने के लिए विवश होते जाते हैं। यदि आप अपने आप को स्वयं ही असुरक्षित छोड़ दें, तो आप पायेंगे कि आप उतने ही

सुरक्षित हो गये हैं। आपकी आत्मनिर्भरता व आपकी निश्चिन्तता ही आपका आत्मविश्वास बढ़ाती है।

आप अपने शरीर के भीतर सोई हुई उन प्राकृतिक शक्तियों से अनभिज्ञ हैं, जो अन्धाधुन्ध ग़लतियों के बावजूद भी आपको जीवित रखती हैं। आप अपने आप की उस विराट् ऊर्जा के बारे में कुछ भी तो नहीं जानते, जिसने आपको जन्म दिया है, जिससे आप श्वास ले रहे हैं, जिसके बल पर आप चल रहे हैं, अकड़ रहे हैं। वही विराट् ऊर्जा आपकी सारी बीमारियों को बहा ले जायेगी।

आप सिर्फ़ इतनी कृपा करें कि बीच में दख़लन्दाज़ी न करें। बीमारी आयी है आपकी ग़लत जीवन-प्रणाली से। प्रकृति की व्यवस्था इन ग़लतियों को अपने आप सुधार लेती है। वास्तव में आप ही उपद्रव हैं, जो पहले तो उस व्यवस्था के खिलाफ़ चलते हैं, फिर दवा से उसे निठल्ला बनाते हैं। आप बीच में आयें ही नहीं।

बीमारी आये, तो राज़ी हो जायें। ग़लती स्वीकार कर, थोड़ा-सा कष्ट भोग कर अपना पश्चात्ताप पूरा कर लें। आप प्राकृतिक दण्ड (बीमारी) की इस धारा के साथ सहज और एक हो जायें। यह आपसे चाहे जो कुछ भी कराये, जैसे चाहे, जहां चाहे ले जाये, बस, साथ हो लें। सब कुछ प्रकृति पर छोड़ दें, जो उसे करना हो, पूरी स्वेच्छा से करने दें। आप इस शक्ति के बीच में न तो खुद आयें और न किसी को आने ही दें, क्योंकि आपके किये कुछ न होगा।

यह विराट् ऊर्जा ही शरीर की जीवनी शक्ति है। यही ऊर्जा शरीर की रोगावरोधक शक्ति है। यही प्राकृतिक व्यवस्था है।

यह ऊर्जा, यह विराट् शक्ति जीवन के केन्द्र से उत्पन्न होती है। केन्द्र पर आपका, आपकी विभिन्न पैथियों का, आपके चिकित्सकों का, आपकी दवाओं का कोई भी वश नहीं चल सकता। बाह्य शक्तियां इस विराट् ऊर्जा के मार्ग में अवरोध तो कर सकती हैं, इसका उपचार नहीं कर सकतीं। अतः यदि आप अपने रोग से छुटकारा चाहते हैं तो अपने आपको, शरीर की इस प्राकृतिक व्यवस्था के प्रति समर्पित कर दें। पूरी तरह समर्पित, बिना कुछ भी बचाये!

मूर्ख न बनें, बार-बार ठगे न जायें। इस विशाल, सर्वशक्तिमान प्रकृति पर अविश्वास न करें। सारी शंकाएं, दुविधाएं मन से निकालकर, प्रकृति की बात मान लें। जो प्रकृति करे, उसे पूरी स्वेच्छा से करने दें। सब कुछ प्राकृतिक रूप से ही होने दें।

प्रकृति की अद्भुत व्यवस्था

यह सृष्टि, यह जगत्, जो आपके चारों ओर फैला है, अनित्य है। यह बड़ा

ही प्रगतिशील है। लगता है कि यह जगत् जहां का तहां है। जैसा हज़ारों साल पहले था, आज भी बिलकुल वैसा ही है। सिर्फ़ ऐसा लगता-भर ही है, वास्तव में ऐसा है नहीं। यह जगत् प्रतिक्षण भागता जा रहा है, बदलता जा रहा है। जगत् एक कभी न थमने वाली दौड़ का नाम है। एक अनवरत गत्यात्मकता, एक अद्‌भुत क्षणभंगुरता! लेकिन भ्रान्ति बहुत पैदा होती है।

आज से तीन सौ वर्ष पहले तक वैज्ञानिकों और चिकित्सकों को यह भी पता नहीं था कि शरीर के भीतर खून गति करता है। उनका ख़याल था कि शरीर के भीतर रक्त भरा हुआ है। शरीर के भीतर रक्त की जो गति है, वह पहाड़ी नदी की तरह तेज़ प्रवाह में है। जो रक्त अभी-अभी आपके पैर में था, वही क्षण-भर बाद आपके सिर में पहुंच जाता है।

रक्त का शरीर में तीव्र परिभ्रमण ही आपके शरीर की जीवन्तता है। नदी की तीव्रतम धारा-सा बहने वाला यह रक्त यों ही नहीं बहता रहता। यह शरीर के मरे हुए कोष्ठों (सैल्स) को शरीर से बाहर निकालने वाले माध्यम का कार्य करता है। यह निरन्तर मरे हुए हिस्सों और गन्दगी को बाहर निकालता रहता है।

भोजन से शरीर में नये-नये कोष्ठ निर्मित हो रहे हैं। पुराने कोष्ठों का मल रक्त के द्वारा बाहर फेंका जा रहा है। और भी अनेक मार्गों से शरीर के विभिन्न प्रकार के मल बाहर फेंके जा रहे हैं। नये कोष्ठ बनाने, पुराने मरे हुए कोष्ठों को शरीर से बाहर फेंके जाने में रक्त की गति का बहुत बड़ा हाथ है।

रक्त की गति ही शरीर की जीवन-धारा है। खून और जीवन के कारण ही ज़रा-सी चोट लगने पर दर्द का एहसास होता है। आपने कभी ख़याल भी न किया होगा कि बाल और नाख़ून काटे जाने पर ज़रा भी दर्द महसूस नहीं होता। यदि ये आपके शरीर के हिस्से होते तो इन्हें काटने से दर्द होता, तकलीफ़ होती। ये (बाल और नाख़ून) शरीर के मृत हिस्से हैं। इनमें रक्त नहीं बहता। इसीलिए तो हमने इन्हें नाख़ून नाम दिया है।

भोजन, पानी, हवा और ताप—हमारे शरीर में नये हिस्सों का सृजन करते हैं। नये-नये कोष्ठों को जन्म देते हैं। पुराने कोष्ठों की मृत्यु होने पर, नये कोष्ठों का जन्म होना भी तो बहुत ज़रूरी है, वरना शरीर के सभी कोष्ठ एक-एक कर मरते जायें, बाहर फिंकते जायें और उनकी जगह नये कोष्ठों का जन्म न हो तो हमारा शरीर बढ़ेगा नहीं, बल्कि घटेगा और घटते-घटते एक दिन ग़ायब हो जायेगा। शरीर मरेगा नहीं, ग़ायब हो जायेगा।

शरीर के मरे हुए कोष्ठों को बाहर फेंकते रहने की व्यवस्था यह शरीर बनाये हुए है। यह फेंकने की क्रिया बालों, रोमकूपों, नाख़ूनों, नाक के छिद्रों, कान के छिद्रों, आंख के छिद्रों, मुंह से, मूत्रमार्ग से, मलद्वार से निरन्तर सम्पन्न हो रही

है। गति जीवन के रहते ही सम्भव है। कोष्ठों के जन्म लेने और मृत्यु की निरन्तरता ही जीवन का परिचायक है।

आपका यह शरीर एक सरिता के समान है। पानी के निरन्तर और तेज़ गति से बहते रहने के समान है। आप घाट पर खड़े हों, सामने पानी बह रहा हो, तब आपको ख़याल भी नहीं आता कि अभी आपके सामने जो पानी था वह बहकर कितनी दूर निकल गया, उसकी जगह दूसरे पानी ने ले ली। कुछ ही क्षण में दूसरे पानी की जगह तीसरे पानी ने ले ली।

आप तो सिर्फ़ पानी को देख रहे हैं, पानी पहले भी था, अब भी है। सरिता वही है, जो पहले भी थी; पर पानी के बदलते जाने का आपको एहसास भी नहीं है। इसी प्रकार आपके जीवन की सरिता भी है। शरीर आपका है। आपका परिचायक है। जन्म से लेकर मृत्यु तक आपको अपना लगने वाला यह शरीर, उसकी बदलावट को आप कहां महसूस करते हैं! आज का शिशु कल बालक बन गया, बालक किशोर हो गया। किशोर एक गबरू जवान दिखने लगा। कल जवानी भी ढलेगी और बुढ़ापे में बदल जायेगी। इस शरीर के रक्त की सरिता में बचपन, जवानी और बुढ़ापे के घाट आते ही रहते हैं और अन्त में मृत्यु भी आती है।

आप सोचते होंगे कि आप सिर्फ़ एक बार ही मरते हैं। नहीं, आपका यह शरीर एक ही जीवन में हज़ारों दफ़ा मर चुका होता है। शरीर का एक-एक कोष्ठ कई बार मरता है और शरीर के बाहर फेंक दिया जाता है और आपको पता भी नहीं चलता।

शरीर-वैज्ञानिक आपको प्रमाण सहित यह बता सकते हैं कि आपके शरीर का एक टुकड़ा भी पुराना नहीं बचता। सात साल में सब मर जाता है और शरीर पूरी तरह नया हो जाता है। फिर भी आपको यह भ्रम बना रहता है कि आपका शरीर वही है। जो आदमी सत्तर साल तक जीता है, वह दस बार अपना पूरा-का-पूरा शरीर बदल चुका होता है।

जन्म, मृत्यु का पहला क़दम है। मृत्यु, जन्म का आखिरी क़दम है। यहां जन्म मृत्यु से जुड़ा है। सुख दुःख से जुड़ा है। मित्रता, शत्रुता का दूसरा छोर है। प्रेम, घृणा की शुरुआत है। आदमी का सबसे बड़ा दुःख यह है कि जहां कुछ भी नहीं ठहर पा रहा है, वहां वह उसे ठहराने का आग्रह करता है। कभी धन को ठहराना चाहता है, तो कभी यश को पकड़े रहना चाहता है, कभी पत्नी, प्रेमिका या स्वजनों को रोके रखना चाहता है।

कैसा पागल है आदमी! जो शाश्वत नहीं है, जिसका स्वभाव ही बदलावट है, वह रुकेगा कैसे? जो रुकने वाला नहीं है, जाने वाला ही है, उसको जाने देने में भय कैसा? कैसी चिन्ता?

जीवन जीना सीखें

जन्म से मृत्यु तक की यात्रा के बीच शरीर की चैतन्यता (होश) ही जीवन है। जब तक जीवन है, तब तक शरीर का स्वस्थ रहना आवश्यक है। इसे आप इस प्रकार भी कह सकते हैं कि सुखी जीवन की पहली सीढ़ी स्वस्थ शरीर है। सभ्यता के पहले चरण से ही मानव भटक गया है। एकांगी चुनाव के कारण उसने सुख तो चाहा, परन्तु दुःख से बचना भूल गया। फलस्वरूप शरीर की उपेक्षा करता रहा और सुख के पीछे दौड़ता रहा। सुख तो ऐसे आदमी के लिए क्षणभंगुर हो गया और दुःख स्थायी होकर उसके गले पड़ गया।

सभ्यता के प्रारम्भिक काल से ही यह शरीर उपेक्षित हो गया। लाखों वर्षों से मानव ने शरीर की जो उपेक्षा की है, उसका ही परिणाम है यह रोगी शरीर, परम्परागत रोग, रोगों से लड़ने की क्षमता का अभाव।

यह उपेक्षा दो प्रकार से हुई है।

शरीर की पहली उपेक्षा तो उन लोगों ने की है, जो खाने-पीने और भड़कीले कपड़े पहन कर अतिचार करने को ही सुख मानते रहे हैं। इसके अलावा और किसी अनुभव को उन्होंने जाना ही नहीं। शरीर की उपेक्षा व इसका अपव्यय कर, शरीर की सक्षमता ही गंवा दी है।

शरीर की दूसरी उपेक्षा उन लोगों ने की है, जो भोग के विरुद्ध योग के उपासक हैं। त्याग, तप, निष्क्रियता के द्वारा उन्होंने भी शरीर के साथ भरपूर अत्याचार किया है। शरीर को भयंकर कष्ट और प्रताड़ना दी है। शरीर की इन्द्रियों का दमन भी किया है। शरीर से शत्रुता की है।

जीवन का नियम इन दोनों दिशाओं में जाने वाले लोगों ने जाना ही नहीं है। जीवन का नियम भी वीणा के नियम से मेल खाता है। वीणा के तार बहुत कसे हों तो वे छेड़ते ही टूट जायेंगे। यदि वीणा के तार बहुत ढीले हों तो उनसे संगीत पैदा ही नहीं हो सकता। मनुष्य का शरीर तो वह जीवन वीणा है, जिससे संगीत उत्पन्न कर आत्मा को जाना जाता है।

यदि वीणा खराब हो जाये तो उससे संगीत पैदा हो ही नहीं सकता। वीणा एक भिन्न वस्तु है और इससे फूटने वाली संगीत-लहरी भी भिन्न है। स्मरण रखें कि बिना वीणा के संगीत उत्पन्न नहीं हो सकता। परन्तु जहां एक तरह के वे लोग हैं, जिन्होंने जीवन वीणा के तारों को बिलकुल ही ढीला छोड़ दिया है, वहीं दूसरी तरह के वे लोग हैं, जिन्होंने इसके तार इतने कस दिये हैं कि वे छूते ही टूट जायेंगे।

शरीर की अर्थवत्ता को न जानने वाले दुःख ही तो पायेंगे। सुख की दिशा में,

संगीत की दिशा में उनके क़दम उठे ही कब थे? बिना संगीत के जीवन जीना सम्भव ही कहां है? शरीर की सक्षमता के बिना सुख की कल्पना कितनी थोथी है, कितनी बेमानी है? शरीर ही सुख और शान्ति का माध्यम है। दूसरे किसी माध्यम से यह सम्भव ही नहीं है।

शरीर यदि वीणा है तो आत्मा उसका संगीत है। शरीर के ही किन्हीं केन्द्रों पर आत्मा का सम्पर्क है, जैसे वीणा के किन्हीं केन्द्रों पर संगीत सोया पड़ा है। शरीर के किसी केन्द्र से आत्मा का सम्पर्क है। सम्पर्क टूटा कि संगीत लुप्त हुआ। आत्मा और शरीर विलग हुए। इस सम्पर्क से ही शरीर में जीवनधारा प्रवाहित हो रही है। जिन्हें आत्मा और शरीर के इस सम्पर्क केन्द्र का ही पता नहीं है, उनका आत्मविश्वास कैसे जाग्रत हो सकता है?

जीवन का सम्पर्क केन्द्र

जिनमें आत्मविश्वास नहीं है, वे सुख की झूठी आशा में व्यर्थ दुखी न रहें। मेरे एक-एक शब्द को समझें, तौलें, परखें, फिर सार्थकता होने पर ही उस पर अमल करें। ये प्रवचन के लुभावने शब्द नहीं हैं। तर्कों का मायाजाल भी नहीं है। विषयवस्तु से, भटकाव से आलोकित कर देना चाहता हूं, जिसकी सहायता से आप अपना मार्ग स्वयं चुनने में समर्थ हो जायें। अपने रोगों और दुःखों से छूटना सीख जायें। आपका स्वामित्व आपके ही साथ रहे।

आत्मविश्वास की प्राप्ति के लिए, सबसे पहले आत्मा और शरीर के मिलन बिन्दु को जान लेना ज़रूरी है। मनुष्य की सभ्यता ने, समाज के झूठे आचार-विचार ने, ग़लत शिक्षा नीति ने तथा धर्म की ग़लत मान्यताओं ने आज के आदमी के शरीर में अलग-अलग केन्द्रों को, बिन्दुओं को जीवन में महत्त्वपूर्ण स्थान दिला दिया है। आज का युग बुद्धि के जनक 'मस्तिष्क' को ही जीवन का महत्त्वपूर्ण केन्द्र मानता है।

बुद्धि को विकसित करने के लिए आज के सत्ताधीश नित नयी-नयी योजनाएं बनाते हैं। धन, सुविधाएं, सुरक्षा आदि जुटाकर अपना अस्तित्व पुष्ट करना चाहते हैं। अतः आज हर व्यक्ति मस्तिष्क को उन्नत करने में ही सफल जीवन की उपादेयता मानता है।

मस्तिष्क तो मानवरूपी शरीर के पौधे पर लगा हुआ 'फल' है। यह मनुष्य की जड़ तो नहीं है। फूल और फल तो सबसे बाद में आते हैं और अन्तिम भी होते हैं। प्रथम तो जड़ ही होती है। यदि जड़ों की देख-रेख में ज़रा-सी भी भूल हो जाये, तो फूल कुम्हला जायेंगे। यदि जड़ें संभाल ली जायें तो फूल और फल खुद ही संभले रहेंगे। फलों को संभालने के लिए, मस्तिष्क के विकास के लिए,

कोई अलग से आयोजन नहीं करना पड़ेगा।

पुरुषों ने सारा बल मस्तिष्क के विकास पर लगाया है तथा स्त्रियों ने अपना सारा बल हृदय के विकास पर लगा दिया है। ये दोनों बिन्दु तो शरीर-निर्माण के काल में बहुत बाद में विकसित हुए हैं। ये मनुष्य की जड़ें कदापि नहीं हैं।

पुरुष और स्त्री के मिलन से मानव शरीर का जन्म होता है। स्त्री के गर्भ में मानव शरीर, गर्भाधान के समय, एक छोटे-से बिन्दु के रूप में प्रविष्ट होता है। यह लघुतम बिन्दु जीवन की प्राप्ति के लिए अपनी मां की नाभि से जुड़ता है। मां की नाभि से जुड़ने वाला यह बिन्दु एक नौलि के द्वारा जुड़ा होता है। इस जुड़ी हुई नौलि का दूसरा सिरा ही नवनिर्मित होने वाले मानव शरीर का है। यह निर्माण जन्म लेने वाले शरीर को उसकी नाभि द्वारा ही निर्माण-तत्त्व प्रदान करते रहने से पूर्ण होता है।

शरीर और जीवन का सम्पर्क केन्द्र नाभि ही है। शरीर के अन्य सभी हिस्से तो गर्भकाल में धीरे-धीरे और बाद में विकसित होते हैं। नाभि ही केन्द्र है। माता और शिशु का सम्पर्क-सूत्र गर्भकाल में दोनों की नाभियों को जोड़ने वाली नौलि है। शिशु के जन्म के समय नौलि टूटकर अलग हो जाती है। यह नौलि का टूटना ही प्रसव पीड़ा है। जब दो जीवन अलग होकर स्वतन्त्र अस्तित्व प्रारम्भ करते हैं, तो दोनों का जीवन मृत्यु से कम्पित होता रहता है। शिशु का जन्म ही मातृत्व का जन्म है।

रोगोत्पत्ति का कारण

जीवन के सम्पर्क केन्द्र से टूटा हुआ नवजात शिशु अपने जीवन केन्द्र को संचालित करता है। जन्म लेते ही शिशु का रुदन उसके अपने जीवन केन्द्र से जुड़ने का परिचायक है। उसके द्वारा रुदन के लिए खींची गयी सांस, उस शिशु के अन्तर को बाह्य वायुमण्डल के प्राण तत्त्व यानी ऑक्सीजन से जोड़ देती है।

यदि आप किसी शिशु के सांस लेने के ढंग का सूक्ष्म निरीक्षण करें तो पायेंगे कि वह शिशु अपने पेट में सांस ले रहा है। पेट की मांसपेशियों में इस प्रकार से होने वाली हलचल, उसकी नाभि को केन्द्रित कर रही होती है।

प्रकृति उसकी रक्षा के लिए पूरा प्रयास करती है। अतः यह भी कहा जा सकता है कि प्रकृति और जीवन में घनिष्ठ सम्बन्ध है। जीवन शक्ति के रक्षण, पोषण और संवर्द्धन का कार्य तो प्रकृति के ज़िम्मे है। जीवनी शक्ति प्रकृति से संयोग कर, गति का उत्पादन, संचालन और विसर्जन करती है। जो प्राणी प्राकृतिक प्रणाली से जीवन-यापन करते हैं, उनमें उत्पादन और संचालन का पारस्परिक सन्तुलन शीघ्र नहीं बिगड़ने पाता।

आदिम मानव, जो कि जंगलों में रहता था, के लिए गति ही जीवन था। उदर-पोषण के लिए, शिकार प्राप्त करने के लिए अथवा दूसरों का शिकार हो जाने से बचने के लिए तीव्रगामी होना जीवन-रक्षा की पहली शर्त थी। गति के बल पर ही प्रत्येक जंगली प्राणी अपना रक्षण और पोषण सम्भव कर पाता था; क्योंकि गति में कमी होते ही मृत्यु सुनिश्चित थी।

गतिपूर्ण जीवन में शरीर की समस्त पेशियों और अंगों का निरन्तर उपयोग होने से सारे शरीर की समस्त प्रक्रियाएं नियमित और प्राकृतिक हुआ करती थीं। इनमें उचित सन्तुलन बने रहने से ही मनुष्य दीर्घजीवी और स्वस्थ रहा करता था।

आधुनिक जीवन में यन्त्रों की गति बढ़ी है और मनुष्य गतिहीन हुआ है। इसी गतिहीनता ने मनुष्य को अनियन्त्रित विचार, मनमाना आचरण और असन्तुलित पोषण का अभ्यस्त बना दिया है; जिसने हज़ारों-लाखों रोगों तथा अव्यवस्था को जन्म दिया है। स्वस्थ, सुखी और सुव्यवस्थित रहने के लिए प्रकृति की प्राथमिक शर्तें तो पूरी करनी ही होंगी।

आपकी गतिहीनता के लिए आपकी सम्पन्नता, पद, आलस्य और अभिमान आदि उत्तरदायी हैं। आधुनिक सभ्यता के मानदण्ड आपके रोगों के जन्मदाता हैं। आज की सभ्यता में रोगी होना व बड़े-बड़े डॉक्टरों से उसका इलाज कराया जाना ठीक उतना ही सम्मानजनक माना जाता है जितना कि सम्पन्नता का प्रदर्शन, पद का प्रदर्शन, शिक्षा का प्रदर्शन, बल का प्रदर्शन। रोगी होना अथवा बड़े नाम वाले रोग का इलाज कराना आज फ़ैशन माना जाता है।

तथाकथित सम्पन्न और सभ्य लोग यह भूल जाते हैं कि रोग उनके दुष्कृत्यों के परिणाम हैं। अप्रत्यक्ष रूप में अपने दुष्कृत्यों का ढोल पीटने वाले ये लोग यदि इसको भी अपना गौरव मानते हैं तो वे मेरी इस पुस्तक से अपने रोगों का निवारण न कर पायेंगे।

नीचे लिखे कारणों में से कोई एक अथवा अनेक मिले-जुले कारणों का शरीर पर पड़ने वाला प्रभाव ही रोग के रूप में प्रस्फुटित होता है। ये कारण हैं—

1. मन्दाग्नि, अजीर्ण और कोष्ठबद्धता के कारण शारीरिक पुष्टि का अभाव।
2. मानसिक और स्नायविक विकार।
3. रक्त की कमी अथवा रक्तविकार।

उदरविकार

आप जान चुके हैं कि हमारी चेतना, हमारे प्राण तथा हमारा जीवन नाभि से प्रारम्भ होता है और नाभि पर ही समाप्त होता है। हमारे शरीर के समस्त

महत्त्वपूर्ण अंग हमारी नाभि के इर्द-गिर्द उदर में ही स्थित होते हैं। अतः जीवन को सुरक्षित व सुव्यवस्थित रखने के लिए यह आवश्यक है कि हम अपने उदर को स्वस्थ और व्यवस्थित रखें।

सृष्टि का चक्र निरन्तर घूम रहा है। प्रकृति बिना एक क्षण भी विश्राम किये लगातार सक्रिय बनी रहती है तथा सृष्टि का सृजन हमारा यह शरीर, इसकी एक-एक वस्तु, इसका एक-एक अंग, एक-एक कण भी निरन्तर सक्रिय और गतिशील रहता है। यदि किसी भी अंग की गति में कोई व्यवधान पड़ जाये तो वह अपना कार्य धीमा कर देगा, रोक देगा। अंग के सहयोगी हिस्से भी चूंकि अंग पर ही निर्भर हैं, अतः वे भी अपना काम रोक देंगे। प्रकृति के, शरीर के इस निश्चित क्रम अथवा गति में यदि कोई भी गड़बड़ी आती है तो उस व्यवधान को ही रोग कहा जाता है।

इस अध्याय में मेरा उद्देश्य मात्र इतना ही बताना है कि रोग उत्पन्न क्यों होते हैं। क़ब्ज़ या कोष्ठबद्धता का निवारण इस पुस्तिका का प्रमुख उद्देश्य है। अतः इसमें पाचन संस्थान के बारे में अधिक-से-अधिक बताना आवश्यक है। जितनी भी जानकारियां इसमें दी गयी हैं, उनमें से कुछ भी विषयवस्तु से हटकर नहीं है।

हवा और पानी के बाद हमारे शरीर का मुख्य आधार भोजन है। भोजन भी चाहे जैसा नहीं, बल्कि उसमें उन सभी तत्त्वों का समावेश होना ज़रूरी है, जो शरीर की गति में बाधक न बनें, शरीर में निरन्तर विकास की गति बनाये रखने में सहायक हों। यह जानकारी इस पुस्तक के 'आहार चिकित्सा' अध्याय के अन्तर्गत दी गयी है।

आप जान चुके हैं कि शरीर को समुचित पोषण प्राप्त होगा तभी वह स्वस्थ तथा निरन्तर विकासमान रहेगा। शरीर का उचित पोषण और संवर्द्धन केवल उस दशा में ही सम्भव है जबकि पोषण से बचे हुए निरर्थक तत्त्व तथा शरीर की आन्तरिक गति से उत्पन्न हुए प्रदूषित तत्त्वों का भली-भांति विसर्जन होता रहे। अतः आहार वही श्रेष्ठ है और उतना ही आवश्यक है, जो इन प्राकृतिक गतिविधियों में सहायक हो।

अतः सदैव स्मरण रखें कि अधिक या अनाप-शनाप भोजन करने से आमाशय व आंतों पर उनकी सहनशक्ति से अधिक बोझ बढ़ जाता है। फलस्वरूप उनकी स्वाभाविक गति और प्रक्रिया में बाधा पड़ने लगती है। आंतों को अपने सुव्यवस्थित रूप से काम करने में अड़चन होने लगती है। अतः शरीर की विसर्जन क्रिया शीघ्र उत्तेजित होकर, इस सारे खाये-पिये आहार को बाहर निकाल देने के लिए गतिशील हो जाती है। ऐसे में होता यह है कि खाये गये पदार्थ बिना

पचे व शरीर को लाभ पहुंचाये बिना ही, मल-मूत्र मार्ग से बाहर निकलने लगते हैं। कभी-कभी आमाशय भी इन पदार्थों को मुख-मार्ग से 'उलटी' क्रिया द्वारा शरीर से बाहर फेंक देता है। उलटी और बदबूदार दस्त अजीर्ण रोग के परिचायक हैं।

यदि मनुष्य एक-दो बार अजीर्ण का शिकार होकर भी सावधान नहीं होता तो उसका पाचन संस्थान श्रम तथा बोझ के कारण शिथिल पड़ जाता है। पाचन संस्थान की यह शिथिलता ही मन्दाग्नि रोग का मूल कारण है। मन्दाग्नि के रोगी को खाद्य-पदार्थों के प्रति स्वाभाविक अरुचि हो जाती है। उसे भूख नहीं लगती। जबरन खा लेने पर पेट फूला-फूला और भारी प्रतीत होने लगता है। अनावश्यक डकारें और लगातार हिचकियों का क्रम-सा बन जाता है। इसे अफारा रोग कहते हैं।

बार-बार अजीर्ण या बदहज़मी होने से मन्दाग्नि हो जाती है। पाचन क्रिया के लिए उदर के अन्दर एक निश्चित तापक्रम रहता है। उदर में ही स्थित अग्नाशय या पैन्क्रआज़ नामक ग्रन्थि भोज्य पदार्थों से प्राप्त शर्करा नामक पदार्थ से इन्सुलिन नामक द्रव बनाता है, जो पाचन के लिए आवश्यक ताप या अग्नि उत्पन्न करता है। अग्नि की कमी से शर्करा तत्त्व भोजन में बेकार हो जाता है और बिना पचे ही रक्त तथा मूत्र में मिलकर मधुमेह या 'डायबिटीज़' रोग को जन्म देता है। यह रोग शरीर का क्षरण भी करता है।

मन्दाग्नि के कारण ही क़ब्ज़ या कोष्ठबद्धता होती है। आन्तरिक ताप की कमी से आंतों की कार्यक्षमता भी प्रभावित होती है। अतः आंतें मल विसर्जन क्रिया में आंशिक रूप से अक्षम होने लगती हैं। मल का सम्यक् विसर्जन न होने से यह मल आंतों के कोनों में, अन्दरूनी मांसपेशियों के बीच रुका रह जाता है। यह रुका हुआ मल (भले ही थोड़ा-सा रुका हो) ही आंतों में सड़ांध पैदा करता है। इस सड़ांध में अमीबिया नामक कीटाणु पनपने लगते हैं, जो मलद्वार से मल के साथ ही थोड़ी-बहुत मात्रा में निकलकर आंतों की सड़ांध और कोष्ठबद्धता की सूचना देते हैं तथा आंतों में छेद बनाते हैं, जिससे आंतों में घाव और सूजन पैदा हो जाती है।

आंतों में घाव की प्रारम्भिक सूचना पेट में मरोड़ और बार-बार थोड़ा-सा मल, सफ़ेद चिपचिपे-से द्रव अथवा लाल रंग में निकलने से मिलती है। इसे एमियोबायसिस अथवा आंव गिरना कहा जाता है। यही रोग पुराना होकर आंतों में सूजन पैदा कर देता है। इसे कोलाइटिस कहा जाता है। गम्भीर स्थिति में आंतों में बड़े-बड़े घाव भी हो जाते हैं, जिन्हें अल्सरिक कोलाइटिस, ड्यूडनम अल्सर, पेप्टिक अल्सर, गेस्ट्रिक अल्सर, आन्त्रपुच्छ अथवा एपेण्डीसाइटिस आदि नामों से पुकारा जाता है।

आमाशय की शिथिलता और रुकावट को भोजननलिका की जलन से, पेट

के दायें-बायें कोने में दर्द की अनुभूति से जाना जा सकता है। इसे 'एसीडिटी' नाम से जाना जाता है। ख़ाली पेट में तो यह दर्द रोगी को अस्थिर और बेचैन बना देता है।

पाचन शक्ति की क्षीणता से रक्तविकार, मानसिक दुर्बलता तथा अनेक स्नायविक विकारों का जन्म होता है।

कोष्ठबद्धता से यकृत विकृति, रक्ताल्पता, फोड़े-फुंसी आदि अनेक चर्मरोग, दांत व कान का दर्द, सांस फूलना, दमा, श्वास, तीव्र या अल्प रक्तचाप, कैंसर आदि अनेक प्राणलेवा रोगों का जन्म होता है। अन्यान्य रोगों के कारण और निवारण विषयों पर मैं अलग-अलग पुस्तकें विशद् रूप में लिख रहा हूं। मेरी करुणा सिर्फ़ इतनी ही है कि मानव मात्र यदि शारीरिक रोगों से छुटकारा पाना चाहता है, तो उसे उचित मार्गदर्शन मिल सके।

मानसिक व स्नायविक विकार

एक कहावत है—"आंत भारी तो माथ भारी !"

जिनकी आंतें इतनी कमज़ोर पड़ चुकी हैं कि पाचन क्रिया के पश्चात् बचे हुए अवशिष्ट को, मल को, शरीर के बाहर कर देने में भी समर्थ नहीं हैं, उनकी आंतों की भीतरी सतह पर मल की पर्त चिपकने लगती है। यही मल चिपकते-चिपकते एक मोटे-पोले पाइप की शक्ल धारण कर लेता है। जो मल इन पाइप वाली आंतों से प्रतिदिन बाहर निकलता रहता है, उसका सम्बन्ध आंतों की पेशियों से स्थापित नहीं हो पाता। इस अवशिष्ट में भी अनेक ऐसे पदार्थ रहते हैं, जिनका शोषण ये आंतें करती हैं और शरीर को पुष्ट बनाती हैं।

आंतों में जमते रहने वाला यह मल आंतों की स्वाभाविक लोच, मल को आगे धकेलने की क्षमता, मुलायमियत आदि अनेक प्राकृतिक गुणों को निष्क्रिय बना देता है। अतः धीरे-धीरे आंतों में अस्वाभाविक कड़ापन और भारीपन आ जाता है। आंतों का भारीपन जहां अनेक चर्मरोगों और रक्तदूषण को जन्म देता है, वहीं सोचने-विचारने की क्षमता, स्मरणशक्ति व नींद में भी ख़लल पहुंचाता है। नींद की कमी से शरीर की मांसपेशियां पूर्ण विश्राम न पाकर अपनी सक्रियता और श्रम-क्षमता खो देती हैं। शरीर थका-थका हो तो मन भी बेचैन और अस्थिर रहता है। मस्तिष्क पर, इस अस्वस्थ शरीर के कारण काफ़ी तनाव बनता है। रोगी व्यक्ति क्रोधी, लोभी, भयभीत व चिन्तित रहकर चिड़चिड़ा होने लगता है। माथा भारी होना, सिरदर्द, आधासीसी, आंखों का धुंधलापन, कानों में आंशिक बहरापन आदि अनेक रोगों तथा अक्षमताओं का मूल कारण आंतों का भारीपन ही है।

बुद्धि और रुचिकर बात का बार-बार दोहराया जाना ही 'मन की इच्छा' बनता है। मन शरीर की ज्ञानेन्द्रियों से प्राप्त सूचनाओं का बुद्धि द्वारा विश्लेषण किये जाने के पश्चात् प्राप्त निष्कर्ष को अपने स्मृतिकोष में रख लेता है। यह स्थूल मन शरीर की ही एक छोटी-सी ग्रन्थि है। आधुनिक मनोविज्ञान केवल इस स्थूल मन की क्षमताओं और क्रियाओं का ही अध्ययन करता है। मनश्चिकित्सक अनेक रोगों से अपने रोगियों को छुटकारा दिलाने के लिए आजकल इस मन पर ही सम्मोहन का प्रयोग करते हैं।

मस्तिष्क, बुद्धि और मन पर शोध करते समय सिगमण्ड फ्रायड, फ्रेंज, मेस्मर आदि मनोवैज्ञानिकों ने कुछ निष्कर्ष निकाले हैं, जो संक्षेप में इस प्रकार हैं—

शारीरिक इच्छाओं व आवेगों का दमन करते रहने से अनेक मानसिक रोगों का जन्म होता है। दमित आवेग व इच्छाएं मस्तिष्क के 'सबकांशस' में एकत्र होती रहती हैं। ऐसी ही अनेक दमित इच्छाएं मनोवेग पैदा करती हैं। सम्मोहन के द्वारा ऐसे मनोवेगों को रूपान्तरित करने की विधियां भी खोजी जा चुकी हैं, जो पूर्ण पद्धति का रूप भी ले चुकी हैं।

मैं इस पुस्तक के द्वारा अपने प्रिय पाठकों को किसी भी पद्धति से लुटने-पिटने से बचाना चाहता हूं।

मेरे विज्ञ पाठकों को शायद कभी यह ख़याल भी न आया होगा कि शरीर का संचालन करने वाला यह सिर भी कैसी भयंकर बला है। इस छोटी-सी खोपड़ी में लगभग सात करोड़ तन्तु हैं। इनकी विशाल संख्या ही आपको समझा देगी कि ये तन्तु कितने बारीक, कितने सूक्ष्म और कितने जटिल होंगे। नाज़ुक इतने कि इससे ज़्यादा नाज़ुक कोई यन्त्र बन ही न सके। यदि मस्तिष्क के सारे तन्तुओं को एक के बाद एक पृथ्वी पर फैलाया जाये तो पूरी पृथ्वी की परिक्रमा एक आदमी के मस्तिष्क के स्नायु ही कर लेंगे। इस नाज़ुक से मस्तिष्क पर पिछले पांच हज़ार वर्षों से विकासमान सभ्यता की जीवन-प्रणाली ने इतना ज़ोर डाला है, इसे इतना तोड़ा-मरोड़ा है कि ये तन्तु टूटकर, टूटी हुई स्थितियों में ही पीढ़ी-दर-पीढ़ी चले आ रहे हैं तथा बेचारे विक्षिप्त होने शुरू हो गये हैं, पागल होते जा रहे हैं, आगामी पीढ़ियों का भविष्य ही मटियामेट करने पर तुले हैं।

आधुनिक सभ्यता में पलते-बढ़ते अति शिक्षित, अति सम्पन्न, अति उच्च पदों पर आसीन व्यक्तियों की सारी जीवनधारा ही मस्तिष्क के इर्द-गिर्द घूम रही है। सृष्टि की इस नाज़ुक मशीन पर, मस्तिष्क पर इतना भार दिया गया है, इतनी ग़लत शिक्षा दी गयी है कि आश्चर्य होता है यह देखकर कि मानवता इसके बावजूद भी कहीं-कहीं बची कैसे रह पायी है। स्वस्थ मनुष्य तो कहीं दिखाई ही नहीं पड़ता।

मनोरोग विशेषज्ञों ने जो खोज की है, वह बहुत चौंकाने वाली है। वे कहते ही नहीं, बल्कि सिद्ध करके भी दिखाते हैं—"मानव शरीर में होने वाले रोग कुछ भी क्यों न हों, उनमें से 75 प्रतिशत रोगों का मूल कारण मानसिक और स्नायविक विकार ही है।"

कामुकता, क्रोध, भय या दुश्चिन्ताओं का प्रभाव प्रथमतः पाचन-प्रणाली पर ही पड़ता है। धीरे-धीरे पाचन-प्रणाली अस्त-व्यस्त होती जाती है, फलस्वरूप शरीर नये-नये लक्षणों और रोगों से घिरता जाता है। एक रोग दूसरे को आमन्त्रित करता है और दूसरा तीसरे को। इस प्रकार अनेक रोगों में फंसकर मनुष्य का यह शरीर एक दिन दम तोड़ देता है।

यह युग एक अजीब-सी नेतागिरी का युग है। आज का मनुष्य अहंकारवश अपने आपको छोड़कर सारी दुनिया को ग़लत सिद्ध करने पर तुला है। अपनी त्रुटियों से प्राप्त हर निराशा, हर असफलता के लिए समाज या सरकार को दोषी ठहराना ही उसके चिन्तन की दिशा बन गया है। अपने रोगों के लिए भी वह दूसरों को दोषी बताने में नहीं लजाता।

उच्च पद पर बैठे अति बुद्धिमान् और अति सम्पन्न लोगों की यह ख़ामख़याली तो समझ में भी आती है। यदि समझ में नहीं आती तो मध्यम वर्ग के लोगों की मूर्खता। क्या मध्यमवर्गीय व्यक्ति भी अपने आपको तथा अपने परिवार को स्वस्थ नहीं रखना चाहता? फिर वह क्यों नहीं अपनी परेशानियों और धन के अपव्यय को रोकता? क्यों वह भी इस उच्च वर्ग का अन्धानुकरण करके अपने सुख-चैन और जीवन को ख़तरे में डाल रहा है? वह क्यों नहीं उत्तम स्वास्थ्य का स्वामी बनकर जीवन का रसास्वादन कर, उनके लिए ईर्ष्या का विषय बनने का प्रयास करता? प्रकृति के ऐश्वर्य का सुखोपभोग करने में बाधा कौन-सी है?

रक्ताल्पता और रक्तविकार

जब क़ब्ज़ या कोष्ठबद्धता आपकी आंतों में जड़ जमा लेती है तब भोज्य पदार्थों से शारीरिक विकास के लिए अत्यावश्यक तत्त्वों का उचित अवशोषण सम्भव नहीं हो पाता। दूषित तत्त्वों के कारण शरीर में निर्मित होने वाला रक्त भी दूषित होता है। इस प्रकार आप रक्तविकार के रोगी बनकर, रक्त के दूषणों को अपने शरीर के रोम-कूपों से बाहर निकालने के लिए विवश कर दिये जाते हैं। यह स्थिति फोड़े-फुंसी, ख़ारिश, दाद, खाज, एग्ज़ीमा, बिवाई आदि के लिए आमन्त्रण और स्वागत का कारण बनती है।

एक तो यह मानव शरीर अति भोजनभट्टों से त्रस्त है, जो चाहे जब-तब चाहे जैसा भोजन ठूंगते ही रहते हैं। अपनी जवानी की ऐंठ में खाये ही चले जा रहे

हैं। परिणाम तत्काल तो उन्हें भोगना नहीं है। जब भोगना पड़ेगा तब किसी निर्दोष वस्तु को अपने रोग का कारण ठहरा देंगे। मित्र, परिचित और रिश्तेदार भी उसकी 'हां में हां' मिलाकर, दिखावटी मिज़ाजपुर्सी कर अपनी हमदर्दी नोट करा देंगे। भले ही उसे कितने ही गम्भीर रोगों का शिकार बनना पड़े।

दूसरे, यह शरीर उन लोगों से भी त्रस्त है जो भोजन के नाम से ही बिदकते हैं। इन्हें सब्जियां रास नहीं आतीं। उनकी भोजन में रुचि नहीं है। कामचलाऊ रूखा-सूखा, थोड़ा-सा भोजन कर लिया और छुट्टी। ऐसे लोग रक्ताल्पता तथा हीमोग्लाबिन की कमी के कारण पतले रक्त वाले रह जाते हैं। इनके चेहरे का सूखापन, पीलापन, सिरदर्द, चक्कर, चाहे जब हड़फूटन और बुख़ार इन्हें घेरे ही रहते हैं। इनकी सूरत देखकर किसी को भी दया आ जाये। डॉक्टर इन्हें आयरन-टॉनिक दे-देकर कितना ही क्यों न थक जाये, परन्तु ये रोगी कभी न थकेंगे; क्योंकि इन्हें अपने स्वाद और आदत से ही इतना प्यार है कि उसके आगे ये अच्छे-अच्छों को धता बता देंगे।

रक्त के जन्मदाता हमारे शरीर में सिर्फ़ दो ही अंग हैं—यकृत (प्लीहा) और वृक्क (किडनी)। रक्तवाहिनी धमनी और शिराएं, हृदय की पम्पिंग क्रिया तथा फेफड़ों की ऑक्सीजन के सम्मिश्रण से सम्पूर्ण शरीर के राई-रत्ती भाग तक इस रक्त को पहुंचाने तथा अशुद्ध रक्त को वापस शुद्धिकरण हेतु लाने के कार्य में रात-दिन लगी ही रहती हैं। यदि इन रक्तवाहिनी नलिकाओं के मूल छिद्र अस्वस्थ या क्षतिग्रस्त हो जायें तो मोह भ्रम, चक्कर आना, अंगों में कम्पन पैदा हो जाना, हृदय की गति का रुक जाना आदि लक्षण प्रकट होते हैं।

वृक्क और यकृत के क्षतिग्रस्त अथवा अस्वस्थ हो जाने पर देह का कालापन, ज्वर, पीलिया, ल्यूकेमिया, दाह, रक्तचाप में कमी या आधिक्य, रक्ताल्पता आदि रोग हो जाते हैं। यकृत पाचन संस्थान का एक महत्त्वपूर्ण सहायक अंग है।

महिलाओं में मासिक धर्म की गड़बड़ी, अधिक रक्तस्राव, बार-बार मासिक दर्शन, गर्भाशय की विकृति आदि कारणों से भी रक्ताल्पता हो जाती है। बार-बार गर्भपात होने या कराये जाने से भी रक्ताल्पता हो जाती है। मूल गर्भाशय और मासिक धर्म के आर्तव को प्रवाहित करने वाली धमनियां हैं। इनके अस्वस्थ होने से बांझ होना, मैथुन को न सह पाना, अल्प या अधिक रजःस्राव होना या बन्द हो जाना, कमर और गर्भाशय में सूजन तथा कोंचने वाला दर्द होना, विकृत, रुग्ण व अल्पायु सन्तान का जन्म होना, गर्भ में ट्यूमर अथवा कैंसर निर्मित हो जाना आदि अनेक रोग व लक्षण हो सकते हैं।

पाठक-पाठिकाएं केवल यह सब पढ़कर भयभीत न हों। उनके भय को सदा के लिए निर्मूल कर देने के लिए ही यह पुस्तक लिखी गयी है।

सबकी जड़ एक

आपने वह कहानी तो सुनी ही होगी, मैं सारांश में आपको उसका पुनर्स्मरण करा दूं—

एक बार एक गर्भिणी सिंहनी ने भेड़ों के झुण्ड पर आक्रमण हेतु छलांग लगायी। फलस्वरूप उसका गर्भपात भेड़ों के बीच ही हो गया और सिंहनी मर गयी। भेड़ों ने उस सिंह शावक को अपना दूध पिलाकर पाल लिया। संग-दोष के कारण सिंह शावक की सभी आदतें भेड़ों के समान ही हो गयीं। वैसा ही चलना, वैसा ही खाना, वैसा ही डरना।

सिंह शावक जवान होकर पूरा शेर बन गया, परन्तु भेड़ों के साथ रहकर घास खाता था, भेड़ों जैसा मिमियाता था, हिंसक जानवरों की गुर्राहट सुनकर, दुम दबाकर भेड़ों के झुण्ड में दुबक जाता था; परन्तु था तो वह सचमुच शेर ही। अत: उसे भेड़ों के साथ देखकर अन्य हिंसक जानवर स्वयं ही डरते और पास न आते थे।

एक बार एक भूखे शेर ने भेड़ों के इस झुण्ड पर हमला करने के लिए ज़ोर की दहाड़ लगायी। सारी भेड़ें भयभीत होकर भाग खड़ी हुईं। उनके साथ ही दूसरा शेर भी दुम दबाकर भागा। उस भूखे शेर की दृष्टि जब इस भयभीत शेर पर पड़ी तो वह हैरान रह गया। शेर का शेर को देखकर भागना उसकी समझ में ही न आ रहा था। उसने छलांग लगायी और इस शेर को धर दबोचा। वह बेचारा भेड़ की तरह ज़मीन पर लोट गया, मिमियाने लगा। तब उस शेर की हैरानी और भी बढ़ गयी।

उस शेर ने कहा—मेरे भाई, तू भी तो शेर है, फिर यह भेड़ जैसा आचरण क्यों? डरे हुए शेर की समझ में कुछ भी न आ रहा था। वह तो बस, मिमिया रहा था। तब भूखा शेर उसे एक नदी पर ले गया। नदी के पानी में उसने दोनों की परछाईं दिखाकर उसे समझाया कि वह भी शेर ही है और शक्तिशाली भी है।

इस पहचान के आश्वासन ने उस शेर के भ्रम को भंग कर दिया। उसका सिंहत्व जाग उठा। तब तो वह भी ज़ोर से दहाड़ उठा। पूरा जंगल थर्रा उठा। चारों ओर पशु डर-डरकर भागने लगे। भेड़त्व भाग गया। भ्रम और भय भाग गया।

यदि एक पशु अपना 'सिंहत्व' वापस ला सकता है तो फिर आप तो सभ्य और शिक्षित मनुष्य हैं। आपका मनुष्यत्व क्यों नहीं जाग सकता? आपके रोग क्यों नहीं भाग सकते? आपका उत्तम स्वास्थ्य क्यों नहीं लौटकर वापस आ सकता? आप कब तक रोगी बने रहकर जिस-तिस चिकित्सक के सामने रिरियाते रहेंगे? कब तक दया की भीख मांग कर जियेंगे?

पशु मनुष्य से अधिक बुद्धिमान् नहीं है। उसका चेतन मन भी मनुष्य के जितना विकसित और सक्षम नहीं है। फिर भी पशुओं की अन्तःप्रज्ञा मनुष्य से अधिक संवेदनशील कैसे बन गयी? पशु को अपने जीवन के प्रति खतरों की प्रतीति अति शीघ्र हो जाती है। वह असावधान होकर भी सावधान होने में विलम्ब नहीं करता।

मनुष्य का मन, मनुष्य की समझ बहुत ही बिखरी हुई है। वह चंचल है, अशान्त है। इसीलिए तो उसने बहुत से भ्रम पाल रखे हैं। अनेक प्रकार की भ्रान्तियां उसका जीवन-दर्शन बन चुकी हैं। अतः वह तरह-तरह की उछल-कूद करता रहता है। भ्रम में ही वह सुख और सन्तोष का अनुभव कर लेता है और क्षणिक सुख पा लेता है। उसके भ्रम टूट सकते हैं, परन्तु वह ऐसा कभी नहीं होने देगा। बुद्धि और तर्क से उन भ्रमों को पकड़े ही रहेगा। मनुष्य के भ्रमों के टूटने का अर्थ है कि वह अपने सभी सहारे खो दे, सारी कल्पित सुरक्षाओं को तिलांजलि दे दे और भ्रान्तियों की बैसाखियां भी छोड़ दे।

रोग कोई भी क्यों न हो, एक भ्रम है, स्वास्थ्य की सच्ची और सही जानकारी को न जानना। अतः उस पर न चल पाना ही सारे रोगों की जड़ है। यह सुनकर भी आप अनसुना कर दें, अपनी दवाओं और चिकित्सकों की भ्रामक बैसाखियों के सहारे चलकर स्वास्थ्य की मंज़िल पा लें तो मैं इसे भ्रम न मानूं तो क्या मानूं? यदि आप अपने भ्रम को स्वयं न तोड़ें और पीड़ा से ही गुज़रना चाहें तो मैं क्या कर लूंगा?

नाभि जीवन की स्वतन्त्र शुरुआत है। नाभि की सक्रियता ही शरीर का स्वास्थ्य है। प्रत्येक श्वास नाभि के कम्पन के बाद ही प्राण बनती है। ग्रहण किया गया भोजन नाभि में गति उत्पन्न करने के पश्चात् ही रस और रक्त बनने में सक्षम होता है। यदि नाभि अपने केन्द्र स्थान से रत्ती-भर भी इधर-उधर हट जाये तो भोजन व्यर्थ हो जाता है।

नाभि की सक्रियता के लिए पेट और आंतों का सम्यक् व्यायाम आवश्यक है। इस व्यायाम की वांछित गति और विश्राम का सन्तुलन आपको क़ब्ज़ से सच्ची मुक्ति दिलायेगा। क़ब्ज़ की अनुपस्थिति में ही आप स्वस्थ, प्रफुल्ल, उत्साह से भरे और कान्तिवान् चेहरे के साथ इस जीवन का पूरा आनन्द उठा सकेंगे।

*

स्वास्थ्य-रक्षा के उपाय

स्वस्थ शरीर वही है, जो अपने सन्तुलित विकास और संवर्द्धन के लिए सही समय पर पोषण की मांग करता है। भोजन, जल, हवा, ताप, श्रम-विश्राम आदि विभिन्न पदार्थ मिलने से ही शरीर का पोषण सम्भव है। शरीर जब अपने भीतर के उन व्यर्थ तत्त्वों को विभिन्न मल-मार्गों से निकालने में समर्थ होगा, तभी तो पोषण की नयी मांग प्रस्तुत करेगा। इन सब तथ्यों से इस अध्याय में पाठकों को पूर्णत: अवगत कराया गया है। साथ ही स्वास्थ्य की नयी परिभाषा भी दी जा रही है। इस अध्याय में अधिक-से-अधिक वैज्ञानिक जानकारी का सारपूर्ण समावेश है।

स्वास्थ्य

स्वास्थ्य की सच्ची और सही परिभाषा कर पाना बहुत ही कठिन है। आज भी यह शब्द इतना विवादास्पद है कि विश्व की कोई भी चिकित्सा पद्धति इस शब्द की परिभाषा प्रस्तुत नहीं कर सकी है। यदि हम भी इस विवाद से बच सकते तो अधिक ठीक होता।

आज तक जितने भी उपचार हुए हैं, उपचार की जितनी भी पद्धतियां विकसित हुई हैं, वे सभी रोगों की थीं, बीमारियों की थीं, अस्वास्थ्य की थीं। स्वास्थ्य का तो कोई उपचार सम्भव ही नहीं हुआ है। शायद इसीलिए यदि कोई व्यक्ति एक बार भी रोगी हो जाये और अपना साहस खो बैठे तो चाहे जितना धन ख़र्च कर ले, चाहे जितनी दुआएं कर ले, चाहे जितना कष्ट झेल ले, स्वास्थ्य नहीं लौटा सकता।

किसी भी पद्धति के चिकित्सक के पास जाकर पूछो—स्वास्थ्य क्या है? वह जितनी भी बातें कहेगा, वे सब रोगों या रोगों के लक्षणों के बारे में ही कहेगा। अधिक-से-अधिक उसकी अभिव्यक्ति इतनी ही होगी कि शरीर में किसी भी रोग का—चाहे वह छोटा-सा हो या बड़ा—न पाया जाना ही सही स्वास्थ्य की पहचान है।

देखा आपने? बताया जा रहा है स्वास्थ्य के बारे में और गिनाये जा रहे हैं रोगों के नाम। आख़िर बेचारे चिकित्सक भी क्या करें? उन्हें शिक्षित ही इस ढंग से किया गया है कि वे रोगों के बारे में सीखें, रोगों के लक्षणों के बारे में सीखें, रोगों के जन्मदाता कारणों के बारे में सीखें, रोगों की चिकित्सा के बारे में सीखें, रोग के जितने भी भयंकर से भयंकर परिणामों से रोगी को भयभीत कर सकें, करें। बेचारा रोगी दवाओं की लम्बी फ़ेहरिस्त, एक्स-रे, ब्लड टेस्ट, यूरिन टेस्ट, ई.सी.जी. आदि के गलियारों में भटकता हुआ स्वयं ही समझ जायेगा कि उसका रोग कितना भयानक है। फिर तो चिकित्सक को भारी-भरकम फ़ीस देकर भी मरीज़ उसका एहसान ही मानेगा। बस, रोगी अच्छा हो या उसके नित नये कष्ट बढ़ते जायें, चिकित्सक उसका भगवान् हो जायेगा।

स्वास्थ्य की परिभाषा जाने बिना ही, स्वास्थ्य को जाने बिना ही, जो चिकित्सक मरीज़ का 'स्वास्थ्य' लौटाने की बात करता है, वह कितना विश्वसनीय है? वह कैसा विशेषज्ञ है? यदि वह विशेषज्ञ ही है तो फिर स्वयं क्यों रोगग्रस्त होता है? उसके माता-पिता, पुत्र-पुत्री, पत्नी, परिवार के लोग फिर क्यों बीमार पड़ते हैं? इलाज करते-करते भी आख़िर वे क्यों मर जाते हैं? वे चिकित्सक और उन पर निर्भर लोगों के चेहरों पर अस्वस्थता, थकान, कमज़ोरी के लक्षणों की मुर्दनी-सी क्यों छायी रहती है? इन प्रश्नों का सही समाधानकारक उत्तर किसी चिकित्सक के पास नहीं है, क्योंकि उसकी शिक्षा ही अधूरी है, एकांगी है।

मेरे विज्ञ पाठकगण, कृपया उपर्युक्त तथ्य पढ़कर यह ग़लत अनुमान न लगायें कि मैं चिकित्सा या चिकित्सकों का विरोधी हूं अथवा उनकी बुराई करना ही मेरा उद्देश्य है। मैं तो वास्तव में चिकित्सा जगत् की अधूरी और एकांगी शिक्षा-पद्धति का विरोधी हूं। फिर इस शिक्षा की प्राप्ति के लिए पी.एम.टी. परीक्षा की अनिवार्यता, छात्र चयन के नाम पर भारी रक़मों का लेन-देन, ग़रीब और प्रतिभाशाली छात्रों को असत्य शिक्षण, शुल्क व अन्य ख़र्च, इन सब से उत्पन्न धूर्तता और लूट-पाट का कभी ख़त्म न होने वाला सिलसिला—यह सारा व्यापार मानव समाज का कैसा भला करेगा—उदाहरण आपके सामने ही हैं।

मैं भले ही न्यायालय में यह बात सिद्ध न कर पाऊं कि मैं इस शिक्षा-पद्धति और पेशे के विरुद्ध इतनी बातें किस आधार पर कह रहा हूं, यदि न्याय वास्तव में मानव हित में ही है, तो वह स्वयं ही निर्णय करे कि इतने अस्पतालों, इतने चिकित्सकों, इतनी एक से बढ़कर एक खोजों और दवाओं के होते हुए भी, आज का मानव किसी-न-किसी बीमारी से ग्रस्त क्यों है? क्यों और कौन उसे नित नये, घातक और प्राणलेवा रोगों के जंजाल में उलझा रहा है? उसका धन, उसका चैन, उसका स्वास्थ्य उससे कौन छीन रहा है? आज के मानव को घिसट-घिसटकर दम

तोड़ने पर मजबूर कर देने वाला षड्यन्त्र कहां पनप रहा है?

एक क्लिष्ट परिभाषा

हिन्दी भाषा में स्वास्थ्य शब्द की उत्पत्ति अध्यात्म जगत् में हुई थी। उसने ही इस शब्द की सही व्याख्या प्रस्तुत की है। आपके ज्ञानवर्द्धन के लिए वही प्रस्तुत है।

यह संसार अनित्य है। यहां दृष्टिगोचर होने वाली समस्त वस्तुएं मरणधर्मा हैं। कभी-न-कभी नष्ट होने वाली हैं। जो अभी-अभी था, अब वह नहीं है। जो कभी नहीं था, उसका जन्म हो रहा है, हर क्षण, प्रतिपल। जो जन्मा है, वह अवश्य मरेगा। उसे कोई भी नहीं बचा सकेगा। जन्म के बाद सक्रिय रहते-रहते प्रत्येक प्राणी और वस्तु इतनी घिस-पिट जायेगी, इतनी जीर्ण और विकृत हो जायेगी कि जिस काम के लिए वह बनी थी, उस काम के लिए बिलकुल ही अनुपयोगी हो जायेगी। यदि विकृत, अशक्त और अनुपयोगी वस्तु स्वयं न हटी, तो हटा दी जायेगी। प्राणी यदि स्वयं इस स्थिति में स्वयं न मरना चाहे, तो मार दिया जायेगा। इस संसार में विनाश ही नये सृजन को जन्म देता है। नया सृजन अपना स्थान बनाने के लिए पुराने का विनाश करता है। इसीलिए पूरी सृष्टि को अनित्य कहा गया है।

इस सृष्टि में आत्मा, परमात्मा तथा इनका ज्ञान, जिसे सत्य कहा जाता है, ही नित्य व अजन्मा है, इसीलिए अमर है।

आत्मा ही 'स्व' है। संसार 'पर' है। जीवन या चेतना इस शरीर में तब तक ही रहेगी जब तक कि आत्मा उसमें निवास करना चाहे। जब आत्मा शरीर को छोड़ देगी तो शरीर की अर्थवत्ता ही समाप्त हो जायेगी। वह निरर्थक हो जायेगा, नष्ट कर देने योग्य। शरीर शव है। पराया है। प्रकृति की देन है। सृष्टि का सृजन है। जो पराया है, हमें किसी से मिला है, प्राप्त हुआ है, यदि वह हमसे वापस मांगा जाये, तो इसमें नाराज़ी कैसी? 'पर' या पराया है ही छीना जाने के लिए, छिन जाने के लिए। इस शरीर द्वारा अर्जित समस्त वस्तुएं—धन, मकान, जायदाद, परिवारजन, यश—जो कुछ भी हैं, वे सब शरीर के साथ ही आपसे छिन जायेंगी। वे वस्तुएं यदि किसी आग्रहवश आप तक पहुंचना ही चाहें, तो भी पहुंच नहीं सकेंगी; क्योंकि सबने आपके शरीर को ही तो पहचाना है, आपको तो कोई भी नहीं पहचान पाया। अतः आप तक किसी का भी पहुंचना असम्भव है।

अध्यात्म जगत् के इस भेद विज्ञान ने, इस सत्य ने, आपके और आपकी सृष्टि के बीच एक अभेद्य दीवार खड़ी कर दी है। यदि उस पार की किसी भी वस्तु को आप अपना बताते हैं या अपना मानते हैं तो आप जैसा झूठा और पाखण्डी

कोई पैदा ही नहीं हुआ।

यदि आपने इतना जान लिया है, इसे स्वीकार कर लिया है, तो अवश्य ही आप स्वास्थ्य की परिभाषा की शब्दावली का अर्थ हृदयंगम कर सकेंगे।

"जिसे मृत्यु छीन ले, वह सब 'पर' है। जिसे मृत्यु भी न छीन पाये, वह 'स्व' है। इस 'स्व' में जो स्थित है, सिर्फ़ वही स्वस्थ है, बाक़ी सब अस्वस्थ हैं।"

'पर' को छोड़ पाना इतना आसान नहीं है। वह तो छुड़ाये नहीं छूटता। चाहे जितने धकियाये जावें, चाहे जितना अपमान झेलना पड़े, चाहे जान भले ही चली जाये, परन्तु आसानी से 'पर' का आग्रह, 'पर' की चाह नहीं छूटती। जब तक नहीं छूटती, तब तक मानसिक अस्वस्थता बनी ही रहती है। पागलपन की दौड़ चलती ही रहती है। इस जगत् में जितना भी पराया माल है, उसे अपना बना लेने की तथाकथित महत्त्वाकांक्षा कभी चैन से बैठने ही नहीं देती। दौड़ते-दौड़ते जब जीवन ही चुक जाता है तो रत्ती-रत्ती जोड़ा हुआ सब कुछ एक क्षण में ही फिर से पराया हो जाता है।

अपने चारों ओर 'पर' का जो आग्रह है, संग्रह है, उसे ही परिग्रह कहा गया है। परिग्रह कोई वस्तु नहीं है, जिसका त्याग कर देने से परिग्रह हो जायेगा। यदि 'पर' का आग्रह छूट जाये, सिर्फ़ 'स्व' ही रह जाये, शुद्ध-बुद्ध आत्मा में निवास हो जाये, तो यह मनुष्य उसी क्षण परम आत्मा यानी परमात्मा बन जायेगा। कितना कठिन है स्वस्थ होना और कितना सरल है अस्वस्थ बना रहना!

अध्यात्म तो सिर्फ़ आत्मा को स्वस्थ बनाने की विधि बताता है। आज की उन्नत कहलाने वाली शिक्षा ने आत्मा को बकवास कहा है। इसके अस्तित्व से भी इनकार किया है। उसके लिए शरीर ही सब कुछ है। वही मनुष्य का आदि भी है और अन्त भी है। अतः यह शिक्षा-प्रणाली शरीर के इर्द-गिर्द ही घूमती रहती है। शरीर से बीमारियों को निकाल बाहर करने के नाम पर एक दिन शरीर को ही निकाल बाहर कर देती है। इतने प्रयोग इस शरीर पर किये जा रहे हैं कि कोई 'स्व' को जानने-मानने वाला एक क्षण भी इस शरीर में न रहना चाहेगा।

जो लोग आत्मा और परमात्मा को नहीं मानते, इन्हें कूड़े की टोकरी में फेंक देने जैसी बकवास कहते हैं, जिनकी दृष्टि में संसार ही सब कुछ है, जिन्हें अपनी शक्ति पर इतना अहंकार है कि जो कुछ उन्होंने हथिया लिया है, संग्रह कर लिया है, उसे कोई भी, कभी भी नहीं छीन सकता, उनका जीवन-दर्शन, उनकी मान्यताएं भिन्न हैं। ऐसे महामना लोगों के लिए उनका शरीर ही 'स्व' है। इस शरीर के लिए स्वार्थ ही उनकी कार्य-प्रणाली है। भागता-दौड़ता, चीख़ता-चिल्लाता, सारे संसार का दुःख, उत्तेजना अपने आप में समेटे हुआ यह शरीर और इसकी ऐसी सक्रियता ही उनका स्वास्थ्य है।

किसी नक़ली या भ्रामक वस्तु की अस्वस्थता अपने आपमें ही एक समस्या है। अतः इसका उपचार और उपचार-प्रणाली भी भ्रामक न हुई, तो बात न बनेगी। झाड़-फूंक, जादू-टोना, भभूत, दवा-दुआ, चीर-फाड़, देवी-देवता, मनौतियां, ख़ैरात आदि सारे प्रयास इसके उपचार के हैं। आपने सुना ही होगा—"नष्ट देव की भ्रष्ट पूजा।" अतः उपचार ही भ्रष्टाचार हो जायेगा।

शरीर बिलकुल निरर्थक है। आत्मा जहां आश्रय लेती है, उसे निरर्थक सिद्ध करना पागलपन ही हो सकता है। मेरा मानना तो यह है कि यदि शरीर स्वस्थ है, उसकी आवश्यकताएं पूर्ण हो रही हैं, तभी उसमें निवास करने वाली आत्मा भी अपने स्वास्थ्य का मार्ग प्रशस्त कर सकेगी।

मेरे इस कथन को यों समझिये—यदि पात्र ही गन्दा है, अस्वच्छ है, तो उसमें कितना भी स्वच्छ द्रव भरिये, गन्दा हो ही जायेगा। यदि घर और आसपास का वातावरण ही गन्दा है, तो उस घर में निवास करने वाला आदमी, कितना भी सयाना क्यों न हो, बीमार पड़ ही जायेगा। ठीक यही तथ्य आत्मा और शरीर के बीच के सम्बन्ध पर भी लागू होता है। अतः स्वस्थ शरीर आत्मा की पहली मांग है। स्मरण रखिये—यह पहली मांग है, पहली पूर्ति है, अन्तिम नहीं।

जिन्हें आत्मा के रहस्य को जानने के लिए स्वस्थ शरीर चाहिये, उनके शरीर को अच्छा स्वास्थ्य और दीर्घायु जीवन देने में यह पुस्तक पूर्ण समर्थ है; क्योंकि योग का यही नारा है। जिन्हें स्वस्थ शरीर की कामना अतिचार करने के लिए है, भ्रम में ही रस लेने की है, ऐसे लोगों के लिए यह पुस्तक अस्थायी स्वास्थ्य ही प्रदान कर सकेगी; क्योंकि कुपात्र इस ज्ञान को भी गन्दा और दूषित कर देगा। लोगों की चैन की नींद हराम कर देगा, फिर बीमार हो जायेगा।

स्वास्थ्य-प्राप्ति

क़ब्ज़ और गैस इस शरीर की लाइलाज बीमारियां हैं। आपकी आंतों में घुसकर भला कौन-सी चिकित्सा-पद्धति आपके इस रोग को भगायेगी? यदि यह प्रारम्भिक रोग आपके शरीर में जन्म ले चुका है तो इसके परिवार की वृद्धि को भला कौन रोक सकेगा?

वास्तव में क़ब्ज़ एक ऐसा रोग है जो आधुनिक सभ्यता, व्यस्त जीवन, अथक श्रम, तनावपूर्ण चिन्तन वाली जीवन-प्रणाली की देन है। अतः ऐसे शत-प्रतिशत लोग क़ब्ज़ के मरीज़ हैं। इस प्रकार का जीवन जीने वाले चिकित्सक भी इसी रोग से ग्रसित हैं। जब सभी रोगी हैं तो यह स्थिति समाज द्वारा मान्यता प्राप्त कर चुकी है। अब इसे रोग नहीं माना जाता। क़ब्ज़ के रोगी का कोई काम रुकता नहीं है। यह स्थायी बाधा भी नहीं उत्पन्न करता। अतः अब इस रोग की स्थिति

को भी स्वास्थ्य की मान्यता मिल गयी है।

इस पुस्तक के पिछले अध्याय में क़ब्ज़ के सहयोगी रोगों का परिचय दिया जा चुका है। उन स्थितियों का भी कुछ परिचय दिया गया है, जिनके सहयोग से एक के बाद एक रोग शरीर में पनपते जाते हैं और जब तक उनका पता लगता है, वे लाइलाज हो चुके होते हैं। बस, अस्थायी इलाज से जैसे-तैसे मजबूर ज़िन्दगी जीने और कुढ़-कुढ़कर मरने के लिए मरीज़ को छोड़ देना ही चिकित्सा-पद्धतियों की आधुनिक खोजें हैं।

ऐसे विवश जीवन से अपने समझदार पाठकों को बचाने के लिए ही यह पुस्तक यथासम्भव अधिक-से-अधिक जानकारी अपने कलेवर में समेटकर प्रस्तुत की जा रही है। यदि आप ईमानदारी से निर्णय लेंगे, तो इसमें एक शब्द भी आपको निरर्थक नहीं मिलेगा। हां, अपने सभी स्तर के पाठकों को जानकारी देने के लोभ में, विज्ञ पाठकों को कुछ भाग निरर्थक प्रतीत हो सकता है। अतः मैं उनसे क्षमाप्रार्थी हूं।

आपका शरीर आपके माता-पिता की देन है। माता-पिता और उनके वंश-परम्परा से चलने वाले रोगों का अल्पांश आपको विरासत में मिला है। उन रोगों को पनपने और विकसित होने के लिए कुछ निश्चित स्थितियां ज़रूरी होती हैं। इन परम्परागत रोगों से बचने का एक ही उपाय है कि उन निश्चित स्थितियों से बचा जाये।

कुछ रोग ऐसे होते हैं जो परम्परागत तो नहीं होते, परन्तु माता-पिता की गन्दी और अस्वास्थ्यकर आदतों की देन होते हैं। इनमें शारीरिक विकृति, मानसिक विकृति आदि शामिल हो जाती हैं। यदि इनके विरुद्ध योजनाबद्ध ढंग से संघर्ष किया जाये, तो रोगी बहुत हद तक स्वास्थ्यलाभ कर सकता है; परन्तु इसमें योग्य गुरु का निर्देशन अपेक्षित है। योग्य गुरुओं की पहचान मापने का कोई थर्मामीटर अब तक बना नहीं है। अतः आप ठगे भी जा सकते हैं।

कुछ रोग वातावरण, प्रदूषण, रोगाणुओं, आर्थिक, सामाजिक व राजनीतिक गतिविधियों, खाद्य पदार्थों की मिलावट आदि के कारण आकस्मिक आक्रमण कर देते हैं। अतः इनके विरुद्ध आपकी शारीरिक क़िलेबन्दी की दृढ़ता ही संघर्ष कर सकती है।

शेष अन्य सब रोगों के लिए सिर्फ़ आप और आपकी आदतें ही ज़िम्मेदार हैं। अपनी इस ग़ैरज़िम्मेदारी का मुआवज़ा आप स्वयं चुकाने में सक्षम हैं। अतः मैं मौन ही रहूंगा।

यदि उपर्युक्त कारणों से अस्वस्थता है तो उसके ख़िलाफ़ संघर्ष करना, उसे हराना और उसके विरोध में बेहतर स्वास्थ्यमय जीवन जीने का प्रयास करना

ही मनुष्य का निजी पौरुष है। किसी दवा अथवा चिकित्सक की कृपा से प्राप्त स्वास्थ्य तो भीख है।

यदि मनुष्य में कुछ भी आत्मगौरव शेष है तो उसे अपने शारीरिक गठन तथा शरीर के विभिन्न संस्थानों और उनके अंगों में होने वाली विकृतियों के प्रति अत्यन्त सजग रहना होगा। जो लोग सामान्य सुविधाओं और अनावश्यक धन से वंचित हैं अथवा अपेक्षाकृत ग़रीब हैं, उन्हें तो अपने और अपने परिवार के स्वास्थ्य के प्रति और भी सावधान रहना होगा।

संघर्ष विधि

केवल क़ब्ज़ ही क्यों, शरीर में कोई भी रोग हुआ हो तो उसके मूल स्थान तथा मूल कारण का पता पहले लगाइये। किसी उदार चिकित्सक, प्राकृतिक चिकित्सक तथा योग विद्या विशारद से उस रोग का कारण पूरी तरह पूछिये। उस मूल स्थान को, बिना दवा के, कैसे स्वस्थ या सक्रिय और सक्षम बनाया जा सकता है, इसकी पूर्ण विधि पूछकर पता लगाइये। अतः अंग में अस्वस्थता किन-किन कारणों से आ सकती है, जानकर उन कारणों का भी निवारण कीजिये। पूर्ण जानकारी या प्रशिक्षण लेकर, स्वास्थ्य लाभ की उस विधि का उपयोग कीजिये।

विशेषज्ञ और सेवाभावी डॉक्टर अपने अवकाश के समय अपने मरीज़ की हर जिज्ञासा का प्रेमपूर्वक समाधान अवश्य करता है। उसे रोग से बचने के सभी उपाय सुझाता है। मरीज़ के द्वारा स्वास्थ्य प्राप्ति में किये गये सहयोग से प्रसन्न होता है। अतः ऐसे चिकित्सक से अवश्य मिलें; पर धूर्तों और पाखण्डियों से बचें।

मानसिक तैयारी

यह पहले ही बताया जा चुका है कि रोग कोई भी क्यों न हो, कितना भी छोटे से छोटा या बड़े से बड़ा हो, उसके पीछे आपके मानसिक कारणों का तीन-चौथाई हाथ अवश्य होता है। यदि आपका मन निराशावादी या कमज़ोर है तो आपका रोग उतना ही विशाल रूप धारण कर लेगा। यदि आपका मन आत्मविश्वास और संकल्प का धनी है, तो बड़े से बड़ा रोग भी सिर्फ़ एक-चौथाई ही रह जायेगा। अतः रोग ज्ञात होते ही आप अपनी मनःशक्ति से उसे समाप्त करने पर पूरा-पूरा ज़ोर डालिये। श्रेष्ठ विधियों की संकल्प सहित पूर्ति कीजिये। आप पायेंगे कि आपका रोग हारने लगा है और आपके पौरुष की शत-प्रतिशत विजय होती जा रही है।

शारीरिक सामर्थ्य

यदि शत्रु से युद्ध छेड़ने के पहले आपने अपने कमज़ोर पहलुओं को अनदेखा कर दिया तो बुद्धिमान् शत्रु आपके उन्हीं पहलुओं पर आक्रमण करेगा। आप स्वास्थ्य प्राप्ति के लिए अखाड़ा, जीमख़ाना, तैराक़ी या खेल का मैदान कुछ भी क्यों न चुन रहे हों, अपने शरीर की बनावट और अन्दरूनी सहनशक्ति को ध्यान में रख कर ही चुनिये। प्रतिस्पर्द्धा या अहंकार भाव से ऐसा प्रदर्शन भूलकर भी मत कीजिये कि शेष जीवन में रो-रो कर उसे याद करना पड़े। सहनशक्ति और सामर्थ्य से अधिक श्रम करने से लाभ के स्थान पर हानि हो सकती है।

आध्यात्मिक चेतना

भले ही विज्ञान और वैज्ञानिक आत्मा के अस्तित्व से इनकार करते हैं, आप भी इसे स्वीकार करें या न करें, कम-से-कम आत्मा के अस्तित्व से बिना अनुभव किये ही आप इनकार मत कीजिये; क्योंकि प्रत्येक प्राणी (पेड़-पौधे, कीट-पतंगे, पशु-पक्षी और मानव) में जन्म से लेकर मृत्यु तक उसके शरीर के विकास-ह्रास, बचपन-बुढ़ापा, सुख-दुःख, सफलता-असफलता, स्वास्थ्य-अस्वास्थ्य आदि समस्त परिवर्तनों की साक्षी उसकी आत्मा ही है। इस शरीर के अंग-प्रत्यंग की जैविक क्रिया केवल आत्मा की उपस्थिति तक ही सम्भव है। आत्मा के चले जाने के बाद शरीर में सारे तत्त्व विघटित हो जाते हैं। जब तक आत्मा शरीर में मौजूद रहती है, तब तक शरीर-निर्माण के कितने भी तत्त्वों की कमी क्यों न हो जाये, इसकी उपस्थिति मात्र ही सारे तत्त्वों की पूर्ति स्वयं कर लेने में समर्थ है।

आत्मा के आश्रय के लिए शरीर और समस्त शारीरिक व सांसारिक क्रियाएं हैं; परन्तु इन क्रियाओं के आश्रय के लिए आत्मा को बुलाना या रोकना असम्भव है। मानसिक और स्नायविक अस्वस्थताओं के लिए अध्यात्म (आत्मा सम्बन्धी ज्ञान) ही सबसे बड़ा उपचार है, सहारा है।

आध्यात्मिक चेतना ही आपके मन में स्वस्थ शरीर की कामना जगाती है, आपकी विचारधारा में श्रद्धा और विश्वास पैदा करती है। यदि आपका विश्वास किसी चिकित्सक या दवा विशेष पर जम जाये तो वह दवा नहीं, बल्कि आपका विश्वास ही रोग से छुटकारा दिलाने में सहायक होगा।

केरल के अर्नाकुलम नगर में गांधी प्राकृतिक चिकित्सालय के बारे में मुझे बताया गया है कि वहां असम्भव से असम्भव माने जाने वाले रोग तथा मरणासन्न रोगी भी आहार, निश्चित दिनचर्या व सामान्य प्राकृतिक उपचार के द्वारा केवल प्रार्थना और आत्मविश्वास के द्वारा स्वस्थ किये जाते हैं। गले के कैंसर, ब्लड कैंसर, गैंगरीन, हृदय की तीनों आर्टरीज़ 96 प्रतिशत ख़राब स्थिति में आश्चर्यजनक

रूप से निर्मूल कर रोगियों को नया जीवनदान दिया गया है। उन सबके पूरे रिकार्ड्स वहां संगृहीत हैं।

जिस शरीर में जितनी उन्नत, दृढ़ और जाग्रत आत्मा का निवास होगा, वह शरीर उतना ही शीघ्र स्वास्थ्य-लाभ, सुख और सफलताएं प्राप्त करेगा। आत्मशक्ति की प्रबलता के कारण ही (चाहे वह स्त्री हो या पुरुष) रोगी भयंकर रोग से छुटकारा पा लेता है। बस, उसे उसकी सोई हुई आत्मशक्ति का पुनःस्मरण दिलाना ही पर्याप्त होता है।

सन्तुलित आहार

आधुनिक चिकित्सकों ने सन्तुलित आहार के नाम पर एक बड़ा भारी पाखण्ड फैला रखा है। मैंने देखा है कि हृदयरोगी, रक्ताल्पता के मरीज़ और पेट के मरीज़ों के लिए अनेक बड़े डॉक्टरों के छपे हुए डाइट प्रेस्क्रिप्शन दिये जाते हैं कि उन्हें नाश्ते, दोपहर के व रात्रि के भोजन में कौन-कौन-सी और कितनी मात्रा में वस्तुएं खानी हैं। इसके पहले आधुनिक चिकित्सा बताया करती थी कि आदर्श भोजन में कितना प्रोटीन, कार्बोहाईड्रेट, विटामिन, फ़ैट आदि होना चाहिये। इन सबके बावजूद भी आम आदमी पहले से भी बदतर स्वास्थ्य वाला, थका-मांदा और कमज़ोर या काफ़ी मोटा हो गया।

भारतीय योग विद्या ने सन्तुलित आहार की परिभाषा कुछ दूसरी ही निर्धारित की थी। योग का कहना है—"आपको अपनी परिस्थितियों के अनुसार, जो भी भोजन उपलब्ध होता है, उसे ही प्रेमपूर्वक ख़ूब चबा-चबाकर, थूक से गीला हो जाने पर ही निगलिये। स्मरण रखिये, ज्यों ही आपका आधा पेट भर जाये, ठोस आहार लेना बन्द कर दीजिये। शेष भाग में दाल का पानी, मठा, दूध जैसा कोई भी तरल पदार्थ पीकर एक-चौथाई पेट और भरिये। अन्तिम एक-चौथाई भाग पाचन-क्रिया के लिए ख़ाली रहने दीजिये।"

शरीर के समुचित विकास और पोषण के लिए योग ने शायद भारत की ग़रीबी और अनुपलब्धता को ध्यान में रखकर ही भोजन के सन्तुलित तत्त्वों की सहज प्राप्ति की यह अनुपम विधि आविष्कृत की थी। स्थानीय फल, हरी पत्तियों वाली समस्त खाद्य पत्तियों की सलाद अथवा अधपकी भाजी, रसेदार तथा ख़ूब उबला शाक, भिगोये गये साबुत अन्न के (गेहूं, चना, मूगफली, मूंग, उड़द, मसूर या मकई में से जो भी उपलब्ध हो) अंकुरित दाने, चोकर सहित मोटे व हाथ से पिसे आटे की रोटियां—इन सबका मिला-जुला भोजन इतना पौष्टिक होता है कि इसके सामने क़ीमती-से-क़ीमती भोजन भी हेय है।

भोजन जीवन के लिए हो, न कि जीवन भोजन के लिए। इस विश्व के

अविकसित और विकासशील देशों में उतने लोग भूख से नहीं मरते, जितने अधिक या अनाप-शनाप खाकर मरते हैं। सम्पन्न लोग शरीर की संभाल के लिए शायद ही खाते हों। इनका खाना-पीना ऐसा ही अधिक होता है, जो इन्हें हमेशा डॉक्टर और दवाओं का आश्रित बनाये रखे और एक दिन वही भोजन और पेय उन्हें मृत्यु के मुंह में पहुंचा दे।

अतः भारतीय योग ने संयम पर ज़ोर दिया है। अपने आपको और अपनी चटोरी जीभ को संयम का महत्त्व समझाइये। स्वाद से मुक्त होइये। स्वाद को अपनी दासता में रखिये। प्रत्येक भोजन के बीच में कम-से-कम आठ घण्टे का अन्तर रखिये। स्निग्ध पदार्थों में तले गये भोजन के पोषक तत्त्व नष्ट हो जाते हैं। मिर्च-मसालों की अधिकता आंतों में दाह उत्पन्न कर छाले और अल्सर पैदा करती है। मादक पदार्थ खाना या पीना स्वास्थ्य के लिए घातक है, क्योंकि इनके उपयोग से आदमी निंदासा (अर्धसुप्त) और अर्द्धविक्षिप्त जैसा आचरण करता है। आमाशय, आंतें, लीवर तथा पाचन रस भी मादकता की अम्लता और तीक्ष्णता से ज़ख्मी हो जाते हैं। अतः आपके भोजन तथा पेय के रूप में ऐसी वस्तुएं एकदम वर्जित हैं।

सम्यक् श्रम

यह युग 'रेडीमेड' का युग है। हज़ारों मील की बीहड़ से बीहड़ मार्गों की भी यात्रा क्यों न हो, न कोई जोखिम और न किसी श्रम की आवश्यकता पड़ेगी। यातायात के इतने विपुल साधन मौजूद हैं। कपड़े चाहिए, बाज़ार में एक से बढ़कर एक नया फ़ैशन और ऊंचे से लेकर एकदम नीची क्वालिटी के कपड़े सस्ते दाम पर रेडीमेड की दूकानों में अंटे पड़े हैं। भोजन करना है, क़दम-क़दम पर होटलों और रेस्तराओं की भरमार है। मनमाना, सुस्वादु भोजन मिनटों में ही आपके सम्मुख पेश है। आराम के साधन, मनोरंजन के साधन, शादी कराने वाली एजेंसियां, बच्चे दिलाने वाली एजेंसियां, भगवान् की पूजा कराने वाली एजेंसियां सब कुछ रेडीमेड ही मिलेगा। क्या आप अस्वस्थ हैं, घबराइये मत, यदि अस्पताल दूर है, तो डॉक्टर स्वयं आपकी सेवा में हाज़िर हो जायेगा। डॉक्टर न भी मिले, तो क्या हर्ज है? डग-डग पर खुले मेडीकल स्टोर्स हर रोगी को रेडीमेड, अक्सीर लाभ वाली दवाएं आपकी सेवा में तत्काल ही प्रस्तुत कर देंगे। किसी से ज़रूरी बात करनी है, अरे, तो जाते कहां हैं? श्रम मत कीजिये, फ़ोन उठाइये, डायल घुमाइये, यहीं बात हो जायेगी। अब तो सिनेमा जाने, मैच देखने, उत्सव-समारोह देखने जाने की ज़हमत भी उठाने की ज़रूरत नहीं। बस, टी.वी. का बटन घुमाइये और शान से बिस्तर पर लेटे-लेटे ही मज़ा लीजिये। यदि किसी भी प्रकार की

कमज़ोरी महसूस करते हैं तो घबराने की ज़रा भी ज़रूरत नहीं। हर प्रकार की शक्तिवर्धक दवाएं, विटामिन के कैप्सूल्स और टॉनिक रेडीमेड ही मिलेंगे।

नवाबों, राजाओं और अमीरों के पुराने ज़माने के ऐशो-आराम और आपके इस ऐशो-आराम के सामने भगवान् भी देवताओं के लिए स्वर्ग में कुछ नहीं जुटा पाया। कुछ करने की ज़रूरत नहीं, कहीं जाने की झंझट नहीं, किसी से भीख मांगने की ज़रूरत नहीं। अब तो आप देवों के भी देव हैं। भगवान् से भी महान् हैं। सिर्फ़ एक दुःख आपके मन को ज़रूर कचोटता होगा। वह यह कि आप सारे सुख-साधन होने पर भी इनका पूरा-पूरा लुत्फ़ नहीं उठा पाते! आये दिन बाधाएं, आये दिन कमज़ोरी, अनचाही और असमय मृत्यु!

कैसे अभागे हैं आप! कितने दुःख और कातरता से भरता जा रहा है आपका जीवन ! क्या कभी आपने इसके कारण ढूंढ़ने का प्रयास किया है?

साधनों और सुविधाओं ने श्रम से बचने का मार्ग सुझाया है। शरीर को केवल हवा, पानी व भोजन की पूर्ति पर ही पुष्ट और सक्रिय नहीं रखा जा सकता। इसे चाहिये श्रम। श्रम से मिलेगी जीवन क्रिया को गति। गति ही शरीर का पोषण और विसर्जन कार्य सम्पन्न करेगी। सम्यक् पोषण और विसर्जन ही शरीर के विकास, पुष्टि और उत्साह के लिए नये-नये कोश, सैल्स, रक्त व ताप आदि का नवनिर्माण करता है। यह अन्दरूनी नवनिर्माण और निरन्तर सृजन कार्य ही आपके जीवन की अवधि और उत्तम स्वास्थ्य को नियमित करता है। इसके अभाव में सब कुछ ठप्प हो जाता है।

भला बताइये कि किसे सफलता, स्वास्थ्य और शक्ति अर्जित करने की महत्त्वाकांक्षा नहीं है? परन्तु आलसी, संकल्पहीन व कायर लोग अपनी नपुंसकता के कारण इन्हें कभी प्राप्त नहीं कर पाते। आज के कार्य को कल पर टालने व तरह-तरह के बहाने खोजने वाले ही तो बीमार, निःशक्त और हर क्षेत्र में असफल लोग हैं। जाति, कुल, रंग व सम्पत्ति, सब कुछ होते हुए भी कुछ भी इनके किसी काम नहीं आता।

कुछ लोग बौद्धिक कार्यों और अर्थोपार्जन में इतने अधिक व्यस्त रहते हैं कि शारीरिक श्रम को ग़ैरज़रूरी मानकर उसकी बिलकुल ही उपेक्षा कर देते हैं। जब उन्हें अपनी शारीरिक अक्षमता का आभास होता है, जब बुलवर्कर अथवा स्लिम एण्ड ट्रिम जैसे उपकरणों के कारण उनकी जीवनी शक्ति और आत्मविश्वास चुक जाता है, तब ईश्वर और डॉक्टरों को कोसते हुए वे रो-रो कर जीवन बिताते हैं।

कुछ अति बुद्धिवादी श्रम तथा व्यायाम के विरुद्ध तर्क देकर यह सिद्ध करने का प्रयास करते हैं कि पहलवानी करने वालों की बुद्धि मोटी और भौंडी हो जाती

है। स्वस्थ और सुगठित शरीर के अन्दर ही स्वस्थ रक्त बहता है। वही रक्त मस्तिष्क को भी पोषण और स्वास्थ्य प्रदान कर सकेगा। अकेला मस्तिष्क, स्वस्थ शरीर के बिना भला कैसे स्वस्थ रह सकता है? कमज़ोर शरीर का रक्त क्या मस्तिष्क को कमज़ोर न करेगा?

मैं आपको योगासनों के माध्यम से शरीर के सभी अंगों-प्रत्यंगों का व्यायाम देकर सक्षम और स्वस्थ शरीर का स्वामी बनता हुआ देखना चाहता हूं। आप अपने दैनिक कार्यों की आवश्यकतानुसार शरीर के कुछ ही अंगों से श्रम करते हैं। आपके शेष अंग निष्क्रिय व गतिहीन रहते हैं। फलस्वरूप ऐसे गतिहीन अंगों की हड्डियां और मांसपेशियां निर्जीव-सी होने लगती हैं। धीरे-धीरे इनके जोड़ों के घूमने-मुड़ने की सीमा बहुत थोड़ी रह जाती है। ऐसे अंगों में रक्त के साथ बहकर आने वाला मैल रुककर जमने लगता है और उनमें दर्द, सूजन व गठिया आदि रोग पनपने लगते हैं।

योगासन, वह भी थोड़ा-थोड़ा ही (जो थकाये नहीं) श्रेष्ठ व्यायाम है। शरीर के सभी अंगों को घुमाने-मोड़ने, फैलाने-सिकोड़ने वाले कुछ आसन सीख लें। प्रतिदिन 20 से 30 मिनट के योगासन और प्राणायाम कर लें। बस, चौबीस घण्टों तक आपका शरीर स्वस्थ और सक्षम रहेगा। पेशियों के दबने-खिंचने, घुमाने-मोड़ने से अपने आप मालिश भी हो जाती है। यही सम्यक् व्यायाम है, जो शरीर को न तो निष्क्रिय होने दे और न ही थकाये।

सम्यक् विश्राम

आलस्य और निष्क्रियता से बचने के लिए श्रम और व्यायाम जितना आवश्यक है, उससे अधिक आवश्यक है कि थकान ज्ञात होते ही विश्राम अवश्य किया जाये। जो विश्राम के बाद श्रम और श्रम के बाद विश्राम अवश्य करता है, वह कभी बीमार नहीं पड़ता। उसके शरीर में अन्दरूनी जैविक क्रिया बहुत सन्तुलित और सक्षम रूप में पूर्ण होती रहती है। विश्राम के भी कई प्रकार हैं।

विश्राम के प्रकार और विधियां जानने के पहले थकावटों के बारे में जान लेना अधिक आवश्यक है। थकावट, ऊबना, नींद आना अथवा हाथ-पैरों या मस्तिष्क की एकाग्रता समाप्त होकर उनमें निष्क्रियता आ जाना, झुंझलाहट होना आदि अनेक प्रकार की थकावटें हैं। थकावट से बचना या थकावट के बाद उसका उपचार करना ही विश्राम है।

आजकल आधुनिक यन्त्रों, वाहनों व कार्यों की भागती-दौड़ती ज़िन्दगी में हर आदमी अपने आपको काफ़ी थका हुआ महसूस करता है। इस थकान व एकरसता से ऊबकर मनोरंजन, नशा, खेल-कूद व विश्राम का सहारा लेने पर भी ताज़गी

या उत्साह नहीं मिलता; तब आदमी डॉक्टर और टॉनिक की शरण में जाता है। फिर भी बात ठीक तरह से न बन पाने की शिकायत उसे बनी ही रहती है। गहरी नींद या नींद के बाद का ताज़ापन पाने की छटपटाहट बढ़ती ही जाती है।

पहले लोग कड़ा श्रम करने व खूब चलने पर ही थकते थे, परन्तु अब तो आदमी बैठे-बैठे ही बुरी तरह थकने लगा है। निठल्ले लोगों की थकान की तो बात ही मत पूछिये। बैठे-बैठे आराम से लम्बा सफ़र करने के बाद की थकान स्वास्थ्य को भी प्रभावित करने लगी है। आराम से बैठे या लेटे हुए मनोरंजक पुस्तक पढ़ रहे हैं या टी.वी. देख रहे हैं, फिर भी थोड़ी देर बाद भयंकर थकान महसूस करते हैं। सोने के बाद भी आदमी थका हुआ-सा उठे, तब तो थकान का वैज्ञानिक ढंग से अध्ययन करने की ज़रूरत महसूस होती है।

आज का आम आदमी न तो स्वास्थ्य विज्ञान की दृष्टि रखता है और न ही उसकी जानकारी। उसकी सोसाइटी में प्रचलित थकान मिटाने के तरीक़े ही आम लोगों की भी मान्यता बन जाते हैं। अत: ऐसे लोग अपनी मानसिक और शारीरिक थकावट दूर करने के लिए कड़क चाय, सिगरेट, गांजा, भांग, तेज़ कॉफ़ी, तम्बाखू, शराब या तरह-तरह के ड्रिंक्स (पेय) व ड्रग्स आदि पीने में ज़्यादा रस लेते हैं। कुछ सम्पन्न लोग तो इन उत्तेजक पदार्थों के अलावा कुछ टॉनिक आदि भी नियमित रूप से लेते रहते हैं। पाया गया है कि इन उपायों से भी कुछ समय तक थकान को भुलाया जा सकता है; परन्तु इसके कुप्रभाव शीघ्र ही स्वास्थ्य पर दिखने लगते हैं। ऐसे व्यक्ति असमय ही अशक्त और अस्वस्थ हो जाते हैं।

चिकित्सकों का कहना है कि शारीरिक व मानसिक कारणों से थकावट के अलावा शरीर में कुछ रोग भी थकावट के कारण बनते हैं; जैसे मानसिक अस्थिरता, नेत्रों की कमज़ोरी, क़ब्ज़, रक्ताल्पता, सिर में रक्ताधिक्य, हस्तमैथुन, स्वप्नदोष, अनियमित मासिक स्राव या थायराइड से निकलने वाले हारमोन्स में कमी होना आदि। कभी-कभी कुछ आदतें भी थकान का कारण बन जाती हैं; जैसे असन्तुलित अथवा अनियमित समय पर भोजन करना, एक साथ अनेक कामों को निपटाने का प्रयास, कामुकता और कामवासना का चिन्तन, उत्तेजक या अत्यन्त गरम पेयों का सेवन करना आदि आदतें बिना श्रम के ही मनुष्य को थका सकती हैं।

मनोवैज्ञानिकों का कथन है कि जब आदमी कोई ऐसा काम कर रहा हो, जिसे बार-बार ज्यों का त्यों दोहराना ज़रूरी हो, तो आदमी 'बोर' हो जाता है, ऊब जाता है। ऊबना भी मानसिक थकान का ही लक्षण है। यदि वह कार्य मन को अरुचिकर और अप्रिय है, तो बोरियत भी बड़ी सघन होती है। ऐसे में उस थके

हुए आदमी को जमुहाइयां आना, शरीर को अशक्त अनुभव करना, नींद आ जाना आदि लक्षण प्रकट होते हैं। यह चेतन मन के पलायन से होता है। अधूरे मन से किये जाने वाले सभी कार्य शरीर और मन को थका देते हैं। ऐसे थके मन के लोग चाहे जितनी देर बिस्तर पर आराम कर लें, उनकी पूरी थकान जाती ही नहीं। सुबह उठने पर भी उन्हें सिरदर्द, बदनदर्द, डिप्रेशन, अनमनापन आदि थकान का आभास होता रहता है।

अनिच्छा या अधूरे मन से या किसी विशेष मजबूरी से किये गये कार्य तो मानसिक थकान लाते ही हैं, शारीरिक क्षमता से अधिक, बीमारी की हालत में, वृद्धावस्था में ग्रन्थियों से निकलने वाले हारमोन्स की कमी या अधिकता से भी, अनियमित, असन्तुलित और अव्यवस्थित जीवन भी मानसिक थकान उत्पन्न करता है। अतः इन कारणों को नियन्त्रित अवश्य करें।

शरीर वैज्ञानिकों का निष्कर्ष है—जब हम लगातार कई घण्टों तक अथवा अपने शरीर की सामर्थ्य से भी अधिक क्षमता का कार्य करते हैं तो हमारे कार्य की गति मन्द होने लगती है। हमारे शरीर के संचालन में रुकावट आने लगती है। ज्यों-ज्यों शारीरिक सामर्थ्य में कमी बढ़ती जाती है, त्यों-त्यों हमें थकान बढ़ती जाती है।

जब हम अपने शरीर के कुछ अंगों से उनकी क्षमता से भी अधिक श्रम कराते हैं तब उन अंगों का रक्तप्रवाह जीवन तत्त्वों के विरुद्ध, दुग्धाम्ल (लेक्टेड एसिड) नामक विषैला द्रव्य उत्पन्न करने लगता है। वैसे इस विषैले तत्त्व को नष्ट करने वाले हारमोन्स हमारे शरीर के एड्रीनल ग्लैण्ड से निकल कर इसे निष्क्रिय बनाने का भरपूर प्रयास करते हैं। फिर शरीर की क्षमता से भी अधिक श्रम से उत्पन्न दुग्धाम्ल इतना अधिक बढ़ने लगता है कि हमारे उस अंग अथवा अधिक सक्रिय अंग की मांसपेशियां शिथिल होने लगती हैं। यदि यह स्थानीय थकान अधिक बढ़ जाये अथवा उस अंग में दुग्धाम्ल की मात्रा अत्यधिक हो जाये, तो वह अंग पक्षाघात से ग्रस्त हो जायेगा।

श्रम और विश्राम का सन्तुलन ही योग है। अतः शारीरिक व्यायाम और विश्राम की जितनी अच्छी पद्धति योगासन में विकसित की गयी है, उतनी किसी अन्य पैथी द्वारा विकसित नहीं की गयी। शारीरिक शिथिलता और निष्क्रियता दूर करने के लिए योगासन कीजिये, लेकिन जितना बने उससे ज़्यादा कदापि न कीजिये। ज़रा-सी भी थकान आने पर तत्काल शवासन द्वारा विश्राम कर लीजिये। बस, रोग आपके पास भी न फटकेंगे।

महात्मा गांधी काम के बीच मिले 5 या 10 मिनट क्षणिक समय को भी पूर्ण विश्रान्ति के रूप में उपयोग करना जानते थे। थकान मिटाने के लिए पीठ के बल लेट जाइये। हाथ-पैर व सिर और सभी अंगों को इतना शिथिल और निष्क्रिय

छोड़ दीजिये जैसे कि वे निर्जीव हों। इन क्षणों में सांस पर ध्यान केन्द्रित करें, उसे पेट के अन्दर तक जाते हुए तथा पेट में से लौटते हुए देखिये। मन में कोई अन्य विचार मत आने दीजिये। कम-से-कम समय में अधिक- से-अधिक विश्राम करने व असमय आयी हुई थकान मिटाने का यह नायाब तरीका आज़माइये।

प्रकृति ने अपनी कृतियों की रक्षा और विकास करने के लिए दिन को दो भागों में विभाजित कर रखा है। दिन का प्रकाश काम करने के लिए और रात का अंधेरा विश्राम के लिए। ठंड की सुखद रातें लम्बी तथा गरमी की उमस-भरी रातें छोटी बनायी गयी हैं; परन्तु वैज्ञानिक आविष्कारों ने रात के अंधेरे को विद्युत् के चमकते उजाले से दिन के समान ही सुखद कर दिया है। सिनेमा, टी.वी., रात्रि क्लब, आमोद-प्रमोद ने आराम हराम करने के सारे सामान जुटा दिये हैं। कवि सम्मेलन, नाटक-नौटंकी आदि ने पूरी रात का कबाड़ा करने का जिहाद ही उठा लिया है। प्रकृति के क्रम को मनुष्य ने उलट ही दिया है।

दिन-भर की दौड़-धूप, कामों का बोझ, हल्ला-गुल्ला, मानसिक तनाव आदि मिले-जुले कारणों से व्यस्त आदमी का पोर-पोर थक जाता है। सारे शरीर की मांसपेशियां तनावग्रस्त होकर थकान का आभास देने लगती हैं। माना कि मनोरंजन के द्वारा मानसिक तनाव एक हद तक कम हो जायेगा, परन्तु सोचिये कि दो-दो बजे रात तक सिर्फ़ मनोरंजन के लिए जागकर क्या आप अपने शरीर के साथ न्याय कर रहे हैं? कदापि नहीं, यह तो एक भयंकर अन्याय है, अपने आप से दुश्मनी है, स्वास्थ्य को चौपट करना है।

रात बनी है विश्राम के लिए। गहरी नींद के सिवाय विश्राम का और कोई विकल्प है ही नहीं। गहरी नींद ही आपके शरीर की क्लान्ति और मन की थकान को मिटाने का अचूक उपाय है। सिनेमा, क्लब, ताश आदि मनोरंजन नहीं है। यह तो आपकी शान, दौलत और पद का दिखावा है। इतनी रात गये तक मनोरंजन करने वाले रईसज़ादे दिन के दस बजे तक सोये पड़े रहते हैं। इससे आपके शरीर की थकान कभी न मिटेगी, बल्कि सुबह उठने पर सिर दुखेगा, चकरायेगा और थकान आपकी पोर-पोर में समाकर आपको अलसाया हुआ प्रभात ही दे पायेगी।

नींद का विज्ञान

विज्ञान ने नींद पर, नींद के सही समय पर, कुल नींद की अवधि पर तथा नींद के स्तरों पर शोध की है। वैज्ञानिकों ने निष्कर्ष निकाला है—

(1) शरीर पूरी तरह शिथिल हो, सांस की गति धीमी हो चुकी हो, सारी ज्ञानेन्द्रियां अपना कार्य बन्द कर पूर्ण विश्राम में चली गयी हों, मस्तिष्क में कोई

चिन्तन, विचार या दृश्य न आ रहा हो—शरीर की यह स्थिति ही नींद है। नींद बेहोशी से भिन्न है।

(2) नींद आने का श्रेष्ठ समय क्या हो, इस पर विज्ञान की शोध का निष्कर्ष है कि रात्रि को दस बजे से चार बजे तक का समय सर्वोत्तम है। मानव शरीर की प्रकृति है कि यदि वह इन छः घण्टों का उपयोग सोने के लिए करे, तो उसे जो ताज़गी, स्फूर्ति और विश्राम मिलेगा, वह बेमिसाल होगा। इस बीच ली गयी नींद की गणना अन्य अवसरों के बारह घण्टों के बराबर होगी।

रात्रि को बारह बजे के पूर्व के दो घण्टों की नींद, बारह बजे के बाद सोने वालों के पांच घण्टों की नींद के बराबर विश्रामदायी होगी। रात्रि को तीन बजे के बाद के तीन घण्टों के बराबर विश्राम बारह बजे से पहले के एक घण्टे में ही लिया जा सकता है।

(3) कुल नींद की अवधि कितनी हो, इस तथ्य पर निर्णय लेना आसान नहीं है, क्योंकि अलग-अलग आयु वालों का शरीर अलग-अलग अवधि की नींद चाहता है; जैसे—

(अ) नवजात शिशु के लिए चूंकि उसके शरीर का निर्माण और विकास तीव्रता से घटित होना है, चौबीस घण्टे नींद में ही गुज़ारना हितकर है। ज्यों-ज्यों उसके शरीर का निर्माण-कार्य पूरा होता जाता है, उसकी नींद स्वतः ही घटती जाती है। लगभग एक वर्ष की आयु होने पर मस्तिष्क का निर्माण भी पूर्ण हो जाता है। उसके सिर का तालू अपने पिलपिलेपन से ठोस हो जाता है। यहां से वह शिशु अपने जीवनकाल में घटने वाली घटनाओं को स्मरण रखने योग्य हो जाता है। तब उसकी नींद भी घटकर बारह घण्टे की ही रह जाती है।

(ब) बालक दस वर्ष की आयु तक दस घण्टे की नींद चाहता है। किशोर वय का बालक आठ घण्टे में पूरा विश्राम पा लेता है। विश्राम की यह अवधि मामूली हेर-फेर के साथ पैंतीस वर्ष तक की आयु वालों के लिए आवश्यक मानी जाती है।

(स) आयु बढ़ने के साथ-साथ नींद भी घटती जाती है। अधेड़ आयु वाले व्यक्ति सिर्फ़ छह घण्टे सोकर भी पूरा विश्राम कर लेते हैं। बूढ़े लोगों को नींद बहुत ही कम आती है। सिर्फ़ तीन या चार घण्टे से ज़्यादा की नींद लेना उन्हें कठिन जान पड़ता है। इसका सीधा अर्थ यह हुआ कि उनके शरीर के जो कोश (सैल्स) मरते जाते हैं, उनके स्थान पर नये सैल्स बनना बन्द हो जाते हैं। अतः अब उन्हें नींद की आवश्यकता ही नहीं रह जाती।

(4) अमेरिका के वैज्ञानिकों ने सोते हुए हज़ारों लोगों पर प्रयोग कर नींद के स्तरों की गहन खोज की है। सोये हुए व्यक्ति के मस्तिष्क की हलचल जानने के

लिए उन्होंने एक यन्त्र भी बनाया है। उनका अध्ययन है कि व्यक्ति अधिक गहरी नींद में ख़र्राटे लेता है। नींद में जब स्वप्न आते हैं, तब नींद अपेक्षाकृत हलकी हो जाती है। सोने के कुछ देर बाद तक तथा सोकर उठने के कुछ समय पहले नींद सामान्य विश्राम (शारीरिक शिथिलता मात्र) के समान ही रहती है।

प्रत्येक व्यक्ति जब वह घोर निद्रा में हो (ऐसा क्षण पूरी नींद की अवधि में मात्र दस मिनट का ही होता है), तब यन्त्र पर उसके मस्तिष्क का कोई चित्र अंकित नहीं होता। नींद का यह शून्य काल ही मानव के विश्राम का सही समय है। यह अवधि ही सार्थक है।

गहन योग का कथन है कि नींद का शून्य काल ही वह क्षण है जिसमें मनुष्य की जैविक घड़ी Recharge होती है, पुनः आवेशित होती है। इस क्षण में वह मनुष्य इस विशालतम सृष्टि में व्याप्त प्राण तत्त्व से एकाकार होकर आगामी चौबीस घण्टों के लिए प्राणवान् बनता है। जो लोग शवासन और योगनिद्रा का गहन अभ्यास कर लेते हैं, वे इच्छित समय पर ही इस शून्य काल को प्राप्त करने में सिद्धहस्त हो जाते हैं।

लम्बे सफ़र में थकान बहुत हानिकारक सिद्ध होती है। विशेषतः बस, ट्रक या ट्रेन ड्राइवर की ऐसी थकान तो अनेक लोगों के प्राण भी संकट में डाल सकती है। हंगरी के वैज्ञानिकों ने थकानमापी यन्त्र आविष्कृत किया है, जो वाहन-चालकों की थकान बढ़ने पर उन्हें चेतावनी दे देता है। वाहनचालकों के शारीरिक अवयवों में घातक थकान आने के पूर्व ही इस थकानमापी यन्त्र का अलार्म बजने लगता है। यदि वाहनचालक इतने पर भी विश्राम के लिए नहीं रुकता, तो एक निश्चित सीमा तक थकान पहुंच जाने पर, यन्त्र में लगी ख़तरे की लाल बत्ती जल उठती है। ऐसी स्थिति आने के पहले ही चालक को वाहन रोककर वांछित विश्राम अवश्य कर लेना चाहिये, ताकि सम्भावित दुर्घटनाओं से बचा जा सके।

जो नींद का विज्ञान नहीं जानते अथवा शरीर पर उतरती हुई नींद की पुकार को अनसुना करते रहते हैं, उनके बारे में मनोवैज्ञानिकों का कहना है कि नींद उनकी आंखों से दूर भाग जाती है। जब नींद दूर भागती है, तो सिर पर एक बोझ-सा छोड़ जाती है। यह बोझ ही सिरदर्द, मानसिक तनाव और चिड़चिड़ापन पैदा करता है। ऐसे चिड़चिड़े व तनावग्रस्त मस्तिष्क में शरीर की अन्दरूनी क्रियाओं को सम्पन्न कराने के आदेश देने की क्षमता कम हो जाती है। फलस्वरूप सबसे पहले पाचन क्रिया प्रभावित होती है। फिर विसर्जन क्रिया अस्त-व्यस्त होती है। बस, आदमी क़ब्ज़ियत, गैस बनना व भूख में अरुचि आदि का मरीज़ हो जाता है। स्वस्थ रहना है, सक्रिय बने रहना है, हर क्षेत्र में सफल होना चाहते हैं, तो शरीर के थकने पर विश्राम और नींद की पुकार को अनसुना न करें।

स्वार्थी नहीं, समाजसेवक बनें

आधुनिक जीवन-व्यवस्था ने, धन कमाने की बेइन्तिहा चाह ने, धन और पद के झूठे घमण्ड ने आदमी को हद दर्जे का स्वार्थी बना दिया है। दूसरों के दुःख-दर्द में शामिल होना, ज़रूरत या मुसीबत आने पर उन्हें ढाढ़स बंधाना तो आधुनिक सभ्यता में शान के ख़िलाफ़ माना जाता है। अपने से ग़रीब, नीची जाति का अथवा कम ओहदे वाला आदमी यदि परेशान है तो बड़े आदमी के पास हमदर्दी के दो बोल भी नहीं होते।

आदमी इतना मूर्ख और नासमझ तो नहीं है कि उसे बार-बार समझाया जाये। यह रूप-रंग, जिस्मानी ताक़त, धन-दौलत, पद-ओहदा जो आज है, वह कल नहीं रहेगा। जिसके पास आज नहीं है, कौन जानता है कि कल उसके पास और क्या-क्या नहीं रहेगा। ईश्वर न करे कि आपको भी उस नाचीज़ के सामने कल गिड़गिड़ाने की नौबत आ जाये। अतः आज के अपने मालिकाना हक़ पर इतना न इतराइये कि कल पछताना पड़ जाये। आप इस सृष्टि में किसी भी चीज़ के सिर्फ़ अस्थायी रखवाले बनकर आये हैं। मालकियत की ज़िम्मेदारी और ठेकेदारी यदि आपने अपनी मर्ज़ी से ही ओढ़ ली है तो तनावग्रस्त व अपमानित बनकर ही अपनी अवधि (आयु) अपने आप कम पर लेने के उत्तरदायी होंगे।

स्वस्थ शरीर और स्वस्थ मन बनाये रखने के लिए धार्मिक व सामाजिक कार्यों में शामिल होते रहना चाहिये। दूसरों की भलाई करने का अवसर कभी हाथ से नहीं जाने देना चाहिये। विवादास्पद और व्यर्थ की लड़ाई-झगड़े के अवसरों को बड़ी सफ़ाई और कुशलता से टालते रहिये। अच्छे और उत्तम विचार रखिये। आप जहां भी जायें, जिनके बीच में भी जायें, श्रेष्ठ विचारों और अपने अच्छे आचरण को इस प्रकार प्रदर्शित कीजिये कि दूसरे भी उसका अनुसरण करें। इस तरह व्यर्थ की चिन्ताओं और तनावों से सदैव मुक्त रहकर औरों के लिए प्रेरणाप्रद बनें।

आप केवल अपने धन, पद, स्वास्थ्य व सम्मान की चिन्ता में दूसरों से अपने सम्बन्ध मत बिगाड़िये; बल्कि उनकी इन्हीं चीज़ों में वृद्धि में उनका सहयोग कीजिये। यही वास्तविक समाजसेवा है, राष्ट्रसेवा है, मानव धर्म है। यदि आपके आस-पास का मानव समाज स्वस्थ, सुखी, सम्पन्न और सम्मानित होता रहेगा तो आप भी प्रसन्न और सुखी रहेंगे।

सादा जीवन, उच्च विचार

यह एक प्राकृतिक नियम है कि आप विलासितापूर्ण जीवन तथा कुत्सित

विचारों से जितनी दूर रहेंगे, उतने ही अधिक स्वस्थ और सम्पन्न होते जायेंगे। शरीर का रोम-रोम आपके ढीले-ढाले, स्वच्छ सूती वस्त्रों से ढका रहकर ही शुद्ध वायु, धूप व नमी का पूरा-पूरा उपभोग कर सकता है। यही उत्तम स्वास्थ्य की प्राथमिक आवश्यकता है। कसे हुए और सिन्थेटिक वस्त्र आपके रोमकूपों को शुद्ध हवा से वंचित कर देते हैं। फलस्वरूप आपके शरीर का विकास और विसर्जन व्यवस्था असन्तुलित हो जाती है। आप अस्वस्थ हो जाते हैं। सादे वस्त्रों का सादे जीवन से सीधा सम्बन्ध है।

सादा जीवन में सादा भोजन, श्रमशील सादा रहन-सहन और मृदु व्यवहार, परोपकार और जन-कल्याण की भावना तथा आचरण, आत्मोन्नति व मुक्ति के विचार तथा अध्ययन-चिन्तन आदि अनेक बातें आती हैं। लोग आपका सम्मान करते हों या अपमान, आप तटस्थ ही रहें।

जिसकी इन्द्रियां भोगों और निष्क्रियता की अभ्यस्त हो जाती हैं, वे ज़रा से प्रलोभन में अपना सन्तुलन खोकर विचलित हो जाते हैं। बार-बार यही क्रिया दोहराई जाने से यह आपकी आदत बन जाती है। आदत और सामाजिक व्यवस्था में बड़ा विरोध है।

जिस प्रकार यदि किसी राजा की फ़ौज आरामतलब और निकम्मी हो जाये तो उसकी प्रजा का जीवन और राज्य संकट में फंस जाता है, ठीक उसी प्रकार जिसके शरीर की इन्द्रियां विलासी और निकम्मी हो जायेंगी, उसका स्वास्थ्य और जीवन संकट में फंस जायेगा।

सादा जीवन, उच्च विचार का सीधा अर्थ है कि मनुष्य की आध्यात्मिक चेतना और आत्मिक शक्ति सतत उन्नति की ओर प्रयत्नशील होनी चाहिये। इसके लिए साधु या संन्यासी बनना तो दिखावा है, छल है। इसके लिए एक सामान्य आचरण ही पर्याप्त है।

आपका शरीर, सम्पत्ति, स्वजन व सम्मान सब कुछ आपके पास अस्थायी धरोहर है। जिस दिन भी मृत्यु आपको पुकार लेगी, उसी क्षण, तत्काल ही यह सब, बच्चों के समान खेल-खेल में बनाये गये घरौंदों की तरह, आप स्वयं ही कुचलते हुए भाग खड़े होंगे। अतः इनसे खेलो, परन्तु इन पर इतराओ मत, इनके लिए किसी से सम्बन्ध मत बिगाड़ो। घरौंदे बनाओ, सजाओ, इनकी सुरक्षा भी करो; परन्तु इन्हें ज्यों-का-त्यों किसी को सौंपने या छोड़कर जाने में ज़रा भी मत हिचकिचाओ। यह आनन्द ही आध्यात्मिकता है। यही है सच्चा सन्तत्व।

*

कोष्ठबद्धता

कोष्ठबद्धता कितनी भयानक बला है, यह तो आप जान ही चुके हैं। इस रोग के जन्म के लिए शरीर की कौन-सी क्रियाओं की अपूर्णता ज़िम्मेदार है, इसका शरीर-विज्ञान क्या है, यह रोग कब और कैसे दबोच लेता है, इन सारी बातों की सम्पूर्ण जानकारी आपको इस अध्याय में मिलेगी। यह अध्याय हमारे प्रिय पाठक यदि बार-बार पढ़ें व पूरे मनोयोग से समझकर पढ़ें, तो वे केवल कोष्ठबद्धता ही नहीं, बल्कि और भी अनेक रोगों से बच सकते हैं। उन्हें बार-बार चिकित्सकों के पास जाने अथवा कष्ट उठाने से छुटकारा मिल सकता है।

शरीर-विज्ञान

वर्तमान सभ्यता का भयानकतम अभिशाप कोष्ठबद्धता ही है, जो न तो हमें ढंग से जीने देता है और न ही मरने देता हैं। कुढ़-कुढ़कर मरने के लिए विवश बनाने वाला यह दुष्ट रोग शहरों की नब्बे प्रतिशत आबादी को लील चुका है। दस प्रतिशत ग्रामीण भी अब इसके चंगुल में फंस चुके हैं। यह कोष्ठबद्धता ही आधुनिक प्राणलेवा रोगों में से अधिकांश को जन्म देने वाली है। मानसिक तनाव, असमय में बुढ़ापा या कमज़ोरी इसके कारण ही होता है।

हमारे शरीर को एक साथ ही अपने कई कार्य सम्पादित करने पड़ते हैं सोचना-विचारना, सही-ग़लत का निर्णय लेना, शरीर के अन्दर की क्रियाओं की देख-रेख करना आदि अनेक कार्य बेचारा मस्तिष्क ही करता है। कुछ स्वतः सम्पन्न होने वाली क्रियाएं; जैसे श्वासोच्छ्वास, मांसपेशियों का संचालन, रक्त का पूरे शरीर में परिभ्रमण, शरीर के अन्दरूनी कोशों और तन्तुओं का टूटना, उनका नवनिर्माण करना, बाह्य रोगाणुओं से संघर्ष कर उन्हें शरीर के अन्दर न बसने देना, शरीर को सक्रिय और सक्षम बनाये रखना आदि अनेक कार्य हैं। इन सभी कार्यों को सम्पादित करने के लिए शरीर को ऊर्जा (शक्ति) की आवश्यकता होती है।

शरीर के अन्दर ऊर्जा (शक्ति) के उत्पादन के लिए ही तो हमें पोषण की ज़रूरत

है। पोषण के अनेक तत्त्व तो प्रकृति स्वयं ही जुटा देती है, परन्तु भोजन उनमें एक ऐसा तत्त्व है जिसकी पूर्ति के लिए ही हमारा संसार काफ़ी फैलाव ग्रहण करता जा रहा है। जब यह भोजन हमारे शरीर द्वारा ग्रहण किया जाता है तब उसमें से सारगर्भित तत्त्वों को ग्रहण करने तथा व्यर्थ के तत्त्वों को शरीर के बाहर फेंकने के लिए ही हमारे अन्दर जैव-रासायनिक क्रिया सम्पन्न होती है। शरीर के अन्दर घटित होने वाली इस क्लिष्ट प्रक्रिया को ही चयापचय अथवा Metabolism कहा जाता है। शरीर के जिस भाग में यह क्रिया सम्पन्न होती है उसमें शरीर के अनेक अंग होते हैं। इन सबको मिलाकर ही पाचन संस्थान कहा जाता है।

पाचन संस्थान

मुंह से प्रारम्भ होकर मलद्वार तक शरीर के अनेक अवयव हैं, जिनके तालमेल से ही चयापचय क्रिया सम्भव होती है। इस (मुंह से मलद्वार तक) मार्ग को अन्तर्मार्ग कहते हैं। और भी अनेक अलग-अलग अंग तथा ग्रन्थियां इस क्रिया को पूर्ण करने में सहायक बनती हैं।

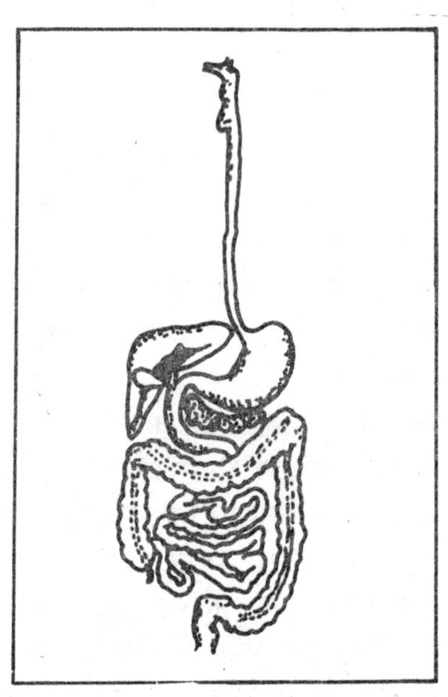

भोजन को स्वाद के अनुसार छोटे-बड़े ग्रास के रूप में हम मुख में डालते हैं। दांत उसे चबाकर इस योग्य बना देते हैं कि वह आसानी से अन्ननलिका मार्ग से उतर कर आमाशय में इकट्ठा हो सके। आमाशय इस पूरे भोजन को तब तक मथता ही रहता है जब तक कि वह पतली लुगदी की तरह एकरस न हो जाये। इस बीच कुछ ग्रन्थियां अपना-अपना रस इस लुगदी में मिलाती रहती हैं, जिससे खाया गया भोजन पचने के योग्य हो जाये। साथ ही यह लुगदी जब छोटी आंत में जाये तो भोजन के वे सार तत्त्व जो रक्त के लिए उपयोगी हों, उन्हें अवशोषित किया जा सके। छोटी आंत में भी कुछ ग्रन्थियां अपने रस इस लुगदी में मिलाकर रासायनिक क्रिया करती हैं। शरीर निर्माण और स्वास्थ्य रक्षा के लिए इस लुगदी में से अवशोषित रस अन्य विभिन्न अंगों और ग्रन्थियों द्वारा अवशोषित कर रक्त, चर्बी

व ऊर्जा आदि तत्त्वों का निर्माण किया जाता है। तब बचा हुआ जलीय अंश अवशोषित कर मूत्र मार्ग से तथा बचा हुआ भोजन का कचरा बड़ी आंत से होता हुआ मलाशय में इकट्ठा होता रहता है। अन्त में एक निश्चित मात्रा में मल एकत्र होने पर हाजत महसूस होने लगती है। हाजत का दबाव महसूस होने पर यह कचरा मल मार्ग से बाहर निकल जाता है।

इस प्रकार मुख से मलद्वार तक लगभग अट्ठाईस-तीस फ़ीट का मार्ग क़रीब अठारह से लेकर बाईस घण्टे की अवधि में तय करने के बाद भोजन मल बनकर शरीर से बाहर निकल जाता है। यह पूरा मार्ग और इसके सहयोगी अंग मिलकर ही हमारा पाचन संस्थान कहलाता है।

यदि पाचन संस्थान की किसी भी क्रिया में किसी भी प्रकार का व्यवधान पड़ता है अथवा वांछित रस, तत्त्व या ऊर्जा आदि उचित मात्रा में शरीर को नहीं मिल पाते तो शरीर अपनी नाराज़ी रोगों के द्वारा प्रकट करता है; क्योंकि पाचन के बाद बनने वाले रासायनिक तत्त्वों को ही रक्तसंचार के माध्यम से शरीर के छोटे-से-छोटे बिन्दु तक पहुंचाया जाता है, ताकि वे अपना निर्माण-कार्य जारी रख सकें।

कोशिकाएं इन पोषक तत्त्वों में से द्राक्षाशर्करा (ग्लूकोस) ग्रहण कर, श्वास क्रिया द्वारा रोकी गयी ऑक्सीजन के साथ रासायनिक संयोजन द्वारा शरीर के लिए ऊर्जा बनाती हैं।

शरीर में श्रम, रोग व दुर्घटना तथा विकासमान गतिशीलता के लिए नये जीवित तन्तुओं के नवनिर्माण हेतु आवश्यक तत्त्व प्रोटीन भी पाचन के बाद प्राप्त अन्य पोषक तत्त्वों से विलग होकर शरीर की पुनः संरचना होती है।

पाचन क्रिया के अन्त में मल विसर्जन करना शरीर का एक प्रमुख और महत्त्वपूर्ण कार्य है। यदि मल पूरी तरह बाहर न निकलेगा तो आपको अनेक प्रकार के चर्मरोग, शारीरिक दुर्गन्ध और शिथिलता का सामना करना पड़ेगा। चिकित्सकों की दवाएं तो सिर्फ़ इन बाह्य लक्षणों के लिए ही होंगी। मूल कारण तब भी अपनी उपस्थिति और नाराज़गी अनेक रोगों के द्वारा प्रकट करता रहेगा। इस तरह दवाओं और चिकित्सकों के चक्कर में ही आप अपनी आय, समय और आयु का अधिकांश भाग झोंकते-झोंकते एक दिन ईश्वर को प्यारे हो जायेंगे।

इस प्रकार की अस्वाभाविक मृत्यु और शरीर को शर्मनाक परिस्थितियों से बचाने के लिए ही पाचन संस्थान का पूर्ण ज्ञान अपने पाठकों को देना हमें उचित लगा।

मुख और लार ग्रन्थि

मुख पाचन क्रिया का पहला और सर्वोत्तम सेनापति है। इसके आदेशों का

पालन करने तथा पाचन को सुविधाजनक बनाने के लिए मुखरूपी सेनापति की फ़ौज में बत्तीस सैनिक तथा एक प्रतिहारी रहता है। सैनिकों को दांत कहा जाता है और प्रतिहारी को जीभ।

सामने के (चार ऊपर, चार नीचे) आठ दांत धारदार और पैने होते हैं। ये कड़ी वस्तुओं को काटकर छोटे-छोटे टुकड़ों में बदलते हैं। इनके आजू-बाज़ू एक-एक नुकीला और मज़बूत दांत होता है, जो कठोरतम खाद्य वस्तु को भी तोड़ने-फोड़ने में सहायक सिद्ध होता है। उसके पीछे चपटी, चौड़ी व कोरदार धरातल वाली दाढ़ों की पक्तियां होती हैं, जो प्रत्येक खाद्य वस्तु को पीसकर बारीक कर देने के लिए तत्पर होती हैं।

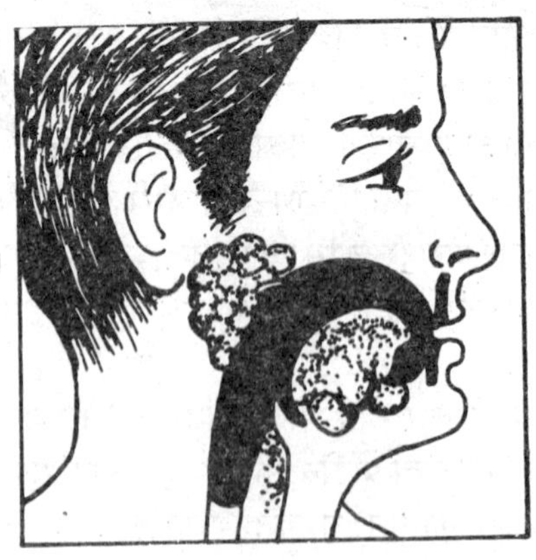

इन बत्तीस दांतों की चक्की के बीच जीभ रहती है। दांतों के द्वारा भोजन की पिसाई के समय अत्यन्त सतर्क और सावधान रहते हुए यह जीभ, कम पिसे भोज्य टुकड़ों को बार-बार इन दाढ़ों के बीच भेजती है तथा रुके हुए टुकड़ों को निकालती रहती है। जीभ की सावधानी और सतर्कता के उदाहरण सांसारिक कार्य-प्रणाली में भी दिये जाते हैं। ज़रा-सी चोट खाये बिना कुशलता और शीघ्रता से अपना काम करना जीभ से सीखिये।

जीभ के नीचे के गड्ढे में अनेक लार ग्रन्थियां होती हैं, जो प्रतिक्षण एक तरल पदार्थ बाहर फेंकती रहती हैं; इसे ही लार बहाना कहते हैं। इन लार ग्रन्थियों की तीन मण्डलियां होती हैं, जो अलग-अलग रासायनिक द्रव निकालती हैं। इस से गीला होकर, पिसा हुआ खाद्य पदार्थ सनकर, पिण्डों के रूप में परिवर्तित होता है। खाये गये भोजन में जो स्टार्चयुक्त पदार्थ होता है, वह ट्यालिन (Ptylin) नामक शर्करा में परिवर्तित होता रहता है।

सावधान रहें

मुख का कार्य पाचन की दृष्टि से प्राथमिक और अत्यन्त महत्त्वपूर्ण है। यदि भोज्य पदार्थ को मुख में पीसने के कार्य में आप भूल या जल्दबाज़ी करते हैं तो विश्व का कोई भी टानिक आपको उतनी शक्ति और उत्साह न दे सकेगा।

भोजन करते समय ज़रा भी पानी न पियें। पकाये गये पदार्थों में जल की पर्याप्त मात्रा पहले से ही मौजूद रहती है। भोजन के एक घण्टा पहले और भोजन करने के एक घण्टा बाद एक-एक गिलास पानी अवश्य पीने की आदत बना लीजिये। भोजन की समाप्ति के बाद मुंह ठीक से साफ़ करें। दांतों में फंसे अन्न के टुकड़े निकाल दें। मुंह बन्द रखकर एक-दो घूंट पानी से मुख का अच्छी तरह प्रक्षालन (धोना) कर वह जल गुटक जायें। इससे अधिक पानी न लें। तीखा, तेज़, अति गरम या मसालेदार भोजन न करें, अन्यथा उसे बिना मुंह में चबाये ही गुटकने पर मजबूर होना पड़ेगा अथवा पानी की सहायता से गुटकना पड़ेगा। लार मिले बिना गुटका गया भोजन शरीर के लिए अग्राह्य है। यह मलद्वार से सीधा बाहर फेंक दिया जायेगा। बेचारी आंतों को इनका व्यर्थ बोझ काफ़ी समय तक ढोने के लिए विवश होना पड़ेगा। फलस्वरूप आंतें कमज़ोर होंगी।

जीवन के अस्तित्व के लिए भोजन आवश्यक है। जो भोजन जीवन के लिए आवश्यक ऊर्जा का निर्माण न कर सके, जो ऊर्जा शरीर को समुचित विकास, उत्तम स्वास्थ्य और अंग संचालन की उचित क्षमता न दे सके, वह भोजन भोजन नहीं, शरीर के लिए अभिशाप है। अतः इस पूर्ति के लिए उचित भोजन उचित तरीक़े से ही ग्रहण करना चाहिये। भोजन को मुख, दांत, लारग्रन्थियों की विधिवत् क्रिया सम्पन्न होने तक चबाया जाये, ताकि वह आपके शरीर के लिए अमृत का ही कार्य करे, विष का नहीं। अतः धैर्यपूर्वक पूरी क्रिया होने दें। कम भोजन को भी अत्यन्त महत्त्वपूर्ण और पूर्ण लाभदायी बना लें।

एक अंग्रेज़ी कहावत है—"Eat to live, don't live to eat," "जीवन के संचालन के लिए ही भोजन कीजिये, केवल भोजन करते रहने के लिए जीवित मत रहिये।" सारे संसार में भूख से अथवा कम खाकर मरने वालों की संख्या नगण्य है; जबकि अधिक खाकर मरने और बीमार पड़ने वालों से यह संसार भरा हुआ है। जीवन-भर डॉक्टर की फ़ीस चुकाते रहने के लिए भोजन करने वाले मूर्खों की गिनती बढ़ती ही जा रही है।

भोजननलिका

पाचन क्रिया के मार्ग का दूसरा अंग है भोजननलिका। लगभग ढाई सेण्टीमीटर चौड़ी तथा पच्चीस सेण्टीमीटर लम्बी भोजननलिका गले से निकलकर पेट के ऊपरी भाग में स्थित आमाशय तक पहुंचती है। श्वासनलिका इसके आगे की ओर पसलियों से सटकर चलती है। श्वासनलिका के पीछे भोजननलिका चलती है। यह अन्न नली या भोजननलिका लचीली होती है। दांतों से अच्छी तरह पीसा गया लार से भीगा हुआ भोजन का गीला पिण्ड इसी भोजननलिका में प्रवेश कर,

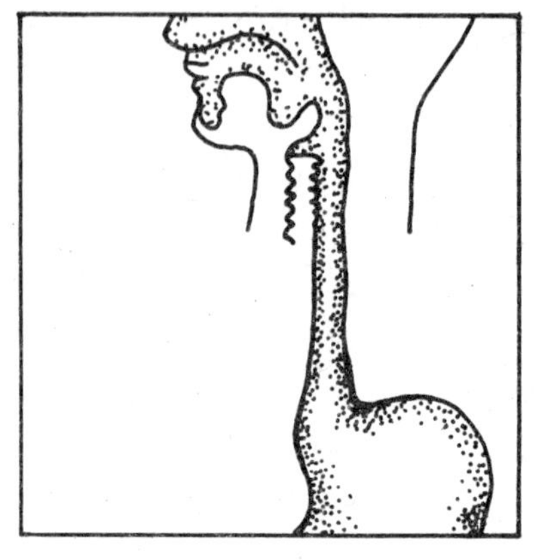

धीरे-धीरे सरकता हुआ आमाशय में जाकर इकट्ठा होता जाता है। यदि कभी चबाये गये भोजन का पिण्ड भोजननलिका की चौड़ाई से ज़्यादा भी हो तो इस नली की लचीली दीवारें फैलकर उस पिण्ड को अपने में समा लेंगी। फिर भी उसके द्वारा घेरे गये मार्ग में अवरोध के कारण ठसका-सा लगकर खांसी आने लगती है। पानी के एक-दो घूंट पी लेने से खांसी और ठसका शान्त हो जाता है।

मुंह से भी कभी-कभी श्वास ली जा सकती है। भोजन तो मुख से ही चबा कर इस नली में धकेला जाता है। अतः श्वासनलिका और भोजननलिका का एक ही द्वार होने से प्रकृति ने एक ढक्कननुमा परदे की व्यवस्था से दोनों के अलग-अलग मार्ग खुलने की विधि का उपयोग किया है। इस ढक्कननुमा पर्दे को घण्टी ढक्कन भी कहा जा सकता है। जब मुंह का भोजन अन्ननलिका में प्रविष्ट होना चाहता है तब यह ढक्कननुमा परदा श्वासनलिका के मार्ग को ढंक देता है और जब श्वास को अन्दर जाना होता है, तो यह परदा भोजननली के प्रवेश-द्वार को ढक कर अवरुद्ध कर देता है। कभी-कभी भूल-चूक भी हो जाती है और भोजन का कुछ अंश श्वासनलिका में प्रविष्ट हो जाता है। तब श्वासनलिका तत्काल खांसी का वेग पैदा कर, बलात् घुसे उस अन्न को मुंह और नाक से बाहर धकिया देती है।

वैसे तो प्रकृति ने सारी व्यवस्थाएं स्वचालित बना कर रखी हैं। फिर भी किसी दुर्घटना से एकदम इनकार नहीं किया जा सकता। यदि दुर्घटनावश अन्न का अंश श्वासनलिका में फंसा ही रह जाये, सारे प्रयासों के बाद भी बाहर न निकाला जा सके, तब श्वासनलिका का मार्ग अवरुद्ध होने से दम भी घुट सकता है। अतः शैतान की तरह हपड़-घपड़ कौर निगलने के लिए मना किया जाता है। जैसे धैर्य से काफ़ी देर तक अन्न को दांतों से पीसना ज़रूरी है, वैसे ही शान्तिपूर्वक उन ग्रासों को धीरे-धीरे निगलना भी ज़रूरी है। असावधानी कहीं जीवन की दुश्मन ही न बन जाये !

दांतों द्वारा पीसे गये, लार से भिगोकर गीले किये गये, जीभ द्वारा हिला-डुला कर भोजन के छोटे-छोटे-से पिण्ड या ग्रास बनाये जाने की इस व्यवस्था के पीछे

भी एक प्राकृतिक रहस्य छिपा है। भोजननलिका छोटी-छोटी डिबियों का एक लम्बा जोड़ है। इसमें भोजन पहुंचते ही इस मांसपेशीय नलिका में संकुचन और प्रसारण का एक सिलसिला-सा चल पड़ता है। ग्रास एक डिबिया के नीचे की ओर खुलने पर सरकता है। तब दूसरी डिबिया नीचे की ओर बन्द तथा ऊपर की ओर से खुलती है। ग्रास इसके अन्दर पहुंचते ही ऊपर का मार्ग बन्द हो जाता है तथा नीचे वाला मार्ग खुल जाता है। इसी तरह ग्रासपिण्ड एक डिबिया में खुलता-बन्द होता हुआ आगे सरकता जाता है।

आमाशय

पसलियों के नीचे पेट का ऊपरी भाग दबा है। पेट के इसी सबसे ऊपरी भाग में कुछ बायीं ओर हटकर आमाशय (Stomach) की गुब्बारेनुमा थैली स्थित है। यह थैली बायीं ओर से ऊपरी भाग में भोजननलिका से जुड़ी रहती है। इस ऊपरी भाग में इसका आकार चौड़ा रहता है। इस थैली का अन्तिम सिरा पेट के दाहिनी ओर से बढ़ता हुआ क्रमशः सँकरा होता जाता है। इस थैली की धारणक्षमता वैसे तो दो लीटर तक भोजन और पानी को समा लेने की है, परन्तु पूरी तरह भर जाने के बाद भोजन के भार से इसकी मांसपेशियों में फैलने-सिकुड़ने की क्षमता नहीं रह जाती। अतः इस थैली में एक बार में एक लीटर भोजन और पानी से अधिक सामग्री ठूंस कर आप यह क़ीमती पाचन यन्त्र बिगाड़ लेंगे तो आपकी दवाएं और डॉक्टर भोजन को भले ही गला दें, थैली की कार्यक्षमता तो कभी भी वापस न ला सकेंगे। अतः एक बार में ज़्यादा खाकर भोजनभट्ट न बनें।

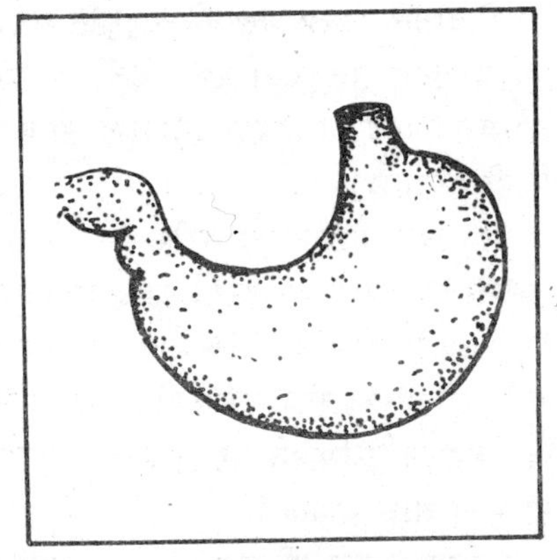

मुंह के बाद भोजन रुकने का यह दूसरा विरामस्थल या स्टेशन है। इस स्टेशन पर भोजन को बार-बार अच्छी तरह मथा जाता है। बारीक से बारीक किया जाता है, परन्तु दांतों का पिसाई वाला कार्य दांत ही कर सकते हैं। बेचारी आंत उसे केवल मिश्रित ही करेगी। भोजन को यदि बड़े-बड़े टुकड़ों में या कम पिसाई करके आमाशय में भेजा गया है तो अनेक ग्रन्थियों से निकलने वाले रासायनिक द्रव इस भोजन में ठीक से मिश्रित नहीं हो सकेंगे। भले ही आमाशय उसे कितनी

भी देर तक हिलाता-डुलाता और उछालता क्यों न रहे। फलस्वरूप भोजन पर उचित रासायनिक प्रक्रिया के न हो पाने से, आगे जाकर इस भोजन में से अपने लिए आवश्यक तत्त्वों को ग्रहण करने से शरीर वंचित रह जायेगा।

आमाशय पतली झिल्ली वाली मांसपेशियों से बनी एक बड़ी थैली है। भोजन पहुंचने पर यह गुब्बारे की तरह फूल जाती है। पूरी तरह से इसकी समस्त क्रियाओं की पूर्ति के लिए भोजन चार से पांच घण्टे तक आमाशय में रुकता है। इस पूरी अवधि में आमाशय बहुत अधिक सक्रिय और गतिशील रहता है। धीरे-धीरे यह भोजन अपने अगले पड़ाव की ओर बढ़ता है और पक्वाशय में इकट्ठा होता जाता है। जब आमाशय से भोजन पूरी तरह बाहर निकल जाता है, तब इसकी थकी हुई मांसपेशियां हवा निकले हुए गुब्बारे की तरह पिचककर कुछ देर विश्राम करती हैं। पूरी थकान मिट जाने पर, कुछ घण्टों तक लगातार ख़ाली रहने के बाद आमाशय की मांसपेशीय दीवारों में तेज़, परन्तु लयबद्ध सिकुड़न पड़ने लगती है। यह सिकुड़न की क्रिया ही पुनः भूख की सूचना देती है। बहुत अधिक समय बीतने पर तो भूख की अनुभूति मनुष्य को बेचैन बना देती है। यह बेचैनी एक-दो दिन तक बनी रह सकती है; परन्तु बहुत अधिक विलम्ब होने पर आमाशय भूख की सूचना देना बन्द भी कर देता है। ऐसा लम्बे अनशन के काल में ही होता है।

आमाशय भोजन को शरीर-निर्माण के लिए आवश्यक तत्त्व निकलने योग्य बनाता है। शरीर ऐसे तत्त्वों का अपने आप में संग्रह करके रखता है। शरीर का यह जीवनदायी संग्रह तीन माह तक उपयोग में आ सकता है। इसके बाद यदि शरीर को पोषक तत्त्व न मिलेंगे, तो वह मृत्यु को प्राप्त हो जायेगा। अतः दो-चार दिन भोजन न मिलने पर भूख से मृत्यु होना सम्भव नहीं है। अधिक खाने से ही मृत्यु शीघ्र सम्भव है।

आमाशय नाम की इस थैली में मांसपेशीय दीवारों का बाहरी आवरण बना होता है, जो भोजन पहुंचते ही स्वतः फैलाव और सिकुड़न क्रिया से आन्दोलित होने लगता है। इसके परिणामस्वरूप आमाशय में पहुंचा हुआ पदार्थ तीव्रता से मथा जाने लगता है। इसके साथ ही आमाशय की भीतरी दीवारें एक प्रकार की श्लेष्मिक झिल्ली द्वारा निर्मित और सुरक्षित रहती हैं। शरीर के अम्लीय, क्षारीय व रासायनिक द्रव भोजन में तो भली-भांति मिल सकते हैं, परन्तु आमाशय की दीवारों को इस श्लेष्मिक झिल्ली के कारण कोई क्षति नहीं पहुंचा सकते। इसी श्लेष्मिक झिल्ली में नली के आकार की लगभग साढ़े तीन करोड़ ग्रन्थियां भी होती हैं। आमाशय के भीतरी भाग की ओर खुलने वाली ये आमाशयिक ग्रन्थियां आमाशयिक रस और श्लेष्मा का निरन्तर उत्पादन करती रहती हैं। पूरे चौबीसों

घण्टे जारी रहने वाले इस द्रव का स्राव कभी बन्द नहीं होता। इस प्रकार आमाशय भी निरन्तर चलता रहने वाला कारख़ाना ही है।

इस आमाशयिक रस में रेनिन और पेप्सिन नामक दो प्रकार के ख़मीर होते हैं। रेनिन नामक ख़मीर दुग्ध पदार्थों को जमाकर उनमें से दही नामक ठोस पदार्थ अलग करने की क्रिया करता है। इस क्रिया में वह आमाशय में ही उत्पादित होने वाले हाइड्रोक्लोरिक एसिड की भी मदद लेता है। इससे भोज्य पदार्थ भुसभुसे हो जाते हैं।

आमाशय में ही पैदा होने वाला दूसरा ख़मीर पेप्सिन प्रोटीनों को घुलाकर पेप्टोन में बदल देता है। पेप्टोन बड़ी सरलता से घुलनशील होता है। यह पेप्टोन ही आगे आंतों में पहुंचकर पूरी तरह से पाचन या शरीर द्वारा ग्रहण किये जाने के योग्य हो जाता है। श्लेष्मिक झिल्ली के कारण ही इन अम्लों, क्षारों व ख़मीरों का कोई दुष्प्रभाव आमाशय पर नहीं हो पाता।

भोज्य पदार्थ में लिये गये मीठे पदार्थों की मिठास आमाशय में ही अवशोषित होकर रक्तवाहिनी नलिकाओं के द्वारा सीधे रक्त में मिल जाती है। रक्त में मिली हुई यही शर्करा कोशों तक पहुंचकर ऑक्सीजन के सहयोग से ऊर्जा में बदल जाती है।

बेचारे आमाशय में चर्बी वाले चिकने या तले पदार्थों की वसा को पचाने की शक्ति नहीं है। अतः इसे वह अन्य अपच पदार्थों के साथ पक्वाशय की ओर धकेल देता है। आमाशय में जो भी अवशिष्ट या भोजन का शेष भाग बचा रहता है, उसे चाइम कहते हैं। यह चाइम कुछ तो पक्वाशय में पचता है और कुछ आंतों द्वारा पचाया जाता है।

पक्वाशय

प्रकृति ने मानव शरीर के कुशलतम और श्रेष्ठतम निर्माण में अपनी सारी कारीगरी ख़र्च कर दी है। आमाशय में अम्लों का उत्पादन बहुत अधिक मात्रा में होता है, यह तो आप जान ही चुके हैं। आमाशय को अम्लों से होने वाली क्षति से बचाव के लिए श्लेष्मिक झिल्ली निर्मित कर उसे सुरक्षित बना दिया गया है; परन्तु यही अम्ल जब आंतों में आगे प्रवेश करता है तो उसकी सुरक्षा का क्या साधन है? अब पक्वाशय की व्यवस्था देखिये।

आमाशय और पक्वाशय जिस स्थान पर एक-दूसरे से अवशिष्ट का लेन-देन करते हैं, वहां जांच तथा नियमन अधिकारी के रूप में एक वाल्व बनाया गया है, जिसे पायलोरिक छिद्र कहा जाता है। यह वाल्व इस छिद्र से आमाशय से आने वाले अम्लीय द्रव को अत्यन्त सन्तुलित एवं थोड़ी-थोड़ी मात्रा में ही पक्वाशय

में जाने देता है, जिससे उसकी भीतरी सतह को किसी भी प्रकार की क्षति न पहुंच सके। आमाशय के पाचक रसों से सना भोजन, जो अब तक लगभग गाढ़े घोल के रूप में परिणत हो चुका होता है, उसमें से लगभग 15 ग्राम घोल ही एक बार में इस पायलोरिक छिद्र से होकर पक्वाशय में पहुंच सकता है। इस प्रकार यह घोल पक्वाशय को इस अति अम्लीय घोल के प्रभाव से बचाता है।

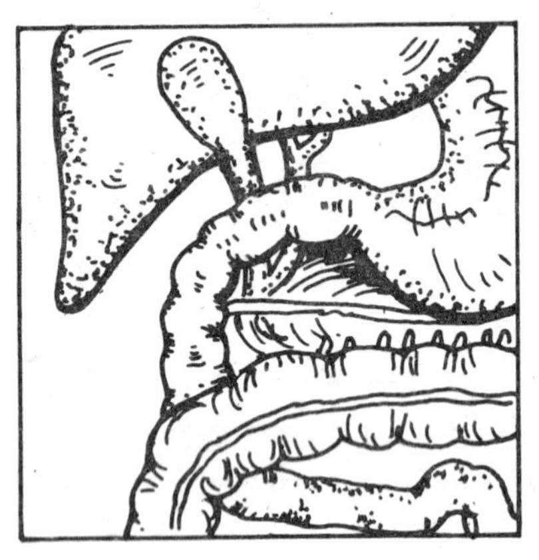

कभी-कभी मानवीय खान-पान की त्रुटियों के कारण यह अम्लीय घोल अधिक मात्रा में पक्वाशय में प्रवेश करने लगता है, परन्तु ऐसा तभी होता है जब व्यक्ति अधिक शराब, भांग या तम्बाकू, गरम चाय या तेज़ मसालेदार पक्वान्न खाता-पीता है। अब इन बाहरी वस्तुओं का अम्लीय प्रभाव आमाशय में प्राकृतिक रूप से ढाई-तीन लीटर अम्लीय रसायन मिलाकर, पक्वाशय को क्षति पहुंचाने का अवसर ढूंढ़ लेते हैं। वैसे पक्वाशय की अपनी तैयारी भी कम नहीं है। क्लोम और पित्त से निकलने वाले क्षारीय रस पक्वाशय में आने वाले अम्लीय घोल को निष्प्रभावी बनाने में पूर्णतः सक्षम हैं। फिर भी बाहरी अम्लीय प्रभाव की वृद्धि के सामने इनकी मात्रा कम सिद्ध होने पर नुकसान हो ही जाता है। पक्वाशय की भीतरी सतह पर इस अत्यधिक बढ़े हुए अम्लीय प्रभाव से घाव हो जाते हैं। इन्हें डॉक्टरी भाषा में पक्वाशयिक क्षत कहा जाता है।

आइये, अब आपको पक्वाशय की बनावट, शरीर में उसकी स्थिति और उसके कार्य-भार से भी परिचित करा दें।

आमाशय का दूसरा छोर धीरे-धीरे सँकरा होता जाता है। छोटी आंत तो सँकरी होती ही है। अतः इन दोनों को आपस में एक-दूसरे से सम्बद्ध करने का भार पक्वाशय पर ही आता है। कुछ चिकित्सकों का मत है कि पक्वाशय कोई अलग अंग नहीं है, बल्कि यह छोटी आंत का ही पहला भाग है। मत-मतान्तर में भटके बिना हम अपने ढंग से इसका वर्णन प्रस्तुत कर रहे हैं। पक्वाशय भी लगभग आमाशय जैसी ही बनावट का है। इसकी लम्बाई लगभग सोलह-सत्रह सेण्टीमीटर की होती है, परन्तु यह लम्बाई कुछ-कुछ अंग्रेज़ी के अक्षर 'C' की बनावट में घूमी रहती है। इसकी भीतरी रचना आमाशय की भीतरी रचना से

भिन्न है। पक्वाशय की ऊपरी सतह सपाट होती है, परन्तु भीतरी सतह की झिल्ली में चक्करदार सलवटों का सिलसिला रहता है। इसकी इस प्रकार की बनावट का एक लाभ यह भी है कि इसमें अपनी सलवटों को खोलकर भीतरी सतह के आकार को बढ़ा लेने की क्षमता होती है। साथ ही आमाशय से आये हुए पदार्थों को इन्हीं चक्करदार सलवटों के सहारे आगे धकेलने की सुविधा भी इसे प्राप्त है।

भोजन के पाचन का तीसरा पड़ाव या विरामस्थल यह पक्वाशय ही है। यहीं पर Pancreatic Juice तथा Bile Juice क्लोम और पित्ताशय से नलिका द्वारा आकर भोजन के अवशिष्ट में मिल जाते हैं। इस क्लोम रस और पित्त रस में भी तीन प्रकार के ख़मीर होते हैं, जो खाद्य पदार्थों में से प्रोटीन, वसा और कार्बोज के साथ रासायनिक प्रक्रिया करते हैं। इस प्रकार पक्वाशय भोजन में ली गयी इन तीन वस्तुओं को अलग-अलग छांट कर पचा लेता है। पक्वाशय को पाचन क्रिया में महत्त्वपूर्ण कार्य करने का श्रेय हासिल है। शायद इन घुलनशील कठिन पदार्थों को पचाने में सक्षम होने के कारण ही इसे पक्वाशय कहा जाता है।

यकृत

पाचन क्रिया में सभी अंगों से अधिक और प्रमुख रोल अदा करने वाला 'हीरो' यदि कोई है तो वह है सिर्फ़ यकृत (Liver)। जैसा नाम, वैसा काम। उससे भी सुन्दर रूप। यकृत शरीर की सबसे बड़ी व सबसे अधिक क्षेत्रों में कार्य करने वाली ग्रन्थि का नाम है। यह शरीर के दाहिनी ओर की निचली पसलियों के नीचे तथा पेट के सबसे ऊपरी भाग की सीमा को छूता हुआ स्थित रहता है। भारी-भरकम वज़न वाली यह ग्रन्थि लगभग डेढ़ किलोग्राम की होती है तथा अपने आकार के समान ही अनेक लक्ष्यों की पूर्ति भी करती है।

भूरे रंग की, कुछ लाली लिये हुए मांसपेशियों से बनी हुई यह ग्रन्थि यकृत आकार में कुछ तिकोनी-सी होती है। इसका एक कोना शरीर के बायीं ओर आमाशय के ऊपरी भाग पर छाया रहता है। अपनी आकृति और बड़ेपन के अनुरूप ही इसे सक्रिय रहने के लिए अधिक रक्त की आवश्यकता होती है, जिसकी पूर्ति दो-दो रक्त वाहिनियां करती हैं, जिन्हें यकृतीय धमनी तथा प्रतिहारिणी शिरा कहते हैं।

यकृतीय धमनी महाधमनी की ही एक शाखा है, जो शुद्ध रक्त से यकृत का पोषण करती है। यह शिरा, आमाशय, प्लीहा और क्लोम ग्रन्थि तथा आंत से शोषित पोषक तत्त्वों और रक्त को लेकर लौटती हुई यकृत में पहुंचती है। इस प्रकार धमनी और शिरा दोनों ही रक्तवाहिनियां अनेक शाखाओं-प्रशाखाओं में

विभाजित होकर यकृत को पर्याप्त रक्त प्रदान कर उसे सक्रिय रखती हैं। इस प्रकार दोनों रक्तवाहिनियों द्वारा लाया गया रक्त यकृत में आकर मिल जाता है।

पाचन तन्त्र में लाये गये पोषक तत्त्व तथा रक्त यकृत में विशेष प्रक्रिया द्वारा पूर्ण रक्त में रूपान्तरित होते हैं। उसके पश्चात् एक तीसरी शिरा, जिसे यकृतीय शिरा कहा जाता है। यकृत में निर्मित रक्त को लेकर महाशिरा में पहुंचा देती है। इस तरह पाचन तन्त्र द्वारा अवशोषित समस्त पोषक तत्त्व परिष्कृत होकर महाशिरा की रक्तप्रणाली में मिल जाते हैं।

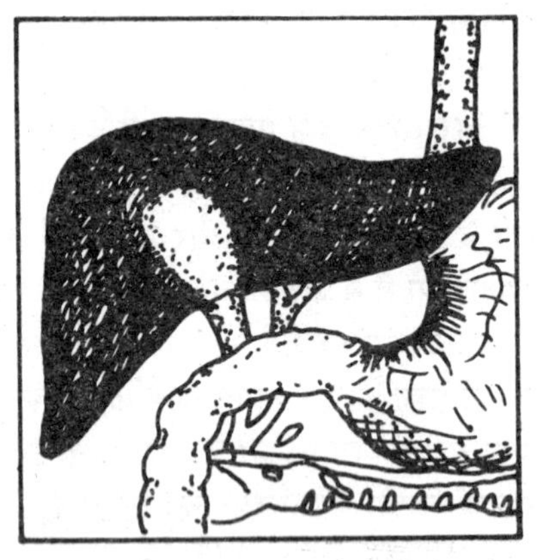

यकृत को शरीर का सबसे बड़ा रासायनिक कारख़ाना भी कहा जा सकता है, क्योंकि इसमें और भी अन्य लगभग पांच सौ प्रकार के अलग-अलग कार्य किये जाते हैं। शरीर के विभिन्न भागों में संगृहीत पोषक तत्त्व भी यकृत में भेजकर परिशोधित किये जाते हैं, जिन्हें यहां से ऊतकों के ग्रहण योग्य बनाकर पुनः वापस भेजा जाता है।

यकृत का एक महत्त्वपूर्ण कार्य पित्त रस का निर्माण करना है। यह पित्त रस हरे-नीले मिश्रित रंग का पाचक द्रव्य है, जो प्रतिदिन लगभग एक लीटर मात्रा में यकृत में ही बनता है। यकृत से पित्त रस लेकर निकलने वाली नलियों को पित्त नलिकाएं कहा जाता है। ये पित्त नलिकायें पित्त रस लाकर पित्ताशय में संगृहीत करती रहती हैं। पित्ताशय गोल से आकार की एक थैली को कहते हैं, जो यकृत से सटी हुई तथा उसके ही निचले हिस्से में स्थित होती है। यह पित्ताशय पित्त को गाढ़ा करके पक्वाशय में पहुंचाता है। भोजन के रूप में ग्रहण किये गये वे जटिल तत्त्व जो आमाशय में नहीं पचते, पक्वाशय द्वारा पचाये जाते हैं। पित्ताशय इन तत्त्वों की मात्रा के अनुसार, जितना आवश्यक हो सिर्फ़ उतना ही, पित्त रस पक्वाशय में भेजता है।

उपर्युक्त कार्यों के अलावा भी यकृत के निम्न चार प्रमुख कार्य हैं—

1. यकृत द्वारा उत्पादित एवं स्रवित पित्त रस विविध पाचन क्रियाओं को सम्पन्न करने वाला एक बहुत ही महत्त्वपूर्ण रासायनिक द्रव है। पित्त में 86 प्रतिशत पानी होता है, शेष 14 प्रतिशत में कोशिकाओं द्वारा उत्पादित अनेक एन्ज़ाइम (पाचक रस), लवण तथा पित्त को रंग प्रदान करने वाले पदार्थ होते

हैं। इसका रासायनिक गुण क्षारीय होता है, जो आमाशय द्वारा उत्पादित अम्लों की विपुल मात्रा के हानिकारक गुण को निष्प्रभावी बनाता है। इसके साथ ही यह भोजन में उदरस्थ किये तत्त्वों में से प्रोटीन, वसा तथा कार्बोहाइड्रेट्स पर रासायनिक प्रक्रिया कर उन्हें घुलनशील बनाकर, शिराओं द्वारा ग्रहण करने योग्य बना देता है।

भोजन द्वारा लिये गये चिकनाई के तत्त्व अन्य किसी प्रकार नहीं घोले जा सकते, परन्तु यकृत द्वारा उत्पादित एन्ज़ाइम तथा लवण चिकनाई को घोलने, पचाने और शरीर द्वारा सोखे जाने में विलक्षण रूप से सहयोगी होते हैं। प्रोटीन को पेप्टोन में बदलकर घुलनशील बना देना भी इन्हीं रसों का कार्य है। इस तरह पित्त चयापचय क्रिया का हीरो है।

शरीर में निरन्तर दौड़ते रहने वाले रक्तकण एक-एक कोश तक पहुंचते हैं। इन कोशों, ऊतकों व ग्रन्थियों को रक्त में मिले पोषक तत्त्व आवश्यकतानुसार बांटते हैं। फलस्वरूप रक्तकणों का मूल संगठन छिन्न-भिन्न हो जाता है। ऐसे नष्ट हुए रक्तकणों में से हीमोग्लोबिन तत्त्वों को तोड़कर ही यकृत अपने पित्त रस को रंगीन बनाता है। हीमोग्लोबिन का निर्माता लौह तत्त्व है। अतः हीमोग्लोबिन के लौह तत्त्व को रक्त के घनत्व में वृद्धि के लिए पुनः उपयोगी बनाने वाला भी यकृत ही है। पित्त को रंगीन बनाने वाले वर्णकों में कोई पाचक तत्त्व न होने से उन्हें मल-मूत्र मार्ग से शरीर के बाहर निकाल दिया जाता है। ये वर्णक ही मल-मूत्र में मिलकर उसे भी रंगीन बना देते हैं।

2. यकृत का दूसरा महत्त्वपूर्ण कार्य है आकस्मिक आवश्यकता के समय शरीर को ताप एवं ऊर्जा प्रदान करने में सहायक होना। इस ज़िम्मेदारी का निर्वाह करना भी एक जटिल प्रक्रिया है।

भोजन में लिये जाने वाले अन्नों व फलों में जो मिठास होती है, उसे श्वेतसार कहा जाता है। यकृत से निकला हुआ पित्त रस इसी शर्करा या श्वेत सार को ग्लूकोज़ में बदलकर शरीर द्वारा सोख लेता है। यह ग्लूकोज़ ग्लाइकोजन में बदलकर, यकृत द्वारा अपने सुरक्षित भण्डार में संगृहीत कर लिया जाता है। शरीर की आवश्यकता के समय यकृत अपने इस संगृहीत भण्डार में से ग्लाइकोजन को पुनः ग्लूकोज़ में बदलकर रक्त-प्रणाली में मिला देता है। इस प्रकार रक्त के माध्यम से ग्लूकोज़ आवश्यकता के अनुसार स्थानों पर पहुंचकर, शरीर को अतिरिक्त ताप तथा ऊर्जा प्रदान करता है।

3. यकृत शरीर की आन्तरिक संरचनाओं को सुरक्षा प्रदान करने का महानतम दायित्व भी निभाता है। आधुनिक सभ्यता ने मनुष्य को धूर्तता और मूर्खता भी प्रदान की है। इसका ही परिणाम है कि सभ्य मनुष्य अपनी अक्षम्य ग़लतियों को

छिपाने में बुद्धि का व्यय करता है। क्या यह धूर्तता नहीं है? मनुष्य से जब अपनी ग़लतियां छिपाये नहीं छिपतीं तब वह मूर्खतापूर्ण कार्य करने लगता है।

प्राकृतिक नियमों और व्यवस्थाओं का लगातार उल्लंघन करने वाले मनुष्य के शरीर पर उनका सीधा प्रभाव पड़ता है। फलस्वरूप उसे मस्तिष्क में तनाव व तनाव के कारण अनिद्रा का सामना करना पड़ता है। चिकित्सा प्रणालियों ने कारणों का उपचार करने की अपेक्षा ज्ञान-तन्तुओं को शिथिल करने की विधि ढूंढ़कर स्वास्थ्य को ही नष्ट करने का बीड़ा उठा लिया है।

ज्ञान-तन्तुओं को शिथिल करने के लिए उन पर शामक प्रभाव डाला जाता है। शराब, भांग, गांजा, चरस, एल.एस.डी., नींद की गोलियां, विभिन्न नशे आदि ट्रैंक्वलाइजर्स इस चिकित्सा पद्धति की ही देन हैं। इन घातक और नशीली दवाओं का पहला प्रभाव पाचन क्रिया पर होता है।

बेचारा यकृत इनके हानिकारक पदार्थों को नष्ट करने वाले एन्ज़ाइम्स का उत्पादन बढ़ाता है। इन्हें पक्वाशय में ही नष्ट कर देता है, परन्तु यकृत द्वारा इन विषों को नष्ट करने की क्षमता की सीमा निश्चित है। अधिक मात्रा में लिया गया विष तो जीवन को ही सदा के लिए शान्त कर देगा। बेचारे यकृत की शक्ति ही कितनी हो सकती है। मुख अथवा रक्त-प्रणाली द्वारा ग्रहण किये गये विषाक्त पदार्थों की तीव्रता उलटे यकृत के कोशों को ही नष्ट कर देती है। अतः यकृत की सुरक्षा-व्यवस्था को इस प्रकार चेलैन्ज न कीजिये।

4. रक्त के परिभ्रमण में शरीर के बहुत से अमीनो एसिड्स उसमें घुल जाते हैं। शिराओं की संरचना इस प्रकार की होती है कि ये अमीनो एसिड्स उन शिराओं से चू-चू कर, यकृत द्वारा संगृहीत कर लिये जाते हैं। इन अमीनो एसिड्स में से नाइट्रोजन तत्त्व को अलग करने तथा शेष एसिड्स को यूरिया में बदलने का दायित्व भी यकृत ही निभाता है। यह यूरिया गुर्दों में भेजकर, परिशोधन द्वारा मूत्र-मार्ग से बाहर निकाल दिया जाता है।

इस प्रकार यकृत शरीर की एक महत्त्वपूर्ण ग्रन्थि है। उपर्युक्त सभी कार्यों के अलावा यकृत पर अन्य सैकड़ों प्रकार के अलग-अलग दायित्व भी हैं। महिलाओं की गर्भावस्था के समय में नये लाल कणों को परिपक्व बनाकर, गर्भस्थ शिशु की शरीर-रचना में सहयोग करना, प्लाज़्मा तथा प्रोटीन का निर्माण करना, जीर्ण-शीर्ण रक्तकणों को पुनः परिपक्व व सन्तुलित बनाना आदि कार्य भी यकृत ही करता है। रक्त में थक्का जमाने वाले तत्त्व का निर्माण भी यकृत ही करता है, ताकि आकस्मिक चोट या दुर्घटना में शरीर से अधिक रक्त बाहर न बह सके। इसके अलावा भी अनेक जीवनोपयोगी द्रव्यों व तत्त्वों का संग्रह यकृत अपने आप में करता है तथा इनके आनुपातिक वितरण में सहायक बनता है। ऐसे संग्रहणीय

तत्त्वों में अनेक विटामिन्स, वसा, लौह तत्त्व, ग्लाइकोजन व चिकनाई को घुलनशील बनाने वाले तत्त्व आदि पदार्थ होते हैं।

अग्न्याशय

इस ग्रन्थि को अनेक नामों से पुकारा व जाना जाता है। आयुर्वेद में इसे क्लोम ग्रन्थि, हिन्दी में अग्न्याशय, उर्दू में चुस्ता तथा अंग्रेज़ी में Pancreas कहा जाता है। यह क्लोम ग्रन्थि यकृत के बाद शरीर में दूसरी बड़ी ग्रन्थि है। यह लगभग अठारह से बीस सेण्टीमीटर लम्बी, पांच सेण्टीमीटर चौड़ी और लगभग 70 या 80 ग्राम वज़न की होती है तथा पेट की पिछली दीवार से सटी, पक्वाशय से तिल्ली तक फैली हुई स्थित रहती है। क्लोम ग्रन्थि से निकलकर क्लोम ग्रन्थि की नलिका पक्वाशय से जुड़ती है। यह नलिका क्लोम के एक छोर से दूसरे छोर तक फैली रहती है। क्लोम ग्रन्थि के दो प्रमुख कार्य हैं—

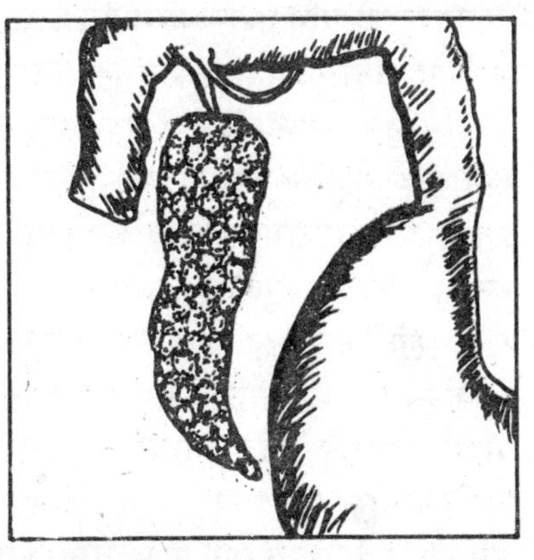

1. क्लोम ग्रन्थि के भीतर छोटे-छोटे से अनेक कोष समूह होते हैं, जिन्हें लगरहान्स के द्वीप कहा जाता है। इनमें 'अल्फ़ा' और 'बीटा' नामक दो प्रकार की कोशिकाएं होती हैं, जो दो भिन्न-भिन्न प्रकार के हार्मोन्स का स्राव ग्रन्थि के भीतर की ओर ही करती हैं। इन्हें हम ग्लूकोगोन और इन्सुलिन के नाम से जानते हैं। चूंकि ये दोनों ही स्राव ग्रन्थि के अन्दर की ओर होते हैं, अतः सीधे ही रक्त में मिल जाते हैं। शरीर के द्वारा ग्लूकोज़ तथा चिकनाई के उपभोग तथा सोखने की क्षमता पर नियन्त्रण बनाये रखने के कार्य में उपर्युक्त दोनों हार्मोन्स बहुत ही उपयोगी होते हैं।

मधुमेह के रोगियों से आपने इन्सुलिन का नाम तो बहुत सुना होगा, परन्तु ग्लूकोगोन आपके लिए सम्भवतः नया और अपरिचित शब्द हो सकता है। हम पहले इन्हें ही समझा दें।

भोजन के बाद हमारे शरीर में अधिक शर्करा पहुंच जाने से रक्त में शर्करा की मात्रा अधिक हो जाती है; परन्तु क्लोम ग्रन्थि द्वारा उत्पादित हार्मोन इन्सुलिन रक्त में सीधा मिलकर, बढ़ी हुई शर्करा की मात्रा को रासायनिक क्रिया द्वारा निष्प्रभावी बना देता है। बदले में शरीर को ऊर्जा और शुद्ध रक्त भी प्रदान करता

है। इस तरह रक्त के स्तर को सामान्य बनाने के लिए इन्सुलिन एक अत्यन्त आवश्यक हार्मोन है।

कभी-कभी इसका उलटा प्रभाव भी हो जाता है। इन्सुलिन की अधिकता से रक्त में शर्करा की मात्रा सामान्य स्तर से कम हो जाती है। ऐसी स्थिति में क्लोम ग्रन्थि से निकला हुआ ग्लूकोगोन नामक हार्मोन तत्काल ही रक्त में मिलकर पुनः उसे सामान्य स्तर, यानी शर्करा अंश पर ला देता है।

इस प्रकार क्लोम ग्रन्थि से निकलकर अन्दर की ओर बहने वाले ये दोनों हार्मोन्स परस्पर एक-दूसरे के विरोधी भी हैं और सहयोगी भी। सोचिये तो कि प्रकृति ने शरीर को कितनी आश्चर्यजनक क्षमताएं प्रदान कर सन्तुलित स्वास्थ्य के लिए कितनी सुन्दर व्यवस्था की है। फिर भी क्या वे लोग क्षम्य हैं, जो प्रकृतिप्रदत्त इन वरदानस्वरूप अंगों पर अत्याचार कर इन्हें अक्षम और अस्वस्थ बनाते हैं?

शरीर को गति प्रदान करने वाले रक्त में शर्करा का सामान्य स्तर बनाये रखने के लिए इन्सुलिन हार्मोन्स अनेक प्रकार से कार्यशील रहते हैं।

इन्सुलिन कोशिकाओं में पैदा होने वाले ख़मीर को प्रभावित करता है। ये ख़मीर ही ग्लूकोज़ को ग्लाइकोजिन में बदलते हैं। इन्सुलिन से प्रभावित होने पर इनकी इस कार्यक्षमता की गति में आश्चर्यजनक वृद्धि हो जाती है। इस प्रकार रक्त में मिले हुए ग्लूकोज़ की मात्रा को कम करने तथा उसे रक्त से हटाकर यकृत में संगृहीत करने का कार्य भी इन्सुलिन ही करता है।

कोशिकाएं केवल उसी ग्लूकोज़ की खपत करने में सक्षम हैं जो उसके अन्दर प्रविष्ट होता है, अतः इन्सुलिन, कोशिका झिल्लियों के माध्यम से ग्लूकोज़ को कोशिकाओं में प्रविष्ट कराने के लिए ही ग्लूकोज़ पर रासायनिक प्रभाव डालकर उसे अन्दर प्रवेश कराने में सहयोग करता है। इस प्रकार इन्सुलिन अधिक-से-अधिक ग्लूकोज़ कोशिकाओं में प्रविष्ट करा देता है।

इन्सुलिन ग्लूकोज़ में से फैटी एसिड्स संश्लेषित किये जाने वाली क्रिया को भी उत्तेजित करता है। इस प्रकार वह यकृत में रहने वाले अमिनो एसिड्स तथा फैटी एसिड्स द्वारा ग्लूकोज़ पर पड़ने वाले प्रभाव का निरोध करने में भी एक सहायक तत्त्व है।

मधुमेह—आधुनिक सभ्यता के बढ़ते हुए प्रभाव के साथ-साथ मधुमेह रोग भी निरन्तर प्रसार पाता जा रहा है। अतः डायबिटीज़ मेल्लिटस नामक इस बीमारी का अधिक परिचय न देकर, हम सीधे-सीधे निर्धारित विषय-वस्तु पर ही आ रहे हैं।

जिन व्यक्तियों की यह महत्त्वपूर्ण क्लोम ग्रन्थि उनकी असावधानी, श्रमहीनता

या ग़लत जीवन-प्रणाली के कारण अस्वस्थ या अक्षम हो जाती है, उनके शरीर में इन्सुलिन हार्मोन्स के उत्पादन की मात्रा एकदम घट जाती है। फलस्वरूप उनके खून में शर्करा की मात्रा इतनी अधिक होने लगती है कि शरीर की स्वास्थ्य-प्रणाली उस बढ़ी हुई शर्करा को मूत्र में मिलाकर शरीर के बाहर निकालने लगती है। जो कोशिकाएं इस शर्करा से ही शरीर के लिए ऊष्मा और ऊर्जा निर्मित करने का कार्य संभाले हुए हैं, वे शर्करा पूर्ति के अभाव में वसा और प्रोटीन को ही जलाने लगती हैं। यह प्रोटीन और वसा शरीर की मांसपेशियों के ऊतकों से निकालना पड़ जाता है। इस प्रकार इन्सुलिन के अभाव में रोगी के शरीर का क्रमशः क्षरण होता जाता है। इसके साथ-ही-साथ शरीर से शर्करा के साथ मूत्र, काफ़ी मात्रा में पानी तथा आवश्यक लवण भी बह जाता है। इसीलिए मधुमेह का रोगी निस्तेज और थका-थका-सा रहने लगता है।

2. क्लोम ग्रन्थि का दूसरा महत्त्वपूर्ण कार्य पाचन में सहयोगी रसों का निर्माण कर उन्हें बाहरी स्राव द्वारा पित्ताशय में पहुंचाने का है। क्लोम ग्रन्थि ऐसे अनेक ख़मीर उत्पादित करती है जो श्वेतसार, स्टार्च और प्रोटीन तत्त्वों को पचाने के लिए आवश्यक हैं।

पाचन क्रिया के समय आमाशय में मथे जाने के पश्चात् जो घोल बनता है, वह बहुत अधिक अम्लीय होता है। पक्वाशय में पहुंचने पर इस घोल का अम्लीय प्रभाव उसकी भीतरी सतह को भारी हानि पहुंचा सकता है। प्रकृति बहुत सावधान है, अतः उसने पक्वाशय को एक ऐसी क्षमता दे दी है जिससे वह स्वयं एक ऐसे हार्मोन का उत्पादन करता है, जो क्लोम ग्रन्थि को सन्देश भेजकर उसे अधिक-से-अधिक क्षारीय उत्पादन करने को उत्तेजित करता है। यह सन्देश प्राप्त होने पर क्लोम ग्रन्थि सामान्य उत्पादन से भी 300 मिलीलीटर अधिक क्षारीय उत्पादन कर सकने में सक्षम है। वैसे इसकी उत्पादन क्षमता आधा लीटर से पौन लीटर तक क्षारीय तत्त्व उत्पादन कर सकने की है। यही क्षारीय तत्त्व आमाशय से आये हुए अम्लीय तत्त्व को निष्प्रभावी बनाकर पक्वाशय को क्षति से बचाता है।

क्लोम ग्रन्थि में उत्पादित किये जाने वाले रस में अनेक प्रकार के ख़मीर होते हैं। इनमें से एक को ट्रीपसीन कहते हैं, जो प्रोटीन और पेप्टोन को तोड़कर पोलीपेप्टाइड तथा अमिनो एसिड के रूप में विच्छेदित करता है। दूसरा ख़मीर वसा पर आक्रमण करके उसे फैटी एसिड तथा ग्लेसरीन के रूप में विच्छेदित कर देता है। तीसरा ख़मीर आजकल मधुमेह के प्रसार के कारण बहुत अधिक जाना जाने लगा है। यह खायी गयी वस्तुओं में से स्टार्च के साथ संयोग कर उसे शक्कर में बदल देता है।

छोटी आंत

छोटी आंत पाचन क्रिया का चौथा पड़ाव है। इस छोटी आंत का महत्त्व आपको इसकी 6 मीटर के लगभग की लम्बाई से ही लग जाना चाहिए कि मल को इसमें से धीरे-धीरे सरकने में कितना समय लगता होगा? जब इतने अधिक काल तक मल इसमें यात्रा करता रहता है, तो उस पर क्या-क्या बीतती होगी? नाम की छोटी, फिर भी अजगर जैसी लम्बाई ! फिर बड़ी आंत का तो क्या पूछना !!

शरीर की आन्तरिक क्रियाओं और अंगों का बहुत गहन अध्ययन कर लिया गया है। इसके अनेक रहस्यपूर्ण भेद भी जान लिये गये हैं। यदि कुछ नहीं जाना जा सका है तो वह है जन्म-मृत्यु का भेद। आत्मा के अस्तित्व को तो इस पूरे शरीर की राई-रत्ती जगह खोज लेने के बाद भी अब तक नहीं जाना जा सका है। बस, बेचारा विज्ञान यहीं अपने घुटने टेकने को विवश है। अब तक वैज्ञानिक जितना जान चुके हैं, यदि हम भी उसमें से थोड़ा-बहुत जान लें, तो सुविधा होगी।

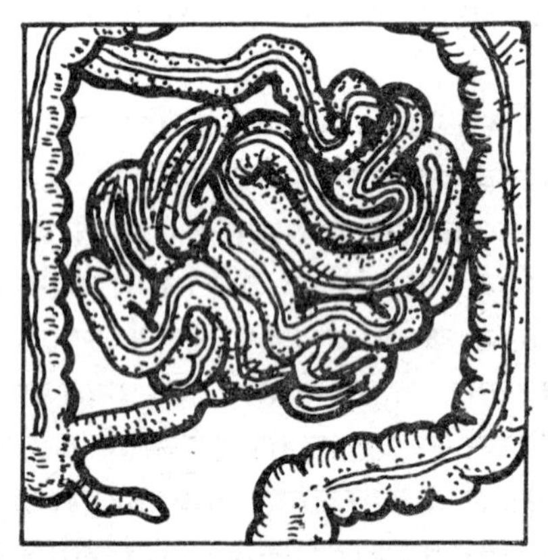

छोटी आंत की कार्य-व्यवस्था के अनुसार; चिकित्सा जगत् में इसके प्रारम्भिक भाग को जेजुनम नाम से पुकारा जाता है। शेष अन्तिम लम्बे भाग को इलियम नाम दिया गया है। वैसे छोटी आंत को, नामों के अनुसार दो भागों में अलग आकृति में पाया नहीं जाता है। ये नाम तो मात्र सुविधा के लिए रख लिये गये हैं। इस छोटी आंत का पूरा बाह्य रूप बिलकुल एक जैसा ही है, परन्तु आन्तरिक संरचना में ही थोड़ा-सा फेर-बदल हो गया है।

यह छोटी आंत इतनी अधिक लम्बी होने पर भी कितनी व्यवस्थित, जलेबी की तरह गोल-गोल मोड़ों से घूमती हुई, कितने कम स्थान में रहकर भी, कितनी कुशलता से अपना कार्य सम्पादित करती है।

पक्वाशय का अन्तिम द्वार अपने अन्दर पचाये गये या अनपचे पदार्थों को इस छोटी आंत के जेजुनम भाग के मुख में धकेल देता है। छोटी आंत इस पदार्थ पर अन्य अनेक रासायनिक प्रक्रियाएं सम्पन्न कर तथा उसे और अधिक पचाकर शरीर को बहुत से महत्त्वपूर्ण तत्त्व प्रदान करती है। पूर्व अंगों की क्रियाओं को फ़ाइनल टच देकर पूर्ण बनाती है।

छोटी आंत में से शरीर के लिए उपयोगी कैल्शियम, पोटेशियम, सोडियम, लोहा, आयोडीन, स्फुर (फ़ासफ़ोरस) आदि बहुमूल्य लवणों और खनिजों का भोजन के इस अवशिष्ट में से शोषण कर लिया जाता है। इसके अलावा और भी अनेक विटामिन्स शोषित करने का दायित्व छोटी आंत को ही सौंपा गया है। अवशिष्ट में जलीय तत्त्व की मात्रा भी पर्याप्त होती है। अतः एक निश्चित मात्रा में जल भी यहीं शोषित किय। जाता है।

छोटी आंत की आन्तरिक संरचना में एक तथ्य विशेष उल्लेखनीय है। वह यह कि इस आंत की झिल्ली में भीतर की ओर बहुत-से छोटे-छोटे सूक्ष्म बालों के समान उभार होते हैं। इन्हें शोषणांकुर कहा जाता है। प्रत्येक अंकुर के भीतर अनेक लसीका कोशिकाएं, रक्त कोशिकाएं और नाड़ी सूत्र भी रहते हैं। नाड़ी सूत्रों के सिरों पर अवस्थित ग्रन्थियां एक प्रकार का रस भी बनाती और बहाती रहती हैं। यही आन्त्रिक-रस अवशिष्ट भोजन पर रासायनिक प्रक्रिया कर उसे और भी अधिक पचनशील बना देता है, बहुत से पदार्थों को घुलनशील बना देता है। शोषणांकुर सहजता से इन तत्त्वों को शोषित कर रक्त और लसीका में मिलाकर शरीर के सभी भागों तक पहुंचाने में सहायक की भूमिका निबाहते हैं।

छोटी आंत में लगभग सभी पोषक तत्त्वों का शोषण कर रक्त में मिला देने वाले ये लघुतम शोषणांकुर भोजन अवशिष्ट के अपने पास से गुज़रते ही सक्रिय हो जाते हैं। छोटी आंत में इसके अलावा एक और भी विशेषता होती है। वह यह कि इसकी आन्तरिक संरचना तो लगभग आमाशय की तरह ही होती है, परन्तु यहां अवशिष्ट को आगे-पीछे, ऊपर-नीचे मथे बिना ही, आगे की ओर धकेला जाता है।

आपने कभी किसी इल्ली को चलते देखा है? इल्ली अपने अगले भाग को प्रसारित कर भूमि पर चिपका देती है, फिर पिछले भाग को सिकोड़ते हुए आगे खींचती है। पर्याप्त भाग खींच लेने के बाद अपना अन्तिम सिरा ज़मीन पर जमा देती है। तब पुनः शरीर के अगले भाग को पहले फैलाती है, फिर सिकोड़ती है। इस प्रकार अत्यन्त धीमी गति से यात्रा करती है। इस गति को अंग्रेज़ी में पेरिस्टालिक गति कहा जाता है। छोटी आंत भी लगभग इसी क्रिया द्वारा मल को तो आगे, और आगे, और आगे धकेलकर बढ़ाती है, परन्तु स्वयं यात्रा नहीं करती। छोटी आंत की इस उबाऊ चाल और लम्बाई में, अन्तिम सिरे तक पहुंचने में मल को चार से पांच घण्टे लगते हैं।

जहां छोटी आंत का अन्तिम सिरा बड़ी आंत से मिलता है, वहां एक थैलीनुमा संरचना भी मौजूद रहती है। अब तक इसकी उपयोगिता का कोई खास सूत्र पकड़ में नहीं आ सका है। अतः इसे आंत की पूंछ, आन्त्रपुच्छ या Appendix के नाम

से पुकारा जाता है। यह बड़ी आंत के प्रारम्भिक सिरे पर छोटी अंगुली के आकार व मोटाई की बन्द नली-सी लटकी रहती है। कभी-कभी मल के कीटाणु इसमें कुछ दोष उत्पन्न कर देते हैं। लगभग पन्द्रह सेण्टीमीटर लम्बी लटकती यह आन्त्रपुच्छ जब सूज जाती है तो इसे एपेण्डीसाइटिस रोग कहा जाता है। अधिक क्षति पहुंचने पर तो यह पूंछ रोगी के प्राण तक ले डालती है। यदि कष्ट प्रारम्भ होने पर शीघ्रता से चिकित्सक के पास जाया जाये, तो शल्य चिकित्सक इस आन्त्रपुच्छ जैसी बेकार और प्राणलेवा संरचना को काटकर सदैव के लिए शरीर से बाहर निकाल देते हैं।

छोटी आंत की भीतरी सतह पर उभरे हुए अंकुर और ग्रन्थियां रहती हैं। इन ग्रन्थियों से रिसने वाले आन्त्रिक रस का एक ख़मीर आमाशय द्वारा पचाये गये प्रोटीन तत्त्व को अमिनो एसिड में बदल देता है। इसे पहले पेप्टोन में, उसके बाद पुनः पोलीपेप्टाइड तथा अमिनो एसिड में विभाजित कर देता है। दूसरा ख़मीर वसा को फैटी एसिड्स और ग्लेसरीन में बदलता है। तीसरा ख़मीर श्वेतसार को शर्करा तथा ग्लूकोज़ में बदलकर रक्त और लसीका नलियों द्वारा शोषण योग्य बना देता है।

पचे हुए प्रोटीन का अमिनो एसिड और ग्लूकोज़ रक्त कोशिकाओं द्वारा शोषित कर सीधा ही रक्त-प्रणाली में मिला दिया जाता है, परन्तु फ़ैटी एसिड्स को रक्त कोशिकाएं ग्रहण करने में असमर्थ होती हैं। अतः इसे लसीका कोशिकाओं द्वारा ग्रहण कर महाशिरा द्वारा मांसपेशियों के उपयोगार्थ शरीर में वितरित कर दिया जाता है। विटामिन्स स्वयं छोटी आंत द्वारा ही अवशोषित कर लिये जाते हैं। ग्लूकोज़ की जो मात्रा शरीर की ज़रूरत से ज़्यादा होती है, उसे यकृत में भेजकर ग्लाइकोजन बनाकर संचित कर लिया जाता है। जब शरीर को इसकी आकस्मिक आवश्यकता पड़ती है तभी यकृत इसे पुनः ग्लूकोज़ बनाकर रक्त-प्रणाली में मिला देता है तथा शरीर के ज़रूरतमन्द भागों में पहुंचा देता है।

बड़ी आंत

लम्बाई में जो बहुत बड़ी है, उसे छोटी आंत कहा जाता है; परन्तु जो लम्बाई में कम है, उसे बड़ी आंत कहा जाता है। इसका सिर्फ़ एक ही कारण है कि छोटी आंत कम चौड़ी होती है तथा इस प्रकार की स्थिति में रहती है कि कम-से-कम स्थान में बन जाती है, जबकि बड़ी आंत बहुत चौड़ी होती है तथा उदर का बहुत-सा स्थान घेरती है।

बड़ी आंत की कुल लम्बाई 150 से 180 सेण्टीमीटर तक होती है। यह उदर के निचले भाग से पहले दाहिने भाग में यकृत के नीचे तक सीधी ऊपर की ओर

जाती है। यहां से बायीं ओर को मुड़कर प्लीहा के नीचे तक सीधी जाती है। इसका यह बायां कोना थोड़ा और ऊपर हृदय की ओर बढ़कर, फिर सीधा नीचे घूम जाता है। उदर के बायीं तरफ़ से सीधी नीचे आकर यह उदर के मध्य भाग के अन्तिम सिरे तक नीचे ही चली आती है। बड़ी आंत का अन्तिम भाग एक सामान्य नलिका जैसी अपेक्षाकृत कम चौड़ाई में मलद्वार तक पहुंचता है। शेष ऊपरी भाग में इस आंत की चौड़ाई सात से आठ सेण्टीमीटर तक होती है। शेष अन्तिम तथा कुछ सँकरे भाग की आंत लगभग पन्द्रह सेण्टीमीटर लम्बी रहती है। पाचन तन्त्र का यह अन्तिम पड़ाव है।

बड़ी आंत का यह पन्द्रह सेण्टीमीटर के लगभग लम्बाई वाला भाग ही मलाशय या Rectum कहलाता है। इसके इस भाग में मांस-तन्तुओं की संख्या सघन रूप ले लेती है। मलद्वार पर तो मांस-तन्तु अत्यधिक सघनतम हो जाते हैं, जो मल को अवांछित रूप से निकलने से रोकने में पूर्णतः सक्षम होते हैं। केवल मल-त्याग के समय ही इन मांसपेशियों में आवश्यक चौड़ाई तक फैलाव सम्भव रहता है।

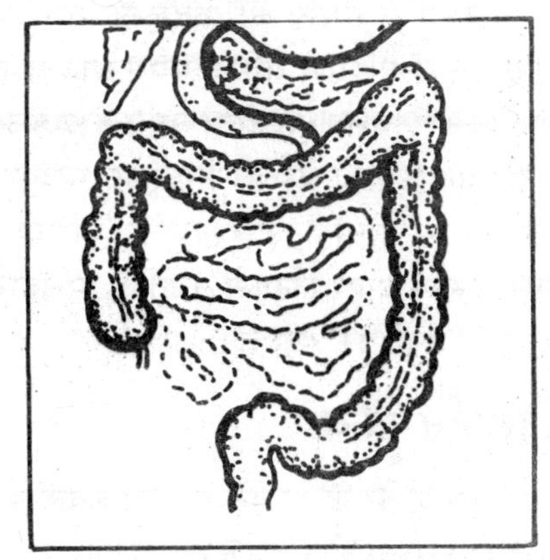

पाचन-प्रणाली के माध्यम से भोजन का पाचन पूर्ण हो चुकने पर शरीर के लिए अवशिष्ट अग्राह्य पदार्थ लगभग तरल घोल के रूप में छोटी आंत से धीरे-धीरे बड़ी आंत में धकेले जाते हैं। भोजन को पचाने और शरीर के लिए उपयोगी तत्त्वों को उसमें से चूस लेने का कोई विशेष दायित्व बड़ी आंत पर नहीं है, फिर भी यह आंत अवशिष्ट में से अधिकांश जल व लवण आदि को सोखकर मूत्राशय में भेजने का कार्य करती है। इस प्रकार मल गाढ़ा होकर मलाशय में एकत्र होता जाता है।

भोजन द्वारा ग्रहण किये गये फलों, सब्ज़ियों व पत्तियों आदि में पाये जाने वाले रेशे तथा अन्य सभी अपाच्य पदार्थों, कार्बोहाइड्रेट्स आदि का जलीय अंश बड़ी आंत के प्रारम्भिक भाग द्वारा सोखे जाने के बाद मल के रूप में मलाशय में भेज दिया जाता है। बड़ी आंत में कुछ जीवाणु और कीटाणु भी जन्म लेते रहते हैं। इनमें से कुछ जीवाणु विटामिन 'के' का उत्पादन करते हैं तथा मल में दुर्गन्ध देने वाले पदार्थों का निर्माण करते हैं। इसीलिए मल-त्याग के समय मल दुर्गन्धयुक्त और कुछ सूखा-सा रहता है।

बड़ी आंत का बाहरी धरातल तो झुर्रीदार होता है, परन्तु भीतरी धरातल की मांसपेशियां लम्बे पट्टों के समान होती हैं। मल का पानी सोख लेने की इनमें क्षमता होती है।

मलाशय की बाहरी सतह पर प्रतिवर्त क्रियाओं वाली स्वायत्त तन्त्रिकाएं होती हैं। ज्यों ही मलाशय में 200 ग्राम वज़न से अधिक मल एकत्र हो जाता है, त्यों ही इस भार को संवेदनशील स्वायत्त तन्त्रिकायें, मल-त्याग की तैयारी की सूचना के रूप में मस्तिष्क को सन्देश भेजना प्रारम्भ कर देती हैं। ज्यों-ज्यों मल का भार बढ़ता जाता है, त्यों-त्यों मलद्वार की सघन पेशियां मल-त्याग की उत्तेजना से उत्तेजित होती जाती हैं।

मलद्वार के समीप की अन्दरूनी सघन मांसपेशियों को Piles कहा जाता है। यदि मल मलाशय में अधिक समय रुका रहे तो सूखकर अत्यन्त कड़ा तथा गोटियों की शक्ल में विभाजित होता जाता है। यह अत्यन्त कड़ा मल, मल-त्याग के समय, इन सघन पेशियों को छीलता हुआ निकलता है। फलस्वरूप मल के साथ कुछ खून भी आ जाता है। बार-बार इन पेशियों के छिलने से कुछ मांसपेशियां टूटकर मल के साथ बाहर लटकने लगती हैं, मलद्वार के आस-पास सूजन व दर्द भी होता है, यही बवासीर रोग है।

विसर्जन क्रिया

हमारे शरीर की पाचन-प्रणाली केवल भोजन द्वारा ही शरीर के लिए उपयोगी पदार्थों व तत्त्वों को ग्रहण करती है। शरीर को अपनी चेतना और सक्रियता बनाये रखने के लिए भी कुछ तत्त्वों की ज़रूरत पड़ती है। अतः हम कह सकते हैं कि हमारे फेफड़े भी शरीर का पोषण और संरक्षण करते हैं। ये दोनों पूर्तियां सम्यक् विसर्जन के अभाव में निरर्थक हैं।

आज सभी देशों के शासक विश्व के बढ़ते हुए प्रदूषण के परिणामों से भयाक्रान्त हैं। प्रदूषण केवल बाह्य वातावरण में ही नहीं है, हमारे शरीर के भीतर भी प्रदूषण की समस्या है; परन्तु प्रकृति ने शरीर के अन्दर के प्रदूषणों को शरीर से निकाल बाहर करने के लिए शरीर के अन्दर ही चार प्रमुख विसर्जनकर्ता अंग निर्मित कर इस समस्या को हल कर दिया है।

1. पाचन-प्रणाली के ठोस अवशिष्ट के बारे में तो आप पढ़ ही चुके हैं कि जो भोजन या अन्य पदार्थ आप मुख द्वारा शरीर के भीतर भेजते हैं, उनमें से जो कुछ भी शरीर के लिए बेकार तत्त्व है, उन्हें बड़ी बेदर्दी से मलद्वार से धक्के मारकर बाहर कर दिया जाता है।

2. दूसरा महत्त्वपूर्ण अंग है—गुर्दे। संख्या में दो, शरीर के दायें-बायें बाज़ू स्थित,

स्वास्थ्य के सजग अंगरक्षकों की भांति आपकी सेवा में निरन्तर तत्पर रहने वाले ये गुर्दे शरीर की अनेक सेवाएं करते हैं। साथ ही शरीर के अन्दर का अनुपयोगी पानी, घुलनशील लवण, जीवाणुओं यानी बैक्टीरियाज़ द्वारा उत्पादित विषैले तत्त्व, नाइट्रोजन के अवशिष्ट व हानिकर दवाएं, घातक विष, शामक प्रभाव वाली नशीली वस्तुएं, बढ़ा हुआ अम्ल व क्षार आदि समस्त घुलनशील पदार्थों को मूत्र बनाकर, मूत्र-मार्ग से बाहर करने वाले परम उपयोगी अंग हैं।

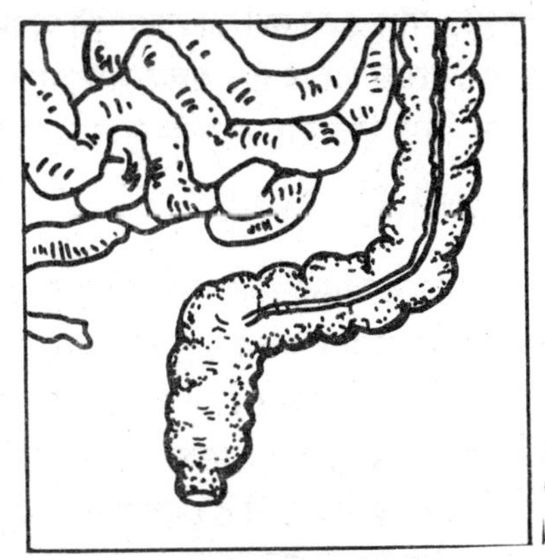

3. पसीने द्वारा भी आपकी मांसपेशियों तथा त्वचा की सफ़ाई की जाती है। जब कोई रोगाणु आपके शरीर पर आक्रमण कर आपको बीमार बना देते हैं तब बेचारी प्रस्वेद ग्रन्थियां सक्रिय होकर, इन रोगाणुओं के हानिकर प्रभाव को बुख़ार बनाकर या शरीर में ताप की मात्रा तीव्र कर पसीने द्वारा इन्हें बाहर निकालने का प्रयास करती हैं। पसीने के द्वारा आपके शरीर का काफ़ी जल, घुलनशील लवण व नाइट्रोजन के अवशिष्ट आदि पदार्थ भी बाहर निकाले जाते हैं। इसके बाद ही आपके स्वास्थ्य में सुधार हो पाता है।

ग्रीष्म ऋतु में जब वातावरण का ताप शरीर के ताप से अधिक बढ़ जाता है तब ये प्रस्वेद ग्रन्थियां शरीर के अन्दर के पानी और लवण को रोमकूपों से बाहर लाकर व त्वचा पर रोककर शरीर को ठण्डा करती हैं।

4. चौथा अंग हैं—फेफड़े, जो हानिकर गैसीय पदार्थों को छानकर शरीर से बाहर निकालते हैं। आपको ताज़गी तथा जीवन का एहसास कराते हैं। आप वातावरण के प्रदूषण में सांस द्वारा जो हवा खींचते हैं, उसमें बहुत-सी हानिकर गैसें, विषैला धुआं, धूल-धक्कड़ के बारीक कण आदि भी रहते हैं। श्वासनलिका और फेफड़े इन सबसे शरीर की रक्षा बख़ूबी कर लेते हैं। साथ ही शरीर के ताप से जो जलीय अंश भाप बन जाता है, उसे तथा कार्बन डाइऑक्साइड, गैसीय अवशिष्ट तथा धूल के कण आदि को हर उच्छ्वास के साथ बाहर विसर्जित करते रहते हैं।

यदि उपर्युक्त चार प्रकार की विसर्जन क्रियाओं में से किसी एक की भी गति मन्द या बन्द हो जाये, तो शरीर अस्वस्थ हो जायेगा। इनके पोषण में कमी या

अति भी हानिप्रद है। मल का सृजन और विसर्जन तो आप पढ़ ही चुके हैं। इसके बारे में जितनी भी जानने योग्य जानकारी थी, उसका परिचय मैं दे ही चुका हूं। अब सिर्फ़ मूत्र विसर्जन की जानकारी देना शेष है।

मूत्र-प्रणाली

मूत्र का उत्पादन यन्त्र गुर्दे हैं। गुर्दे दो हैं, इसलिए इनका उत्पादन भी दुगुना-चौगुना होता है। दोनों गुर्दों से एक-एक नली निकलकर मूत्राशय से आकर जुड़ जाती है। बूंद-बूंद मूत्र इन नलियों द्वारा मूत्राशय में टपकाया जाता है। जब पर्याप्त मूत्र इकट्ठा होकर मूत्राशय की पेशियों पर भार बनने लगता है तब मूत्र-त्याग की इच्छा होती है। मूत्राशय से एक नली द्वारा मूत्र मूत्रमार्ग से बाहर निकाल दिया जाता है।

गुर्दे (वृक्क)

पसलियों को जोड़े रखने वाली, छाती के बीचोबीच में जो उरोस्थि (Breast Bone) होती है, इसके समाप्त होते ही उदर की सीमा प्रारम्भ हो जाती है। इसी प्रारम्भिक सीमा को तनुपट अथवा डायाफ़्राम कहा जाता है। डायाफ़्राम से नाभि पर होते हुए मलद्वार तक पेट की ही सीमा रहती है। यदि नाभि की सीध में एक आड़ी रेखा खींची जाये, तो वह पीठ की ओर कमर से होती हुई पुनः नाभि पर आ जायेगी। यह उदर सीमा की विभाजक रेखा होगी।

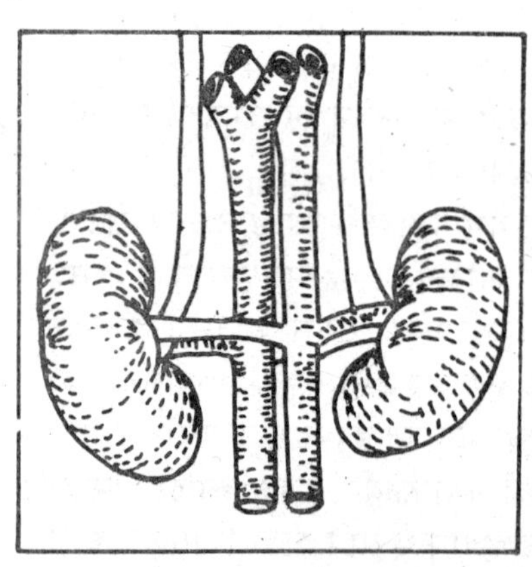

तनुपट डायाफ़्राम के दोनों ओर झूलती हुई पसलियां, पेट के मूल्यवान् महत्त्वपूर्ण अंगों की सुरक्षा करती हैं। पीछे से पीठ की पसलियां इन्हें सुरक्षा प्रदान करती हैं।

पीठ की ओर, कटि रेखा के ठीक ऊपर उदर भाग के ऊपरी हिस्से में डायाफ़्राम के दोनों ओर सेम के बीज जैसी आकृति वाले दो गुर्दे दायें-बायें भागों में स्थित हैं। ये शरीर के सबसे अधिक श्रमशील अंग हैं। एक पूर्ण वयस्क तथा स्वस्थ व्यक्ति का एक-एक गुर्दा लगभग दस से बारह सेण्टीमीटर लम्बा, पांच-छंह सेण्टीमीटर चौड़ा और तीन-चार सेण्टीमीटर मोटा होता है।

शरीर के दोनों ओर स्थित, दो मोटे चर्बी पिण्डों के अन्दर जड़े हुए ये गुर्दे सुरक्षित भी हैं तथा सुस्थापित भी हैं। इन दोनों गुर्दों के ऊपर एड्रिनल ग्रन्थियां टोपी के रूप में स्थित रहती हैं। शरीर के नाइट्रोजनीय उत्पादनों का अवशिष्ट जलीय अंश में घुलकर, मूत्र के रूप में छन-छन कर, निरन्तर बूंद-बूंद कर टपकता ही रहता है।

नेफ्रान नामक अति सूक्ष्म, लगभग दस लाख इकाइयों से गुर्दे के क्रियात्मक अंगों का निर्माण होता है। इन्हें आप वृक्काणु कहकर पुकार सकते हैं। ये ही रक्त-निर्माण की प्रक्रिया के तत्त्वों को छानने की विलक्षण क्षमता के धनी होते हैं।

गुर्दों की क्रियाशीलता

गुर्दों (वृक्कों) में से निरन्तर रक्त प्रवाहित होता रहता है। प्रति मिनट गुर्दों में से गुज़रने वाले रक्त की मात्रा लगभग सवा लीटर होती है। यह मात्रा हृदय से गुज़रने वाले रक्त की मात्रा का सिर्फ़ चौथाई भाग ही होती है। इस प्रकार चौबीस घण्टों में ये दोनों गुर्दे लगभग दो हज़ार लीटर रक्त को कुशलतापूर्वक छानने में सक्षम हैं।

रक्त में मिश्रित रक्त निर्माता तत्त्वों का गाढ़ापन रक्त को आगे-पीछे चलाकर समायोजित किया जाता है। यह एक बहुत ही जटिल प्रक्रिया है। रक्त को आगे-पीछे संचालित किये जाने से इसमें से अवशिष्ट पदार्थों का विसर्जन आसानी से हो जाता है। सबसे पहले नेफ्रोन यानी वृक्काणुओं में से रक्तप्लाविका को गुज़रना पड़ता है। इनमें रक्तप्लाविका को छानने की अद्भुत क्षमता होती है। अतः प्लाविका तो इनमें से पार हो जाती है, परन्तु रक्त के अन्य घटक, प्रोटीन आदि पदार्थ रोक लिये जाते हैं। प्लाविका आगे चलकर अन्य इकाइयों द्वारा शोषित कर ली जाती है। इस प्लाविका में काफ़ी मात्रा में जल, शेष में अमिनो एसिड्स, अकार्बनिक लवण, प्रोटीन्स, विटामिन्स, ग्लूकोज़ आदि पदार्थ होते हैं। अतः इनमें से शरीरोपयोगी द्रव्यों का पुनः शोषण किया जाता है। तब इसमें से दूषित हुए जलीय अंश को छानकर, मूत्र का स्वरूप प्रदान कर, मूत्राशय की ओर टपका दिया जाता है। इस मूत्र का उत्पादन प्रति मिनट में मात्र एक मिलीलिटर ही होता है। इस तरह शरीर के जलीय तत्त्व को व्यर्थ बहने से बचा लिया जाता है, अन्यथा हमारे शरीर से प्रतिदिन 200 लीटर तरल पदार्थ छानकर फेंक दिये जाते और इतना ही जल पीकर हमें इसकी पूर्ति करनी पड़ती।

मूत्र—यह एक जलीय घोल है, जो पीला-सा तरल पारदर्शी पदार्थ है। इसमें 96 प्रतिशत शुद्ध जल तथा शेष 4 प्रतिशत में नाइट्रोजन अवशेष, अनेक लवण व अकार्बनिक पदार्थ होते हैं। यूरिया में यूरिक एसिड की भी मात्रा होती है। चौबीस

घण्टों में लगभग डेढ़ लीटर यूरिया या मूत्र का उत्पादन गुर्दे करते हैं, जिनमें से लगभग बीस-तीस ग्राम कार्बनिक और अकार्बनिक ठोस द्रव्य घुले रहते हैं।

यदि मनुष्य किसी रोग से पीड़ित है तो रोग के अनुसार मूत्र उत्पादन की मात्रा भी घटत्री-बढ़ती रहती है। ऐसी स्थिति में मूत्र में ग्लूकोज़, पित्त को रंग प्रदान करने वाले तत्त्व, पथरी, अल्बुमिन व मवाद तथा रक्त आदि की मात्रा भी होती है। नशीले द्रव्यों के अधिक सेवन करने पर उनका विसर्जन भी मूत्रमार्ग से ही होता है। शरीर में अनेक प्रकार के जीवाणु भी होते हैं, जो अनेक प्रकार के विषाक्त पदार्थों का उत्पादन करते रहते हैं। इनको भी मूत्र द्वारा निकाला जाता है।

आजकल अनेक रोगों का पता इस आधार पर ही मूत्र परीक्षण द्वारा किया जाने लगा है। आधुनिक उपचार प्रणाली में यह मूत्र परीक्षण बहुत सहयोगी सिद्ध हो रहा है।

यदि तरल पदार्थों का सेवन अधिक मात्रा में किया जाता है तो रक्तप्लाविका का पतलापन बढ़ जाने से मूत्र निर्माण की मात्रा भी बढ़ जाती है। यदि पानी आदि कम पिया जाता है तो मूत्र उत्पादन भी घट जाता है। वर्षा में कम पानी पीकर भी अधिक मूत्र बनता है, जबकि ग्रीष्म ऋतु में अधिक पानी पीने के बावजूद भी कम मूत्र बनता है। शरीर से होने वाला वाष्पीकरण इन मौसमों से प्रभावित होकर तदनुसार स्थिति निर्मित करता है।

रात्रि को जब हम सो रहे होते हैं, तब उस समय की शिथिल शारीरिक अवस्था में रक्तप्लाविका से निकला हुआ जल शरीर द्वारा पुनः सोख लिया जाता है। अतः रात्रि में मूत्र निर्माण की मात्रा कम होकर, नींद में बाधा उत्पन्न नहीं करती।

गुर्दों का महत्त्व

गुर्दे रक्त की सफ़ाई, छनाई व उसके गाढ़े-पतलेपन का नियमन करके उसे गतिशीलता तो प्रदान करते ही हैं, इसके अलावा इन्हें कुछ और भी महत्त्वपूर्ण कार्य करने पड़ते हैं; जैसे रक्त की लाली के उत्पादन को सुविधा एवं वृद्धि प्रदान करना, रक्त में सोडियम, पोटेशियम, लवण, जल, प्रोटीन, विटामिन्स व शर्करा आदि अनेक वांछित तत्त्वों का नियमन करना। यदि रक्त में इनमें से किसी भी तत्त्व की मात्रा का अनुपात ज़रा भी कम या ज़्यादा हो जाये, तो हमारी जीवन प्रणाली तथा गतिशीलता के लिए घातक परिणाम भी हो सकते हैं। यदि हमारे रक्त में अम्ल या क्षार की मात्रा अधिक हो, तो भी गुर्दों के पास उन्हें छानकर अलग कर देने की क्षमता है।

मनुष्य अपने शरीर के अंगों की क्षमता के बारे में अधिक नहीं जानता और बिना जाने ही अपने शरीर की मालकियत के दम पर शक्ति से कई गुना दम्भ

का प्रदर्शन करता है। चाहे जैसा खान-पान और आचरण करता है। शरीर की प्राकृतिक व्यवस्था यथाशक्ति मनुष्य की इन ग़लतियों का परिष्कार या सुधार करती है। अत्याचार जब सीमा से अधिक हो जाते हैं तब ये नन्हे अंग अवरोधों के कारण रुग्णता के शिकार होकर बिलकुल ठप्प हो जाते हैं।

हमारे शरीर से मूत्र, पसीना और वाष्पीकरण द्वारा प्रतिदिन लगभग चार लीटर जल ख़र्च हो जाता है। गरमी अथवा लगातार आग के सामने रहने तथा अधिक श्रम करने से यह जल और भी अधिक व्यय होता है। जो लोग इसकी यथोचित पूर्ति नहीं करते, उनके गुर्दों में पथरी (Kidney stones) पथरी बन जाती है। यही पथरी मूत्रमार्ग से निकलते समय भयंकर कष्ट देती है।

यदि अन्य किसी कारण से गुर्दों पर विपरीत प्रभाव पड़ता है तो उसके कारण शरीर में विष की मात्रा में भी वृद्धि हो जाती है। फलस्वरूप मूत्र में भी रक्त आने लगता है। इसके कारण रक्त एवं शरीर के ऊतकों में विषैले पदार्थों की वृद्धि होकर उसके आकार और कार्यों में भयंकर अवरोध उत्पन्न हो जाते हैं।

यदि गुर्दे आंशिक रूप से प्रभावित होकर निष्क्रिय हो जाते हैं तो आजकल डायलिसिस यानी कृत्रिम गुर्दों की व्यवस्था हो गयी है। प्रति सप्ताह दो-तीन बार इसका प्रयोग कर मरीज़ के रक्त शोधन की व्यवस्था कर उसके जीवन की अवधि को थोड़ा-सा बढ़ाया जा सकता है; परन्तु प्रत्येक बार के उपचार में पांच से दस घण्टों तक का समय लग जाता है। आजकल ऐसे छोटे डायलिसिस यन्त्रों का निर्माण भी होने लगा है, जिनका उपयोग मरीज़ अपने घर पर ही कर सके।

यदि एक ही गुर्दा अस्वस्थ व व्यर्थ हुआ है तो शल्य चिकित्सक उसे शरीर के बाहर निकालकर, आपकी जीवन रक्षा कर देंगे। एक गुर्दे से ही सही, कुछ काम तो चलेगा। यदि दोनों गुर्दे निकालने लायक़ हो जायें, तो दूसरों के गुर्दे भी आपके शरीर में प्रत्यारोपित कर थोड़ी सुरक्षा दी जा सकती है। फिर भी स्मरण रखें कि नक़ली आखिर नक़ली ही है। उधार का माल उधार जैसा ही कार्य करेगा। जिसने अपनी प्राकृतिक सम्पत्ति ही खो दी हो, वह भला कब तक इन नक़ली और उधार की वस्तुओं से काम चला सकेगा !

मूत्राशय

नाभि के नीचे सीध में पेडू उदर के सबसे निचले भाग में एक थैलीनुमा भाग है, जो वृक्कों से आने वाली मूत्रवाहिनी नलिकाओं से जुड़ा होता है। प्रत्येक वृक्क से टपकने वाला बूंद-बूंद द्रव, अपनी-अपनी लगभग तीस सेण्टीमीटर लम्बी मूत्रवाहिनी नलिका से बहता हुआ मूत्राशय में एकत्र होता रहता है। प्रत्येक मूत्रवाहिनी तीन स्थानों पर अति सँकरी या कम-से-कम चौड़ाई वाली हो जाती

है; परन्तु इसमें होने वाले मूत्रप्रवाह पर इस सँकरेपन का कोई दुष्प्रभाव नहीं पड़ता। हां, यदि वृक्कों में पथरी निर्मित हो चुकी है और इस पथरी का कोई टुकड़ा टूटकर मूत्रप्रवाह के साथ इन संकीर्ण स्थानों से गुज़रता है, तब रोगी असह्य पीड़ा से छटपटा उठता है। ऐसी स्थिति में मूत्रप्रवाह भी अवरुद्ध होने से पेट फूलना, बेचैनी व घबराहट आदि लक्षण उत्पन्न कर देता है।

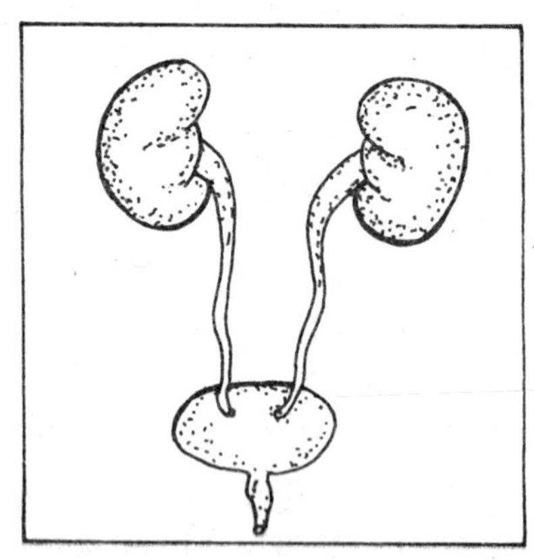

दोनों मूत्रवाहिनियां अपनी-अपनी ओर से आकर मूत्राशय के ऊपरी सिरों से जुड़कर दो-ढाई सेण्टीमीटर भीतर तक चली जाती हैं। इस मूत्राशय की मूत्रधारण क्षमता छः सौ मिलीलीटर के लगभग होती है। सामान्यतः लगभग दो सौ मिलीलीटर मूत्र द्रव्य ज्यों ही मूत्राशय में एकत्र होता है, त्यों ही मूत्रत्याग की उत्तेजना प्रतीत होने लगती है। अनेक सामाजिक अनिवार्यताओं में व्यस्त होने के कारण कभी-कभी इस उत्तेजना के अनुसार तत्काल मूत्रत्याग कर पाना सम्भव नहीं हो पाता। तब हम इस सहज अनुवर्त क्रिया पर अपनी इच्छाशक्ति का प्रतिरोध उत्पन्न कर मूत्रत्याग को रोक देते हैं। ऐसी स्थिति में मूत्र की मात्रा मूत्राशय में बढ़ती ही जाती है। यदि यह मात्रा छः सौ मिलीलीटर के भी आगे जाना चाहती है, तो लघुशंका को रोकना अत्यन्त दुष्कर होने लगता है। फिर भी यदि लघुशंका त्याग सम्भव न हो पाये तो हमारी मांसपेशियां इस मात्रा के दबाव से इतनी बेक़ाबू हो जाती हैं कि मूत्र सारी मर्यादाओं को तोड़कर स्वयं ही बाहर निकल पड़ता है।

वयस्क लोग तो अभ्यास से बहुत कुछ सीख जाते हैं। शरीर की स्वाभाविक क्रियाओं पर भी उनका यथेष्ट नियन्त्रण स्थापित हो जाता है, परन्तु शिशु और मानसिक रूप से अविकसित बच्चों का इस मूत्रनिवारण प्रक्रिया पर कोई नियन्त्रण नहीं होता। कई बार भयभीत मनःस्थिति में वयस्क पुरुष भी अपनी मांसपेशियों पर नियन्त्रण खोकर, लघुशंका और दीर्घशंका कर बैठते हैं।

मूत्राशय की थैली ज्यों-ज्यों भरती जाती है, त्यों-त्यों इसका प्रसार ऊपर नाभि की ओर होता जाता है। यदि किसी कारण से मूत्रत्याग रुक जाये तो नाभि के नीचे का उदर का भाग फूलकर कड़ा होता जाता है।

मूत्र उत्पादन का नियमन

प्रत्येक गुर्दा प्रति मिनट केवल एक मिलीलीटर मूत्र का उत्पादन ही सामान्य स्थिति में करता है। यदि पानी कम मात्रा में पिया गया हो, गरमी का मौसम हो अथवा आग के सामने रहना पड़ा हो या शरीर के ताप में वृद्धि करने वाला कोई कठोर श्रम किया गया हो, तो सामान्य स्वास्थ्य वाले व्यक्ति के शरीर में भी कम मात्रा में ही मूत्र का उत्पादन हो सकेगा। रात्रि की गहरी नींद में भी मूत्र की उत्पादन मात्रा अपेक्षाकृत कम हो जाती है; क्योंकि इन स्थितियों में शरीर को अपनी प्राकृतिक आवश्यकताओं की पूर्ति के लिए अधिक जल की मात्रा अपेक्षित होती है। इस पूर्ति के लिए ही मूत्र मार्ग से निकाला जाने वाला जल तत्त्व, शरीर द्वारा पुनः अवशोषित कर लिया जाता है। फलस्वरूप मूत्र थोड़ी मात्रा में एवं अपेक्षाकृत गाढ़ा (कुछ अधिक पीला) उत्पादित होता है।

मूत्र-निर्माण प्रक्रिया को नियन्त्रित करने का दायित्व हमारे शरीर की दो ग्रन्थियों पर है। हायपोथेलेमस तथा पिट्यूटरी ग्लैण्डस, जो स्वयं प्रभावशाली संचालित पद्धति से ही मूत्र की मात्रा तथा विसर्जन योग्य द्रव्यों के उसमें मिश्रण आदि कार्य का प्रबन्धन करती हैं।

हायपोथेलेमस ग्रन्थि एण्टीड्यूरेटिक हार्मोन (ए.डी.एच.) नामक एक तत्त्व का उत्पादन करती है। यह तत्त्व ही जल को सोखता है और मूत्र उत्पादन की मात्रा में कमी लाता है, अन्यथा ए.डी.एच. तत्त्व के अभाव में मूत्र उत्पादन की मात्रा बढ़कर पन्द्रह से बीस मिलीलीटर प्रति मिनट हो सकती है। यदि इस तत्त्व की पूर्ति वृक्कों में बढ़ जाये, तो मूत्र की मात्रा एकदम कम होकर सिर्फ़ 1/3 मिलीलीटर प्रति मिनट से भी कम हो सकती है। अतः मूत्राल्पता के रोगी अधिक पानी पीयें तथा जिन्हें बार-बार पेशाब आता हो, वे पानी कम मात्रा में पीयें।

हायपोथेलेमस ग्लैण्ड द्वारा उत्पादित ए.डी.एच. तत्त्व पिट्यूटरी ग्लैण्ड में पहुंचता है, जहां से वह पिट्यूटरी ग्लैण्ड के आगे वाले पिण्ड के द्वारा वृक्कों में भेज दिया जाता है। इस प्रकार शरीर के लिए आवश्यक जल की मात्रा, शरीरस्थ ऊतकों के तरलों का एक निश्चित सन्तुलन बनाये रखने एवं तरल पदार्थों के गाढ़ेपन का सन्तुलन बनाये रखने के कार्य में ये ग्रन्थियां महत्त्वपूर्ण भाग लेती हैं।

मूत्र विसर्जन द्वार

मूत्राशय में निरन्तर संगृहीत होने वाला मूत्र ज्यों ही मूत्राशय की थैली की मांसपेशियों पर दबाव बनाने लायक़ मात्रा में हो जाता है, तभी हमें लघुशंका करने की आवश्यकता प्रतीत होती है। मूत्राशय से मूत्र को शरीर के बाहर

निकालने वाली एक नली होती है, जिसकी लम्बाई एवं व्यवस्था स्त्री-पुरुषों में भिन्न-भिन्न होती है। यह मूत्रमार्ग शरीर की त्वचा के ऊपरी भाग तक पहुंचकर एक छोटे-से छिद्र के रूप में खुला रहता है। मूत्र निष्कासन की अनिवार्यता होने पर भी कुछ काल तक इसे रोके रहने में इच्छाशक्ति का उपयोग, दैनिक जीवन में आप-हम सबको कभी-कभी करना ही पड़ता है। इसके अलावा भी मूत्रमार्ग के बाहरी छिद्र के पहले बाह्य अवरोधिका भी हमारे शरीर में होती है। इसके माध्यम से अनिच्छित समय पर मूत्र विसर्जन क्रिया को ऐच्छिक पेशीय नियन्त्रण से रोका जा सकता है। हालांकि इस प्रकार प्रकृति की विसर्जन व्यवस्था में अवरोध उत्पन्न कर हम रोगों को ही न्योता देते हैं। शरीर के अन्दर होने वाले निरन्तर मूत्र उत्पादन की तरह यदि मूत्र विसर्जन क्रिया भी स्वायत्त तन्त्रिका तन्त्र से नियन्त्रित होती, तो हमारा अहंकार एक क्षण भी न टिकता।

पुरुषों में मूत्र विसर्जन द्वार लगभग पन्द्रह-बीस सेण्टीमीटर लम्बी निष्कासन नली के बाहरी अन्तिम छिद्र पर होता है। पुरुष लिंग के मध्य से होती हुई यह नली बाहर की ओर खुलती है और भीतर की ओर मूत्राशय से जुड़ी रहती है। मूत्र की मात्रा में अधिकता और तीव्र प्रवाह गति के कारण यह सँकरी-सी नली आंशिक रूप से ही चौड़ी हो सकती है।

चूंकि पुरुषों का लिंग शरीर के बाहर की ओर अण्डकोषों के साथ जुड़ा हुआ लटकता रहता है, अतः पुरुषों की मूत्र विसर्जन नलिका को वीर्य का निष्कासन भी इसी मार्ग से करना होता है। पुरुषों में इस नली के भीतरी भाग के पास में ही प्रोस्टेट ग्लैण्ड भी स्थित होता है। कभी-कभी वृद्धावस्था में इस प्रोस्टेट ग्लैण्ड की पेशियों में अपवृद्धि हो जाया करती है। ऐसी स्थिति में पुरुष की मूत्र विसर्जन नलिका कुछ दब जाती है। मार्ग के इस अवरोध के कारण मूत्र विसर्जित करने में काफ़ी कठिनाई और असह्य दर्द होने लगता है। फलस्वरूप शल्य चिकित्सक प्रोस्टेट ग्लैण्ड को हटाकर इस मार्ग को निरापद कर देते हैं।

मूत्र रोकने की बार-बार की आदत के कारण मूत्राशय में भी पथरी का निर्माण हो सकता है। मूत्र विसर्जन के साथ पथरी के टुकड़े बाहर आते समय भी मूत्रावरोध तथा कष्ट का भयंकर अनुभव होता है। गाढ़े मूत्र के कारण भी कष्ट बढ़ सकते हैं।

स्त्रियों में मूत्र विसर्जन द्वार की बाह्य रचना पुरुषों से बिलकुल भिन्न होती है। नवजात शिशु के लिंग निर्धारण में यह बाह्य रचना ही आधार मानी जाती है। स्त्रियों का योनिमार्ग (गर्भाशय का द्वार) नीचे होता है। इस मार्ग के ऊपर स्थित एक छोटा-सा छिद्र होता है, जो मूत्र विसर्जन का मार्ग है। चूंकि यह छिद्र त्वचा के ठीक ऊपर स्थित होता है, अतः मूत्र विसर्जन नलिका लगभग दो

सेण्टीमीटर लम्बी ही होती है। इस नलिका के मार्ग के आसपास पुरुषों की शरीर रचना के समान अन्य कोई रुकावट नहीं होती। वैसे गर्भवती स्त्रियों के गर्भ का भार मूत्राशय पर पड़ने के कारण वे अधिक मात्रा में बने हुए मूत्र के विसर्जन को अधिक देर नहीं रोक पातीं।

पुरुषों और स्त्रियों के अलावा मनुष्य जाति का एक वर्ग और भी है, जिनमें लिंग निर्धारण की उपर्युक्त दोनों ही प्रकार की रचनाएं नहीं होतीं। इस वर्ग के लोगों को न तो स्त्री ही माना जा सकता है न ही पुरुष; क्योंकि इनमें कोई भी प्रजनन अंग निर्मित नहीं होते। इन्हें शिखण्डी या नपुंसक कहा जाता है। फिर भी इनमें लिंग के स्थान पर मूत्र विसर्जन मार्ग का एक छोटा-सा छिद्र दृष्टिगोचर होता है। इसमें भी मात्र दो सेण्टीमीटर लम्बी मूत्र विसर्जन नलिका ही होती है।

सारगर्भित अध्ययन

अब तक हमारे पाठक पाचन तन्त्र तथा विसर्जन तन्त्र की सम्पूर्ण शरीर-रचना के बारे में काफ़ी जानकारी प्राप्त कर चुके हैं। बीच-बीच में इनकी स्वाभाविक प्रक्रिया में होने वाले मानवीय तथा प्राकृतिक अवरोधों के बारे में भी जान चुके हैं। ये अवरोध ही शारीरिक रुग्णता के मूल कारण हैं। इन अवरोधों को दूर किये बिना, इन अंगों की प्राकृतिक व्यवस्था लौटाये बिना किये जाने वाले समस्त उपचार व्यर्थ हैं। इन उपचारों से अनेक हानियां भी हो सकती हैं। भले ही उन रोगों के मूल लक्षण विलुप्त हो जायें, रोग वहीं रहेगा।

योग के जनक, महर्षि पतंजलि ने शरीर को धर्म साधना का प्राथमिक और आवश्यक बिन्दु माना है। अतः शरीर को प्रकृतिजन्य स्वास्थ्य प्रदान करने पर पहले बल दिया है। स्वस्थ शरीर में स्वस्थ मन और चिन्तन के अस्तित्व को स्वीकारा है। स्वस्थ और सशक्त मन ही आत्म तत्त्व को देख और समझ पायेगा। यह आत्मा भी शुद्ध और बुद्ध होकर एक दिन परमात्म-पद की प्राप्ति करेगी।

यहां मैं आपके शारीरिक स्वास्थ्य की पुनः प्राप्ति के लिए, हज़ारों रोगों के जन्मदाता, क़ब्ज़ से छुटकारा दिलाने के लिए कुछ योगासनों व प्राकृतिक जीवन-चर्या आदि का परिचय दे रहा हूं। इनका प्रतिदिन उपयोग कीजिये और भरपूर लाभ उठाइये।

*

क़ब्ज़ से छुटकारा

व्यायाम तो और भी बहुत से हैं, परन्तु योगासन जैसा कोई भी नहीं है। योगासन भी लाखों हैं, परन्तु सभी को सीखना ज़रूरी नहीं है। एक ही रोग से छुटकारे के लिए कठिन योगासन भी हैं और सरल भी। योगासनों के प्रभाव से मनचाही मांसपेशियां सशक्त और लचीली बना लीजिये, अस्थियों की विकृतियां सुधार लीजिये, नस-नाड़ियों का प्रवाह ठीक कर लीजिये, ग्रन्थियों, ऊतकों, शारीरिक संस्थानों और उनके अवयवों की ख़राबियों को दूर कर लीजिये। न किसी डॉक्टर की ज़रूरत है और न किसी अधकचरे गुरु की तलाश। शरीर-विज्ञान की वांछित जानकारी आपको दे दी गयी है। बस, जो अंग अस्वस्थ हो, उस पर योगासन द्वारा सहने योग्य दबाव डालिये, उतनी ही देर तक उसे दबाव से मुक्त कर विश्राम की स्थिति में रहने दीजिये। दस-पांच बार यही क्रिया दोहराइये और आराम पाइये।

क़ब्ज़ होने ही मत दीजिये

इस पुस्तक के पाठक पाचन क्रिया का सम्पूर्ण शरीर-विज्ञान जान चुके हैं। शरीर आपका, ग़लतियां आपकी और रोग भी आपका; फिर भी आपको उसके बारे में जानकारी नहीं है, तो निःसन्देह दूसरे लोग आपकी नासमझी का नाजायज़ फ़ायदा उठायेंगे ही। आपकी यही मजबूरी आपको चाहे जिस-तिस के सामने नाक रगड़ने को मजबूर करती रहेगी।

वर्तमान सभ्यता में, शिक्षा में, समाज में आज जो चीज़ बहुत तेज़ी से पनप रही है, वह है खोखला अहंकार और झूठा दिखावा। इस दिखावे और अहंकार के कारण ही आम आदमी कुछ न जानते हुए भी सब कुछ जानने का ढोंग कर रहा है। इस ढोंग के कारण ही, वह जो जानने योग्य है, उसे अनदेखा कर रहा है। यदि जान जाता है तो उसे मान नहीं रहा है। यदि मान लेता है तो उसका पालन करने में अपनी हेठी मानता है। अतः पाखण्ड छोड़िये, रोगमुक्त रहिये।

पाचन तन्त्र की प्राकृतिक व्यवस्थाओं तथा पाचन क्रिया के प्राकृतिक नियमों की अवहेलना के कारण ही शरीर के नब्बे प्रतिशत रोग पनपते हैं। नियमों की अवहेलना के कारण ही शरीर को न तो सही पोषण मिल पाता है, न उसका स्वस्थ विकास हो पाता है और न उसके शरीर से विभिन्न मलों, प्रदूषणों और विषों का सही विसर्जन ही हो पाता है।

आप जान ही चुके हैं कि मुंह से लेकर मलद्वार तक हमारे शरीर के अनेक अवयव पाचन क्रिया के विभिन्न कार्य सम्पन्न करते हैं। भोजन को पर्याप्त लार-रस मिल जाने तक चबाना, दांतों से बारीक पीसना, आमाशय तथा पक्वाशय में भोजन के विभिन्न तत्त्वों पर विभिन्न आन्तरिक रसों की रासायनिक प्रक्रिया सम्पन्न कराना, शरीर के विकास, स्वास्थ्य और उसकी क्रियाशीलता को बनाये रखने के लिए उचित मात्रा में रक्त व चर्बी आदि का निर्माण करना, उनका समुचित शोषण कर शरीर में उसका सही वितरण करना, अन्त में बचे हुए दूषित तथा अनुपयोगी पदार्थों को पूरी तरह शरीर से बाहर निकालना आदि समस्त कार्य पाचन क्रिया के अन्तर्गत आते हैं। यदि इन क्रियाओं में कहीं भी कोई कमी रह जाये अथवा त्रुटि हो जाये, तो शरीर में रोग पनपने लगते हैं।

पाचन क्रिया की श्रेष्ठता के लिए मल विसर्जन ही प्रमुख और महत्त्वपूर्ण कार्य है। मल विसर्जन के अनेक द्वार हैं, अनेक प्रकार हैं। कहीं भी, किसी भी स्थान पर, किसी भी प्रकार का मल रुका या मल ने क़ब्ज़ा जमाया, तो उसे क़ब्ज़ अथवा कोष्ठबद्धता ही कहेंगे। वैसे इन शब्दों का उपयोग सिर्फ़ आंतों में मल जमा होने के लिए ही किया जाने लगा है।

पाचन के समय भोजन में नब्बे प्रतिशत जलीय अंश मिल जाता है। इस जलीय भाग को सोखने तथा मल निष्कासन के दो कार्य बड़ी आंत के ही होते हैं। वैसे तो यह पूरी-की-पूरी बड़ी आंत ही कोष्ठबद्धता का स्थान है, परन्तु प्रमुखतः अन्त्रपुट, श्रेणिगा बृहदन्त्र और मलाशय ही मल को रोकने में सक्षम होते हैं।

भोजन का अनुपयोगी और बचा हुआ भाग मलाशय में पहुंचकर कुछ देर तक रुकता है तथा इसके पर्याप्त मात्रा में संगृहीत होते ही इसके बाह्य तन्तु बार-बार फैलने-सिकुड़ने लगते हैं। इन तन्तुओं की यही बेचैनी हमें मलत्याग की सूचना देती है।

भोजन और जल के अलावा वायु भी हमारे शरीर का पोषण करती है। अतः वायु के दूषित तत्त्व भी शरीर से बाहर निकलना चाहते हैं। कुछ वायु हमारी आंतों में भी पहुंचती है। बड़ी आंत में पहुंचते ही मल का पानी सोखा जाने लगता है। कड़ा मल आंतों में आसानी से आगे नहीं बढ़ पाता। इस समय आंतों में प्रतिष्ट वायु इस रुकने वाले मल को धक्का देकर आगे बढ़ाने में सहायक होती है। जब

मल कुछ अधिक कड़ा होता है तो आंतों की वायु मल के बीच के रन्ध्र भागों से आगे निकलकर मलद्वार से ध्वनि करती हुई बाहर निकलती है।

मलद्वार से निकलने वाली दूषित वायु को ही पाद भी कहा जाता है। पाद का दूसरा अर्थ यह भी है कि आंतों से जो मल निकाल दिया जाना था, वह अब भी आंतों में ही रुका है। पाद उस रुके हुए मल की सूचना दे रहा है। देहात के अशिक्षित लोगों में एक कहावत प्रचलित है—"जब तक पादने से ही काम चल जाता है तब तक मलत्याग की ज़रूरत ही नहीं है।" वास्तव में इस कहावत को हम सब अपने जीवन में चरितार्थ होते देखते ही हैं। दूषित वायु के निकल जाने से हमारी आंतों पर बना हुआ मल का दबाव कुछ देर के लिए हलका-सा पड़ जाता है। बस, यही वह कारण है कि कोष्ठबद्धता की शुरुआत हमारे शरीर में हो जाती है और यह आदत बचपन से ही निर्मित होती है।

वास्तविक कोष्ठबद्धता

कभी-कभी अति श्रम, एक समय या पूरे दिन भोजन न करने से, रात-भर जागने से अथवा कम मात्रा में पानी पीने से दूसरे दिन या तो समय पर मल का दबाव ही नहीं बनता या फिर काफ़ी कड़ी गोटियों के रूप में मल कठिनाई से विसर्जित होता है। ऐसे मल की मात्रा भी थोड़ी ही हुआ करती है। अधिकांश लोग इसे ही क़ब्ज़ या कोष्ठबद्धता मानते हैं। हम भी इसे क़ब्ज़ तो कहते हैं, परन्तु इसे स्थितिजन्य और अल्पकालिक ही मानते हैं।

आयुर्वेद और योग की मान्यताएं भिन्न हैं। इनकी मान्यता है कि लगभग एक सौ पचास सेण्टीमीटर लम्बी यह पूरी बड़ी आंत ही कोष्ठबद्धता का स्थान है। विलम्ब से मल त्याग की आदत के कारण जब मल किसी एक स्थान पर रुक जाता है तब छोटी आंत से आने वाला गीला और चिपचिपा मल उसके पिछले भाग में रुका रहने को विवश होता है। मल त्याग के कारण स्थान रिक्त होने पर ही यह मल आगे बढ़ता है। काफ़ी देर तक एक ही स्थान पर रुके रहने के कारण इस पतले और चिपचिपे मल की पतली-सी तह आंत की भीतरी सतह पर चिपकी रह जाती है। बार-बार यही स्थिति आने से यह पतली तह धीरे-धीरे मोटी और कड़ी, पोली नली के समान होती जाती है। वास्तव में यही स्थिति असली और स्थायी कोष्ठबद्धता है।

हम जीवित रहने के लिए भोजन तो प्रतिदिन और दो-तीन बार करते ही जाते हैं, जबकि मल विसर्जन चौबीस घण्टों में सिर्फ़ एक बार ही करते हैं। प्रतिदिन बनने वाले इस मल का अधिकांश भाग तो आसानी से जमे हुए मल के पाइप के बीच के पोले भाग से आगे जाता रहता है, परन्तु शेष भाग इस मल के पाइप

की लम्बाई को तथा पाइप के अन्दरूनी भाग की मोटाई को क्रमशः बढ़ाता ही जाता है। इस प्रकार आंतों की कार्यक्षमता तथा मल के बीच का सम्बन्ध इस कृत्रिम पाइप के कारण विच्छेदित हो जाता है। यह भयंकर कोष्ठबद्धता ही हमारे शरीर की रुग्णता, शक्तिहीनता तथा वृद्धावस्था का कारण बनती है।

कोष्ठबद्धता किसी भी कारण से क्यों न हुई हो, हुई तो हमें ही है। जब क़ब्ज़ हो ही गया है, तो इसके परिणाम भी हमारे इस शरीर को ही भोगने होंगे। अब जबकि हमने क़ब्ज़ होने के अधिकाधिक कारण जान ही लिये हैं, तो क्यों न इन कारणों को यहीं रोक दें? साथ ही ऐसा मार्ग क्यों न अपनायें कि पुराने संगृहीत इस पाप (मल) का विनाश हो जाये?

कठिनाइयां-ही-कठिनाइयां

जी हां, हमारे इस ऊंचे इरादे के मार्ग में कठिनाइयां-ही-कठिनाइयां हैं। किसी भी पद्धति के चिकित्सक के पास इस मल के पाइप को निकालने की कोई विधि नहीं है। ज़रा ग़ौर कीजिये कि कोष्ठबद्धता को हटाने के क्या तरीक़े इस्तेमाल में लाये जायेंगे?

एलोपैथी, आयुर्वेद या यूनानी पद्धति में आपको रेचक दिये जायेंगे। इससे आपको जुलाब या पतले दस्त आयेंगे। शरीर से पानी की काफ़ी मात्रा इन दस्तों के साथ निकल जायेगी। फलस्वरूप आप बाद में कमज़ोरी महसूस करेंगे। तीव्र वेग से निकलने वाले ये दस्त आमाशय और छोटी आंत को तो ख़ाली कर देंगे, परन्तु बड़ी आंत में बनी हुई मल के पाइप के बीच से ये दस्त यों ही आगे बढ़ जायेगा। इस पाइप का कुछ भी न बिगाड़ पायेगा, वास्तविक क़ब्ज़ तो वहीं रहेगा। दस्तों की मात्रा से कमज़ोरी मुफ़्त में गले पड़ेगी।

एक थोड़ा-सा ठीक दूसरा इलाज है—एनीमा। इसमें आपके मलद्वार से एक नली डालकर आपकी बड़ी आंत में पानी चढ़ाया जायेगा। यह पानी मलाशय में रुके हुए मल को घोलकर मलद्वार से वेगपूर्वक बाहर निकाल देगा। इस विधि से आपको बाद में कमज़ोरी भी नहीं आयेगी। हां, एनीमा का पानी भी आंत के अन्दर बने हुए मल के पाइप पर कोई प्रभाव नहीं डाल सकेगा।

वास्तव में कोष्ठबद्धता द्वारा बनाये गये इस मल के पाइप को हटाना इतना आसान भी नहीं है। निरन्तर शुष्कता और गीलेपन के कारण इस पाइप की दीवारें काफ़ी मज़बूत, चिकनी और कठिनाई से घुलनशील हो जाती हैं। इसलिए ऐसी कठिन बीमारी का इलाज भी कठिन ही है।

मल के बने हुए पाइप के कारण आंतों की मांसपेशियां कोई कार्य या उपयोग न होने से निष्क्रिय और मृतप्राय-सी हो जाती हैं। इनकी प्राकृतिक लोच तथा

जल शोषण क्षमता में भी कमी आ जाती है। अधिक समय तक बैठे रहने का कार्य करने तथा आंतों पर शरीर के ऊपरी भाग का निरन्तर झुकाव तथा बोझ पड़ने के कारण आंतों में कड़ापन आ जाता है।

प्राकृतिक चिकित्सा विधि के उपवास, पेट पर गीली गरम लपेट तथा एनीमा आदि के सम्मिलित उपचार से इस कोष्ठबद्धता को काफ़ी कम किया जा सकता है; परन्तु आज का आधुनिक आदमी इतने लम्बे और कष्टकारी उपचार के लिए धैर्य कहां से लाये?

योगासनों के द्वारा भी चिकित्सा की जा सकती है, जो तुरन्त और स्थायी लाभकारी सिद्ध होगी; परन्तु योगासन के व्यायाम बताने से पहले आपको सन्तुलित दिनचर्या के बारे में कुछ जानकारियां दे रहे हैं। यदि आप इनमें से अधिकांश का नियमित रूप से पालन करेंगे तो सिर्फ़ एक माह के भीतर ही इनके सुपरिणाम देखकर चकित रह जायेंगे।

दिनचर्या

कोष्ठबद्धता कैसी भी भयंकर हो, उसके कारण कितने भी भीषण-से-भीषण रोग आपको क्यों न हो गये हों, जीवन कितना भी व्यस्त क्यों न हो, स्वास्थ्य कितना भी नाज़ुक हो गया हो, यदि आपने निम्नलिखित दिनचर्या का पालन किया तो आप शत-प्रतिशत स्वास्थ्यलाभ करके ही रहेंगे और आपको आशापूर्ण, उत्साहजनक शक्ति मिलेगी।

आज से ही आप अपने द्वितीय भोजन को सायंकाल पांच से सात बजे के भीतर ही निपटा लीजिये। भोजन के तत्काल बाद कोई गरम पेय चाय या दूध अथवा सूप अवश्य पीजिये। रात्रि का अन्धकार घिरने के कुछ पहले भोजन अवश्य ही समाप्त कर लें।

भोजन के बाद एक-दो फर्लांग पैदल अवश्य ही चलिये, घूमिये। उसके बाद अपने व्यवसाय से सम्बन्धित कार्य यदि शेष हों या आवश्यक ही हों, तो अवश्य ही निपटा डालिये। इस बीच एक-दो गिलास पानी अवश्य पीजिये।

रात्रि नौ बजे तक अपने व्यावसायिक व दैनिक कार्यों से मुक्ति पा लेने का स्वभाव ही बना लीजिये। सभी प्रकार से भार-मुक्त होकर एक घण्टा मनोरंजन, मेल-मिलाप, धार्मिक कार्य, प्रभु-भजन आदि जो भी आपको रुचिकर हो, अवश्य कीजिये।

रात्रि को दस बजे के आसपास अपने शयनकक्ष में लौट आइये। ढीले व सुविधाजनक वस्त्र पहनकर बिस्तर पर सीधे लेट जाइये। हाथ-पैर बिलकुल ही ढीले छोड़ दीजिये। अपनी सांसों के ऊपर ध्यान केन्द्रित कीजिये। श्वास को भीतर

खींचते हुए पेट को यथासम्भव फुलाइये। कुछ सैकण्ड तक सांस रोके रखिये। फिर धीरे-धीरे सांस बाहर निकालिये। इतनी सांस निकाल दीजिये कि आपका पेट लगभग पिचक ही जाये। कुछ देर श्वास बाहर ही रुकी रहने दें। पुनः सांस भरते हुए पेट फुलायें व सांस छोड़ते हुए पिचकायें। कुछ मिनट तक पूरी एकाग्रता से यही क्रिया दोहराइये।

आपको तत्काल नींद आ जायेगी। यदि अनिद्रा भी है तो भी कुछ ही दिनों के इस अभ्यास के बाद आपको स्वतः ही गहरी नींद आने लगेगी। अब मर्ज़ी आपकी है कि आप चार बजे तक ही सोयें, पांच बजे तक सोयें या छः बजे तक सोयें। बस, बेहतर यही है कि आप सूर्योदय के एक-आध घण्टे पूर्व ही बिस्तर अवश्य छोड़ दें।

1. बिस्तर छोड़ने के पूर्व पीठ के बल सीधे लेटें। सिर के नीचे से तकिया हटा दें। पूरा शरीर, सिर से लेकर पैरों तक, ज़मीन के समानान्तर रहे। पूरे शरीर को इसी स्थिति में जितना अधिक-से-अधिक तान सकें, अवश्य ही तानें। दस-पन्द्रह सैकण्ड इसी गहरे तनाव में रखकर शरीर को इतना ढीला छोड़ दें कि वह मुर्दे के भांति अनियन्त्रित विश्राम की स्थिति में निश्चेष्ट पड़ा रहे।

2. दोनों हाथ शरीर के बाज़ुओं से सटे हों तथा दोनों पैर भी आपस में एक-दूसरे से सटे हों व पैरों के पंजे बाहर की ओर सटे हुए ही ताने जायें। पुनः शरीर को तानें व ढीला छोड़ें। यही क्रिया लगभग छः बार दोहरायें। इससे आपके शरीर की मांसपेशियां और नस-नाड़ियां तथा अन्दरूनी शारीरिक अवयव यथास्थान व्यवस्थित तथा सक्रिय हो जायेंगे।

3. अब पलंग या कोहनियों का सहारा लिये बिना ही कमर से ऊपर के भाग को बिस्तर से ऊपर उठाते हुए बैठ जायें। पैर आपस में वैसे ही सटे हुए, लम्बाई में फैले, बिस्तर पर ही रहें। पेट में भरपूर सांस भरते हुए हाथ सिर के ऊपर उठायें, भुजाएं कान से सटी रहें। इसी स्थिति में कमर से ऊपरी भाग को ऊपर की ओर खींचें। अब सांस धीरे-धीरे छोड़ते हुए, हाथों को कानों से वैसी ही सटी हुई हालत में सिर सहित झुकाते हुए, हाथों की अंगुलियों को पैरों के अंगूठों से स्पर्श कराने का प्रयास करें। इस झुकी हुई हालत में पेट में सांस बिलकुल न रहे। अब पुनः सांस भरते हुए हाथों को सिर के ऊपर उठाते हुए पूर्ववत् स्थिति में पहुंच जायें। इसी प्रकार क्रिया सहित पांच-छः बार सांस छोड़ते हुए पैर की अंगुलियां हाथों से छुएं। सांस भरते हुए वापस ऊपर उठते जायें।

4. अब दोनों हाथों की हथेलियों को आंखों के सामने फैलाकर कुछ देर तक निहारें। इन निहारी हुई हथेलियों का अपनी आंखों पर स्पर्श करायें। पूरे मुखमण्डल पर इनका हलका-सा स्पर्श करते हुए घुमायें। बिस्तर छोड़ दें।

5. बिस्तर छोड़कर, एक लोटे में शीतल जल, जो अति ठण्डा न हो, लें। खुली हवा में आकर इस पानी का एक भरपूर घूंट भरकर, मुंह बन्द कर लें। इस तरह मुंह में पानी भरे हुए ही, लोटे का पानी चुल्लू में ले-लेकर, दोनों आंखों में बीस-बीस छींटे आंखें खुली रखते हुए ही मारें। पहले आंखें साफ़ करें, फिर मुंह का थोड़ा-सा पानी बाहर गिराकर अपने दांतों और मसूढ़ों की अच्छी तरह मालिश करें। मुंह का शेष पानी गिराकर अंगुलियों से जीभ साफ़ करें। एक-दो कुल्ले पानी और भरकर मुंह साफ़ कर लें या गरारा करें।

6. यदि आपके पास लगभग एक लीटर पानी समा सकने योग्य तांबे का लोटा हो तो अति उत्तम है। न हो तो किसी भी धातु के लोटे में शुद्ध जल भरकर अच्छी तरह ढंककर रात को सोने के पहले ही रख दें अथवा प्रातः लगभग एक लीटर पानी गरम करें। शरीर के ताप से लगभग दस सेण्टीग्रेड अधिक गरम जल यानी गुनगुना पानी धीरे-धीरे सीधे खड़े होकर पी जायें। पानी पीने के बाद चाहें तो ब्रश करते हुए या वैसे ही, दस-पन्द्रह मिनट खुली हवा में भ्रमण करें। सूर्योदय के पूर्व वातावरण की हवा में शहरी प्रदूषण की मात्रा बहुत कम रहती है। इस खुली हवा में गहरी सांसें लेते हुए टहलते रहें। हर सांस के साथ पेट भरपूर फुलाना और हर उच्छ्वास के साथ पेट पूरी तरह पिचकाना न भूलें।

7. कुछ दिनों के अभ्यास से उपर्युक्त विधियों का पालन करने पर आपके पेट में, पन्द्रह-बीस मिनट बाद ही मलत्याग का भरपूर दबाव उत्पन्न होने लगेगा। स्मरण रखें, पेट में घनीभूत दबाव बनाकर, उषापान के बाद आंतें बहुत अच्छी तरह साफ़ होने लगती हैं। अब आप मलत्याग करें। मलत्याग के समय अपने दोनों घुटने मोड़कर पेट से सटा लें। दोनों कोहनियों को घुटनों का सहारा दें। हथेलियां ठुड्डी के नीचे से ऊपर की ओर जबड़े को दबाव देती हुई गरदन को घेरती हों। इससे आपके दांतों के अनेक कष्ट भी दूर होंगे तथा साथ ही आंतों से मल भी अच्छी तरह बाहर निकलेगा।

इस प्रकार क़ब्ज़ व पाचन के रोगों से आपको काफ़ी अंश तक छुटकारा मिल जायेगा व शक्ति बढ़ेगी।

उपर्युक्त विधि से आंतें अच्छी तरह साफ़ कर लेने के बाद ही आपको योगासन करने की सलाह दी जाती है। शौचादि से निपटकर आप चाय, दूध या पानी का एक गिलास और ले लें तो योगासन के बाद मूत्राशय की अच्छी तरह सफ़ाई करने का सुयोग भी मिलेगा। अब आगे बताये गये योगासनों में से कोई भी तीन अथवा अधिक अथवा अपनी व्यस्तता के अनुरूप कम समय वाले अवश्य ही कीजिये। सिर्फ़ इतना ध्यान रखें कि योगासन के एक घण्टे बाद ही स्नान करें। यदि पूर्व में ही स्नान कर लिया है तो बाल और शरीर अच्छी तरह सुखाकर शरीर की

हलकी-सी मालिश अवश्य कर ली गयी हो।

शरीर की स्थिति यानी घुमाव व मोड़ की क्षमता के अनुरूप ही योगासन करें। शरीर के साथ ज़रा भी ज़ोर-ज़बरदस्ती न करें। धीरे-धीरे ही करें। सांस का क्रम बनाये रखें। यदि आसनों से ज़रा भी थकान महसूस होने लगे तो उपर्युक्त बिन्दु एक तथा दो की निधि से शवारान द्वारा बीच-बीच में विश्राम अवश्य ही करते जायें। इससे आपको अवश्य ही पूर्ण लाभ होगा।

शवासन लेटकर किया जाने वाला विश्राम है और थकान हर हालत में आती ही है, फिर वह यह नहीं देखती कि आप खेल रहे थे, नाच-गा रहे थे, बैठे-बैठे बिना श्रम के सिर्फ़ लिखा-पढ़ी कर रहे थे या फिर कोई बोझ उठाने वाली कड़ी मेहनत कर रहे थे। थकान जब आती है तो शरीर का पोर-पोर दुखने लगता है। सिर भन्नाता है, आंखों के आगे अंधेरा-सा छाने लगता है। ये सब गहरी थकान के लक्षण हैं। थकान गहरी हो या हलकी, आख़िर है तो थकान ही और हर थकान का एक ही इलाज है—विश्राम, पूर्ण विश्राम; ताकि आप तरोताज़ा हो सकें, नये उत्साह और भरपूर शक्ति से फिर से काम कर सकें।

शवासन तो एक विधि है, लेटकर विश्राम करने की सर्वोत्तम विधि; परन्तु हर जगह लेटकर विश्राम करना न सभ्यता है और न सहज सुलभ ही है। अतः बैठे-बैठे या खड़े-खड़े विश्राम कर लेना भी एक रहस्य है, टेक्नीक है। कहते हैं, घोड़ा कभी बैठता नहीं है। काफ़ी थकान के बाद भी खड़ा ही रहता है। गधा लोटकर ही विश्राम पाता है। कुत्ता अपने आपको तानकर, ऐंठकर ही, अपने आपको तरोताज़ा कर पाता है। आप इन सबके मिले-जुले तरीक़े अपने अनुभव से परिष्कृत कर उपयोग में ला सकते हैं।

विश्राम की वास्तविक टेक्नीक है—पहले पूरे शरीर को भरपूर तानिये। थोड़ी देर तक ताने रखकर एकदम मुर्दे की तरह ढीला छोड़ दीजिये। एक-दो बार यही क्रिया दोहराइये, फिर पांच-सात मिनट के लिए शरीर को बिलकुल ही निढाल छोड़े रखिये। यह विधि कुरसी पर, चबूतरे या पत्थर पर बैठकर करने की है।

खड़े-खड़े विश्राम करना हो तो शरीर के एक-एक अंग को एकदम ढीला रखते हुए, इस तरह थरथराइये व कंपाइये कि रोम-रोम हिल जाये। हर जोड़ को, हर अंग को ढीला छोड़े हुए ही एकदम हिलाइये। सिर्फ़ पांच मिनट में ही इस प्रक्रिया से आपकी थकान भाग जायेगी। परन्तु स्मरण रखिये, विश्राम के ये तरीक़े साधारण उपचार ही हैं। थकान का स्थायी उपचार तो लेटकर, गहरी नींद लेने से ही सम्भव हो सकता है।

ध्यान रखिये कि योगासनों से भी थकान न आने पाये। यदि आ ही जाये तो तत्काल विश्राम के द्वारा उसे दूर करने के बाद ही नये आसन करें। इसीलिए

प्रातःकाल के योगासनों का अपना अलग ही महत्त्व है।

अन्तिम स्मरणीय बात है आपका दैनिक भोजन। भोजन कैसा हो, कितना हो, ताज़ा हो कि बासी हो आदि अनेक प्रश्न आप कर सकते हैं। सबका सिर्फ़ एक ही जवाब है। यदि आपने इसका पालन कर लिया तो कम-से-कम क़ब्ज़ तो नहीं होगा।

आप पढ़ ही चुके हैं कि भोजन में लिये गये मीठे पदार्थ ग्लूकोज़ और ग्लाईकोजिन में बदलकर, रक्त में मिलकर हमारे शरीर के कोशों तक पहुंचा दिये जाते हैं। ये कोश सांस द्वारा ली गयी ऑक्सीजन से मिलकर, इस ग्लाइकोजिन को जला देते हैं। फलस्वरूप हमारे शरीर में सदैव ही एक निश्चित तापक्रम 97 से 98 डिग्री फैरनहाइट बना रहता है। यह तापक्रम रक्त को जमने से रोककर उसे सतत प्रवाहशील बनाये रखता है। इसके साथ ही ग्रन्थियों द्वारा निर्मित व पाचन के लिए उपयोगी रस रासायनिक द्रवों को भोजन के तत्त्वों से, शारीरिक स्वास्थ्य के लिए आवश्यक तत्त्वों का निर्माण करने हेतु रासायनिक प्रक्रिया करता है। यदि आपने रसायन विज्ञान पढ़ा है तो निःसन्देह जानते होंगे कि एक निश्चित तापक्रम प्राप्त होते ही ये रासायनिक द्रव अपनी तीव्रतम रासायनिक प्रक्रिया करते हैं।

अतः बासी, अधिक कड़ा व निष्प्रयोजन भोजन कदापि न करें। इसे हज़म करने में पाचन अंगों की बहुत-सी शक्ति व्यर्थ ही व्यय होगी और आप थके-थके व निरुत्साहित रहेंगे।

आपका भोजन ताज़ा हो। शरीर के तापक्रम से थोड़ा-सा अधिक गरम हो। शीघ्र चबाने और पर्याप्त लार मिलाने योग्य हो। आसानी से भोजननलिका द्वारा सरकाने योग्य हो।

रह गयी मात्रा की बात, सो हम पहले ही बता चुके हैं कि आपके आमाशय की धारणा शक्ति के अनुसार आधा पेट भोजन से व एक-चौथाई भाग पानी या द्रव पदार्थों से भरा जाये तथा एक-चौथाई भाग हवा के लिए रखा जाये।

प्रत्येक मौसम में यदि भोजन के आधे पेट लायक़ अनुपात निर्धारित करना हो तो इस प्रकार कीजिये—

चौथाई भाग अन्न और दालें यथासम्भव साबुत दानों से निर्मित, चौथाई भाग सब्ज़ियां, चौथाई भाग मौसमी फल और शेष चौथाई भाग में सिर्फ़ दुग्ध उत्पादन तथा वांछित शहद, गुड़, देशी खांड आदि मीठा ही लिया जाये। अब आपको भोजन के एक घण्टे पूर्व से एक घण्टे बाद तक ज़रा भी पानी पीने की आवश्यकता नहीं है। सिर्फ़ मुंह धोयें और कुल्ला करें।

लेटकर किये जाने वाले योगासन

यहां आपको कुछ ऐसे सरल योगासनों की जानकारी दी जा रही है, जिनमें ज़रा-सी भी शारीरिक हानि नहीं है। स्पॉण्डीलाइटिस के रोगी भी इन्हें बिना किसी चिन्ता के कर सकते हैं। क़ब्ज़ को दूर करने और पाचन अंगों को स्वस्थ व सक्षम बनाने हेतु ये आसन सर्वोत्तम कहे जा सकते हैं।

यकृत-प्लीहा आसन

नामकरण–यकृत और प्लीहा के रोगों को दूर करने की क्षमता के कारण ही इसे यकृत-प्लीहा आसन कहा गया है।

लाभ–1. यकृत और प्लीहा की कार्यक्षमता एवं रसों के निर्माण में सन्तुलन स्थापित होता है। शरीर में पहुंचे शर्करा के अधिक तत्त्व को ग्लाइकोजिन में बदलकर सुरक्षित रूप से संगृहीत करने की क्षमता विकसित होती है।

2. उदर की मांसपेशियां ढीली, स्वस्थ व सक्रिय होकर बढ़ा हुआ पेट छोटा होता है।

3. बड़ी व छोटी आंतों में मल आगे धकेलने की शक्ति का विकास होकर क़ब्ज़ नष्ट होता है।

4. उदर के भीतरी ज्ञानतन्तु सचेष्ट होकर, पाचन क्रिया तीव्र होती है।

सावधानी–यह आसन केवल ख़ाली पेट ही करें। पसलियों पर कम तथा उदर भाग पर ही दबाव बनायें। मलत्याग के समय बैठे-बैठे भी यह क्रिया करना लाभदायी होता है।

विधि–समतल भूमि पर अथवा लकड़ी के तख़्त पर चौपरत कम्बल बिछा कर, पीठ के बल उस पर लेट जाइये। पैरों को पेट की ओर सिकोड़ते हुए अपनी एड़ियों को नितम्बों से सटा लीजिये। जांघें, घुटने, पैर तथा पंजे आपस में एक-दूसरे से सटाये रखिये। गहरी सांस भरकर पेट को भरपूर फुलाइये। कुछ देर तक सांस को अन्दर ही रोके रहिये। फिर धीरे-धीरे सांस बिलकुल बाहर निकाल दीजिये। अब पेट की दीवार को पीठ की ओर सटाने का प्रयास करते हुए पेट को कुछ देर तक पिचकाये रखिये। यही क्रिया इसी क्रम से तीन-चार बार अवश्य दोहराइये।

अपनी दोनों कोहनियां बाज़ू में इस प्रकार फैलाइये कि आपकी हथेलियां कमर पर जम सकें। दोनों हाथों के अंगूठे पीठ की ओर तथा शेष अंगुलियां पसलियों को छूती हुई पेट व नाभि के ऊपरी मुलायम भाग को ढंक लें। अब इन हथेलियों को यकृत और प्लीहा पर दबाव बनाते हुए, दोनों बाज़ुओं से इस प्रकार दबाइये

कि दर्द न हो, परन्तु यकृत और प्लीहा पेट के मध्य भाग की ओर खिसकते हुए प्रतीत हों। इस प्रकार दस-बारह बार दबाने और शिथिल छोड़ देने की क्रिया दोहराइये।

इस बार पेट दबाते समय सांस पूरी तरह बाहर निकाल दीजिये तथा शिथिल छोड़ने के बाद सांस भरकर पेट को यथासम्भव फुला लीजिये, ताकि दोनों अवयव सक्रिय हो सकें।

कटि ऊर्ध्वासन

नामकरण—कटि भाग को ऊपर उठाने के कारण ही इसे कटि ऊर्ध्वासन कहा गया है।

लाभ—1. कटि प्रदेश पतला, सुन्दर और सुदृढ़ होता है। कमर का दर्द भी दूर भागता है।

2. छोटी आंत व बड़ी आंत की मल विसर्जन क्रिया को उत्तेजित करता है।

3. घुटने, जांघें व पिंडलियां सुदृढ़ होती हैं, इनकी थकान दूर होती है।

4. गुर्दों की कार्यक्षमता विकसित होकर अधिक मूत्र बनना रुकता है।

5. महिलाओं के गर्भपात व अति रजस्राव को रोककर उन्हें शक्ति प्रदान करता है।

निषेध—रीढ़ की ख़राबी वाले मरीज़ किसी चिकित्सक से पूछकर ही यह आसन करें।

विधि—भूमि अथवा समतल तख़्त पर चौपरत कम्बल बिछाकर उस पर पीठ के बल लेट जाइये। पैरों को घुटनों से मोड़ते हुए दोनों पैरों की एड़ियां नितम्बों के पास लाकर सटा लीजिये। दोनों हाथों की अंगुलियों से अपनी-अपनी ओर की एड़ियों को छूते या पकड़े रहिये।

घुटने, जांघें तथा पैर आपस में यथासम्भव सटे हुए रखिये। अब सांस भरते हुए धीरे-धीरे नितम्बों तथा कमर को यथासम्भव ऊपर उठाइये। कन्धे तथा हाथ और पीठ का गरदन के पास वाला भाग यथास्थान पृथ्वी से ही सटा रहे। छाती से लेकर घुटनों तक शरीर का ऊपरी भाग सीधी रेखा में सन्तुलित रखिये। शरीर के पिछले भाग का पैरों से 45 अंश का कोण बने।

भरी हुई सांस जब तक रोक सकें, इसी स्थिति में रोके रहें। बाद में सांस छोड़ते हुए नितम्ब नीचे की ओर लायें तथा पृथ्वी पर रखकर थोड़ा विश्राम करें। पुनः सांस भरते हुए ही पहले जैसी स्थिति बनायें। इस क्रिया को दस से बारह बार तक अवश्य करें।

साधार विपरीतकरणी मुद्रा

नामकरण—शरीर जब किसी विशिष्ट स्थिति में निश्चित आकृति धारण कर लेता है तब उस आकृति के आधार पर उसका नामकरण कर देने की परम्परा है।

प्रस्तुत विधि में कोई आकृति नहीं बनती। सहारे के लिए पटिये को आधार बनाया गया है, अतः स+आधार = साधार। शरीर को विपरीत स्थिति में स्थित किया गया है, अतः विपरीतकरणी। आंतों की शक्ति और मल की प्रवाह क्षमता में विकास का ध्यान रखा जाना है। अतः मुद्रा। इस प्रकार इसे साधार विपरीतकरणी मुद्रा कहा गया है।

लाभ—1. आधार प्राप्त होने से न तो थकान आती है, न गिरने-लगने का भय रहता है।

2. शरीर के विपरीत स्थिति में रहने से रक्त का प्रवाह आसानी से हृदय की ओर होता है। इस प्रकार हृदय के पम्प को विश्राम मिलता है तथा रक्त वाहिनियां शुद्ध व स्वस्थ होती हैं।

3. पेट की आंतों की सहज मालिश होने से उनकी कार्यक्षमता विकसित होती है।

4. जिनके पेट आगे बढ़े हुए हों अथवा पेट की चमड़ी मोटी हो गयी हो, उन्हें इस मुद्रा से पेट को मुलायम और स्वस्थ-सपाट बनाने में भारी सहायता मिलती है।

5. उदर के जो हिस्से ग़लत उठने, बैठने व चलने की आदत के कारण अपने प्राकृतिक स्थान से नीचे खिसक कर पेट को कुरूप बना देते हैं, उन्हें प्रकृति की गुरुत्वाकर्षण शक्ति ही पुनः खींचकर सही स्थान पर पहुंचा देती है।

6. ज़रा से श्रम से हांफ जाने वाले लोग तथा श्वास और दमा के रोगी इस क्रिया से आशाजनक लाभ उठा सकते हैं। स्वस्थ लोगों में अधिक ऑक्सीजन सोखने की क्षमता बढ़ती है।

7. आमाशय, क्लोम ग्रन्थि, अग्नाशय तथा गुर्दों की क्षमता में वृद्धि होती है। यकृत और प्लीहा से स्रवित होने वाले रसों में सन्तुलन तथा क्षमता में वृद्धि होती है।

8. क़ब्ज़ दूर करने का सर्वोत्तम उपाय है।

9. अपच, पतले दस्त व भोजन में अरुचि आदि शिकायतें दूर होती हैं।

निषेध—हाई ब्लडप्रेशर और कमज़ोर हृदय वालों के लिए यह साधार तथा विपरीतकरणी मुद्रा वर्जित है। अतः हम ऐसे रोगियों को ज़मीन पर सीधे लेटकर कमर, नितम्ब तथा पैरों को अधिकतम तीस सेण्टीमीटर ऊंचाई तक तिरछा रखने

की ही सलाह देते हैं। ये रोगी इस स्थिति में पांच मिनट से अधिक समय न लगायें।

सावधानी—पटिया तिरछा जमाते समय पैरों की ओर का सिरा पैंतालीस से साठ सेण्टीमीटर ही ऊंचा करें। पटिया मज़बूती से जमायें, ताकि लेटते या उठते समय वह खिसके नहीं, वरना चोट लग सकती है। पटिया यदि पैंतालीस सेण्टीमीटर चौड़ा तथा एक सौ अस्सी सेण्टीमीटर लम्बा हो, तो सुविधा रहेगी। पटिया पृथ्वी से 30° अंश का कोण बनाता हुआ हो।

स्वस्थ व्यक्ति या क़ब्ज़ और बड़े पेट के रोगी इस मुद्रा को दस या पन्द्रह मिनट तक करें, बाद में प्रति सप्ताह दो मिनट की वृद्धि करते हुए आधा घण्टा तक बढ़ा सकते हैं।

विधि—किसी ऊंची कुरसी या स्टूल पर एक सौ अस्सी गुणा पैंतालीस सेण्टीमीटर वाले पटिये को मज़बूती से इस प्रकार से जमायें कि वह पृथ्वी से 30° अंश का कोण बना रहा हो। इस पर चौपरत कम्बल बिछायें।

इस पटिये पर इस प्रकार लेटें कि सिर नीचे की ओर रहे तथा पैर ऊपर की ओर रहें। शरीर बिलकुल सीधा हो। दोनों हाथों की हथेलियां नाभि या पेट पर रख लें। नाभि के नीचे होने वाली हलचल का ज्ञान होने तक ध्यान में सिर्फ़ नाभि ही रहे। सांस पूरी तरह बाहर निकाल दें।

पेट में से सांस पूरी तरह निकालकर, पेट को यथासम्भव पिचकाइये। आंतों पर ध्यान जमाते हुए उन्हें पसलियों की ओर समेटने के लिए पेशीय बल लगाइये। पांच सैकण्ड बाद ही सांस भरते हुए पेट को भरपूर फुलाइये। भरी हुई सांस कुछ देर तक पेट में ही रोकिये। पुनः सांस बाहर निकाल कर आंतों को ऊपर खींचने का प्रयास कीजिये। पुनः सांस भरकर पेट को भरपूर फुलाइये। यही क्रिया दस-बारह बार तक अवश्य दोहराइये।

विधि क्रम-2—उपर्युक्त क्रिया के बाद में गहरी सांसें लेकर थोड़ी देर विश्राम कीजिये। एक रबर की गेंद का प्रबन्ध पहले से ही कर रखिये। दाहिनी हथेली में गेंद को इस प्रकार पकड़िये कि वह पेट पर घुमाते समय हथेली से बाहर न जाने पाये।

गेंद को पेट के उस भाग पर रखिये जहां दोनों ओर की पसलियां आकर मिलती हैं। अब घड़ी की सुई घूमने की दिशा में हथेली के सहारे गेंद को पेट की बाहरी सीमा पर गोल घुमाते हुए, इस गोल दायरे को क्रमशः छोटा करते हुए, नाभि के चारों ओर लाइये। नाभि पर से गेंद को घड़ी की सुई घूमने की उलटी दिशा में उसी प्रकार गोल-गोल लुढ़काते हुए नाभि के चारों ओर घुमाइये। धीरे-धीरे गेंद को लुढ़काते हुए व दायरा बढ़ाते हुए, दबाव बनाये रखकर, पेट की बाहरी सीमा से घुमाकर वापस उसी स्थान पर रोकिये।

इस तरह गेंद के दबाव से पूरे पेट की गोल-गोल मालिश पांच-छः बार उलटी-सीधी दोनों विधि से कीजिये। अन्तिम बार बाहरी दायरे से नाभि पर लाकर गेंद उठा लीजिये।

विपरीतकरणी आसन

नामकरण—शरीर की क्रियाएं मनुष्य के काफ़ी समय तक खड़े रहकर अथवा ऊर्ध्व दिशा में बैठे रहकर कार्य करने एवं पृथ्वी की गुरुत्वाकर्षण शक्ति के प्रभाव से एक ही दिशा में गतिशील रहती हैं। इन क्रियाओं को विपरीत स्थिति मिलने से बहुत विश्राम मिलता है। अतः इसे विपरीतकरणी आसन कहा जाता है। वास्तव में यह भी एक मुद्रा ही है।

लाभ—1. न्यूनाधिक मात्रा में साधार विपरीतकरणी मुद्रा के लाभ होते हैं।

2. गोनाड्स ग्रन्थियों (काम ग्रन्थियों) पर इस आसन का विशेष प्रभाव पड़ता है। अतः पुरुषों की कामशक्ति तीव्र तथा सन्तुलित होती है। शुक्राणुओं में भी वृद्धि होती है।

3. स्त्रियों के मासिक स्राव की खराबियों को दूर कर उसे नियमित करता है, गर्भधारण के योग्य बनाता है तथा बार-बार गिरने वाले गर्भ के दोषों को दूर करता है।

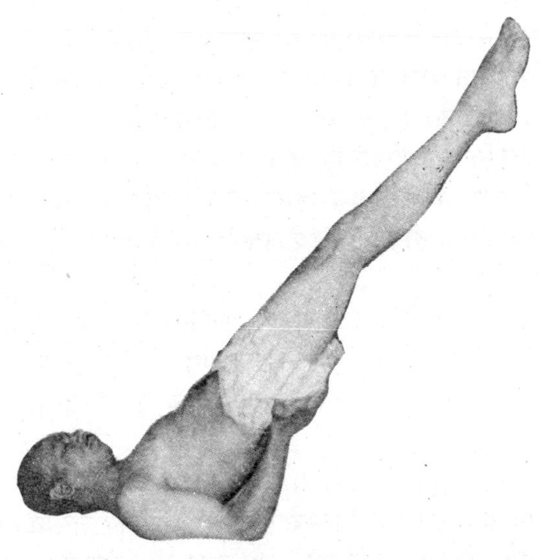

चित्र–13

4. थायराइड और पैराथाइराइड ग्रन्थियों के भी प्रभावित होने से शारीरिक विकास सन्तुलित होता है। शरीर पुष्ट और सुडौल बनता है।

5. रक्त का प्रवाह हृदय तथा मस्तिष्क की ओर होने से हृदय रोगों पर लाभ पहुंचाता है। बाल काले होते हैं। चेहरे पर ओज तथा चमक आती है। स्मरणशक्ति बढ़ती है।

6. कन्धे, गरदन व भुजाएं विशेष रूप से पुष्ट होकर, कमर के दर्द में लाभ पहुंचाता है।

सावधानी—इस आसन में पैरों का सन्तुलन बनाना कठिन होने से कभी-कभी गिर पड़ने का भय रहता है। ऐसी स्थिति में यदि एड़ियां ठोकर के साथ ज़मीन से टकरायें, तो पेट की आंतें स्थानच्युत हो जाती हैं। कमर में भी मोच आ सकती है। अतः पूर्ण सावधानी बरतें।

विधि—भारत एक ग़रीब देश है। साधन और अभावों के कारण यहां अनेक लोग रोगों से समझौता कर लेते हैं और एक दिन प्राण भी त्याग देते हैं; परन्तु अपनी सुविधा के लिए सामान्य-से-सामान्य साधन जुटाने में भी असमर्थ रहते हैं।

यदि कुरसी और लम्बे-चौड़े पटिये की व्यवस्था आप न भी कर पायें तो यह सुलभ विधि अपनाइये। इसमें पेट की सभी आंतों की मालिश की सुविधा न होने से लाभ कुछ कम है, तो कुछ ज़्यादा भी है।

समतल भूमि पर चौपरत कम्बल बिछाकर, उस पर पीठ के बल सीधे लेट जाइये। दोनों हाथ बाज़ुओं से सटे रहें तथा दोनों पैर आपस में मिले रहें। दोनों पैरों को सटाये रखते हुए व ऊपर को उठाते हुए सिर की ओर झुकाइये। अब हाथों को कोहनियों से मोड़ते हुए दोनों हथेलियों का सहारा नितम्बों और जांघों को दीजिये। कमर का भाग यह सहारा पाकर थोड़ा और ऊपर उठ जायेगा। अब पैरों को थोड़ा-थोड़ा नीचे लाते हुए लगभग 45 अंश का कोण बनाते हुए सीधा व सन्तुलित रखिये।

सिर, पीठ का ऊपरी भाग, कन्धे तथा कोहनियों तक हाथ पृथ्वी से सटे रहेंगे। कमर के आस-पास से पैरों तक शेष शरीर पृथ्वी पर तिरछा उठा रहेगा। जितनी देर शरीर को इस स्थिति में उठाये रख सकें, उठाये रखिये। सांसों का क्रम सामान्य ही रखें।

ज्यों ही सन्तुलन बिगड़ने लगे या थकान महसूस होने लगे, पैरों को पहले सिर की ओर झुकायें व हाथों को नितम्बों के नीचे से हटाकर ज़मीन से सटा दें। तब अत्यन्त सावधानीपूर्वक पहले कमर तथा उसके बाद नितम्ब भूमि पर रखें। अब अत्यन्त सावधानीपूर्वक पैरों को भूमि की ओर लायें। स्मरण रखें कि पैरों के भार

से आपकी एड़ियां ज़मीन पर ज़ोर से न टकरायें, बल्कि बहुत ही आसानी से पृथ्वी को स्पर्श करें।

सीधे लेटे हुए स्थिति में आते ही शरीर पूरी तरह शिथिल छोड़कर विश्राम करें। चार-पांच गहरी और दीर्घ श्वासें लेकर श्वास का सन्तुलन भी बना लें।

मत्स्यासन

नामकरण—पानी पर मछली की तरह निर्भर होकर तैरने की क्षमता उत्पन्न करने के कारण ही इस आसन को मत्स्यासन कहा गया है। कुछ योगी इसे सुप्त वज्रासन भी कहते हैं।

विशेष—ग़लत ढंग से उठने, बैठने, खड़े होने, चलने-फिरने और लेटने के कारण हमारी रीढ की हड्डी विकृत होने लगती है। कमर और गरदन वाले रीढ़ के गुरिये दिन-भर के कार्यों की अनिवार्यता के कारण सदैव सामने की ओर ही झुकने को विवश हो जाते हैं। अतः इन गुरियों के बीच की डिस्क्स (जो शॉक-एब्ज़ार्बर्स का कार्य भी करती हैं) विकृत होकर हमारे शरीर को अनेक प्रकार के संचालन से वंचित कर देती हैं। गले या कमर के बैल्ट भी इस स्थिति में हमारी कोई मदद नहीं कर पाते। हमें अस्वस्थ दशा में ही जीवनयापन को विवश होना पड़ता है।

जिन्हें दिन-भर कुरसी, तख़्त या भूमि पर बैठे-बैठे ही काम करना पड़ता है, आगे चलकर उन्हें ही क़ब्ज़, पेट का बाहर निकलना, बवासीर, अपच, भूख में अरुचि आदि अनेक रोगों के साथ गैस बनना जैसे दुष्ट रोगों का शिकार बनना पड़ता है। अतः मत्स्यासन ऐसे सभी लोगों के लिए वरदान सिद्ध होता है।

लाभ—1. घण्टों तक बिना थके तैरने के लिए सर्वोत्तम आसन है।

2. विपरीतकरणी का पूरक आसन होने से उसके लाभों में वृद्धि करता है।

3. मानसिक तनाव दूर करने तथा शारीरिक क्षमता बढ़ाने में श्रेष्ठ आसन है।

4. गोनाड्स ग्रन्थि को प्रभावित करने के कारण स्वप्नदोष, धातुक्षय, पुंसत्व की कमी दूर कर मुख की कान्ति में वृद्धि करता है। पुरुषों में शुक्राणुओं तथा स्त्रियों में डिम्बाणुओं की मात्रा में वृद्धि कर उन्हें प्रजनन योग्य बनाता है।

5. हायपोथेलेमस तथा पिट्यूटरी ग्लैण्ड्स को प्रभावित कर एण्टीड्यूरेटिक हार्मोन्स में वृद्धि या समन्वय कर मूत्र द्वारा विसर्जित होने वाले जल की मात्रा को सन्तुलित करता है। बार-बार मूत्र का आना रोकता है।

6. निशिष्ट प्रभाव रखने वाला यह आसन अन्य ग्रन्थियों को भी उत्तेजित कर न्यूरोहार्मोन्स में भी वृद्धि करता है। अतः केन्द्रीय नाड़ी तन्त्र और ग्रन्थि तन्त्र के

बीच सम्पर्क सूत्र बनाने में सुविधा पहुंचाता है।

7. एड्रेलिन ग्रन्थि भी इससे प्रभावित होकर आपातकालीन हार्मोन्स के रिसाव में वृद्धि करती है। फलस्वरूप मानव शरीर में सहनशीलता, शीघ्रता, संघर्ष करने की क्षमता, तीव्र गति से कार्य करने की शक्ति आदि का भी विकास होता है। हाइड्रोकार्टिजन नामक हार्मोन का रिसाव भी इसी ग्रन्थि से होता है, जो शरीर की मांसपेशियों में होने वाली ऐंठन तथा अस्थि-सन्धियों के समीप होने वाले दर्द को आश्चर्यजनक रूप से दूर करता है।

8. थायराइड तथा पैराथायराइड ग्रन्थियों को भी यह आसन उत्तेजित करता है। भोजन को पचाने और विसर्जन करने की क्रिया का नियन्त्रण ये ग्रन्थियां ही करती हैं। ये ग्रन्थियां आयोडीन के माध्यम से ऐसे अनेक हार्मोन्स उत्पन्न करती हैं जो वसा, प्रोटीन और कार्बोज़ को पचाती तथा कैल्शियम बनाती हैं। थायरेक्सीन नामक द्रव के उत्पादन में वृद्धि कर शरीर को लौह तत्त्व, फ़ास्फ़ोरस तथा आर्सेनिक की सन्तुलित मात्रा प्रदान करने में यह आसन सहायक बनता है।

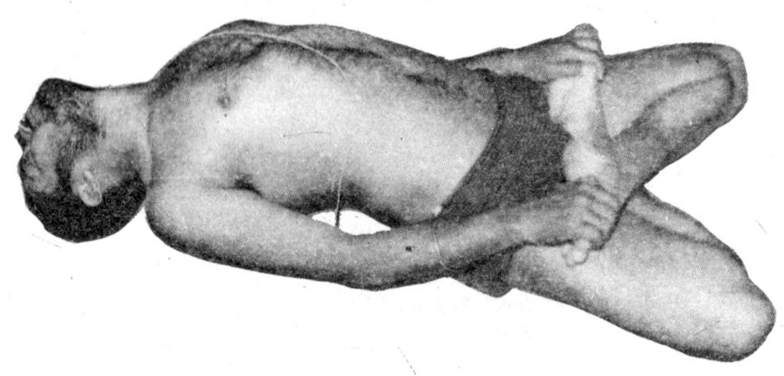

चित्र–14

9. पाचन तथा विसर्जन की लगभग सभी ख़राबियों को दूर कर शरीर को सन्तुलित विकास, स्वास्थ्य और ठहराव प्रदान करता है।

विधि—समतल भूमि पर चौपरत कम्बल इस प्रकार बिछायें कि इस पर लेटने की सुविधा भी रहे।

कम्बल के एक सिरे पर बाहर की ओर मुंह रखते हुए बैठें। शेष भाग पीठ की ओर फैला रहे, ताकि लेटते समय शरीर का कोई भाग ज़मीन को स्पर्श न करता रहे।

सामने की ओर भूमि पर दोनों पैर फैला दें। सबसे पहले दोनों हाथों से दाहिने पैर को घुटने से मोड़कर पंजे को पकड़कर, बायीं जांघ के जोड़ के पास इस प्रकार जमायें कि एड़ी उदर भाग से सटी रहे तथा पंजे की अंगुलियां जांघ के बाहरी भाग तक फैली रहें। यदि शरीर में बहुत कड़ापन है, तो एक-एक पैर को मोड़कर जांघ पर जमाने का इतना अभ्यास करें कि कम-से-कम कष्ट हो।

अब बायें पैर को घुटने से मोड़ते हुए अन्दर की ओर लायें तथा दोनों हाथों से एड़ी तथा पंजे को सहारा देते हुए दाहिनी जांघ के जोड़ पर जमायें। दोनों हथेलियों से घुटनों को ज़मीन की ओर दबाते हुए पैर की मांसपेशियों तथा जोड़ों को मुलायम तथा लचीला बनाने का अच्छा अभ्यास कर लें। अधिक कड़े शरीर वालों के लिए पद्मासन लगाना बहुत कठिन पड़ता है। अतः शरीर को लचीला बनाने के अभ्यास भी दोहरायें।

पूरी तरह पद्मासन लगाकर पर्याप्त समय तक इसी आसन में बैठे रहने का अच्छा अभ्यास हो जाने के बाद ही मत्स्यासन करें, अन्यथा पेशीय खिंचाव के कारण नयी मुसीबत खड़ी हो सकती है। मोच या दर्द की आशंका अच्छे अभ्यास से दूर करें।

अब पद्मासन में बैठे रहकर ही अपनी दोनों कोहनियां पीठ की ओर भूमि के सहारे जमाकर धीरे-धीरे अपना ऊपरी धड़ और गरदन भूमि के समीप लायें। इस तरह प्रयास करते हुए कोहनियों से शरीर को सन्तुलन देते हुए पीठ का स्कन्ध भाग कम्बल पर टिका दें। गरदन को यथासम्भव ऊपर की ओर उठाकर रखें। सांसों का क्रम सामान्य, परन्तु गहरा बनायें। भीतर सांस भरकर अधिक-से-अधिक समय तक भीतर ही रोके रखने का अभ्यास भी करें।

अवधि—मत्स्यासन का अभ्यास एक या दो मिनट प्रति सप्ताह क्रमशः बढ़ाते हुए ही दस मिनट तक बढ़ाया जा सकता है। सांस रोकने का क्रम पांच सैकण्ड से बढ़ाते हुए एक मिनट तक लाया जा सकता है। योगाभ्यास अथवा रोग निवारण के लिए वांछित तथा सुविधाजनक अवधि तक इसी आसन में रह सकते हैं।

वापसी—मत्स्यासन की पूर्ण विधि थोड़ी कष्टप्रद है, अतः अभ्यास बहुत धीरे-धीरे बढ़ायें। सबसे पहले गरदन सीधी करें व कन्धों पर शरीर को टिकायें। बाद में कोहनियों के सहारे गरदन और कन्धे उठाते हुए सीधे बैठ जायें। पहले बायां पैर खोलकर पसारें, फिर दाहिना पैर फैलायें। लेटकर शवासन में विश्राम करें।

नौकासन

नामकरण—इस आसन में शरीर ठीक नौका की तरह दिखाई देता है, अतः

इसे नौकासन कहा जाता है। कुछ योगी इसे हृदय स्तम्भासन भी कहते हैं।

विशेष—प्राचीन योगी महर्षि पतंजलि की अन्तर्दृष्टि बहुत ही सूक्ष्म और अत्यन्त व्यापक थी। आज से हज़ारों वर्ष पहले ही वे मानवीय त्रुटियों, असावधानियों और रोगों की सम्भावनाओं को जान चुके थे। आकस्मिक हृदयाघात व हृदय की कमज़ोरियों का उन्हें पूर्ण ज्ञान था। अतः ऐसे समस्त प्रकोपों से बचाने की करुणा से द्रवित होकर ही उन्होंने नौकासन का आविष्कार किया था।

लाभ—1. हृदय रोगों के स्वास्थ्य हेतु उत्तम आसन है।

2. रीढ़ के मनकों को व्यवस्थापन के साथ ही लचीला और स्वस्थ बनाता है।

3. पैरासिम्पेथेटिक नाड़ियों पर इस आसन का अनुकूल खिंचाव पड़ने से पूरा स्नायु तन्त्र सक्षम, शक्तिशाली व स्वस्थ बनता है।

4. मानसिक स्वास्थ्य तथा श्वास प्रणाली प्रभावित होकर मानवीय स्वभाव को सरल, मिष्टभाषी तथा बुद्धिमत्तापूर्ण बनाती है।

5. फेफड़ों के कोष्ठों पर भी इस आसन का उत्तम प्रभाव होता है, अतः प्राणशक्ति विकसित होकर, श्वास, दमा तथा पुरानी खांसी को ठीक करता है। फेफड़ों से होने वाले विसर्जन उत्तम तरीक़े से होने लगते हैं। फलस्वरूप रक्त-शुद्धि के साथ ही शरीर की कान्ति और ओज में वृद्धि होती है।

6. जांघों, कमर, पिण्डलियों और पैरों के दर्द में आराम मिलता है। कमर से पादतल तक जाने वाली साइटिका नाड़ी स्वस्थ होकर लंगड़ी रोग दूर करता है।

7. पाचन और विसर्जन क्रियाओं को ठीक करता है तथा गैस बनना रोकता है।

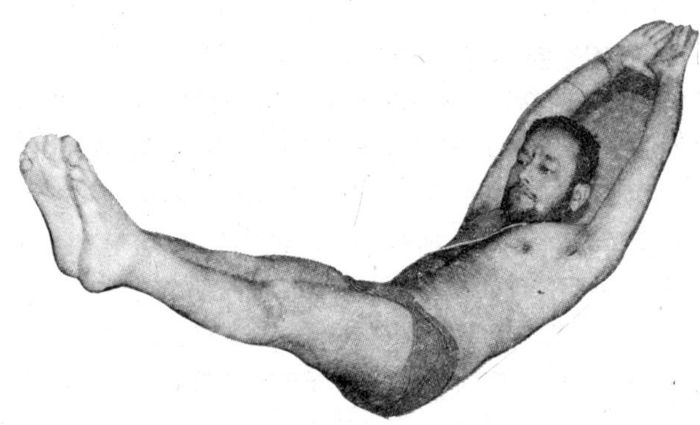

चित्र–15

विधि (1)—समतल भूमि पर चौपरत कम्बल बिछाकर उस पर पीठ के बल लेट जाइये। दोनों हाथ सिर की ओर लम्बाई में फैलाकर कानों से सटा लीजिये।

दोनों हाथों के अंगूठे आपस में एक-दूसरे में गूंथ लीजिये। पैर भी आपस में सटे रहें।

अब धीरे-धीरे श्वास बाहर निकालते हुए, कनपटी से सटे रखते हुए ही हाथों, सिर और कमर के ऊपर वाले पृष्ठ भाग को तथा पैरों, जांघों और नितम्बों को पृथ्वी से इतना ऊपर उठाइये कि दोनों उठे हुए भाग पृथ्वी से लगभग 45 अंश का कोण बनाते हों। हाथों और पैरों की अंगुलियां एक बराबर ऊंचाई तक उठी हों। अब शरीर एक नौका के समान आकृति में आ गया है।

इसी शारीरिक स्थिति में जब तक सांस को बाहर ही रोके रख सकें, रोके रहिये। सांस भरते हुए धीरे-धीरे शरीर को वापस नीचे लाकर विश्राम कीजिये।

इस क्रिया को दस-बारह बार अवश्य ही कीजिये। सांस पूरी तरह बाहर निकालकर अधिक-से-अधिक देर बाहर ही रोके रखिये। सांस छोड़ने तथा सांस रोकने की अवधि में जितनी वृद्धि कर सकें, अवश्य कीजिये। इस प्रकार प्राणायाम के अधिकाधिक लाभ उठाने का अवसर भी हाथ से मत जाने दीजिये।

दूसरी विधि (2) —नौकासन की ही एक अन्य विधि और भी है, जिसमें शरीर ठीक विपरीत स्थिति में नौका का आकार ग्रहण करता है। इसमें पर्याप्त सांस पेट में भरकर भीतर ही रोकी जाती है। नाभि पर पूरे शरीर का भार सन्तुलित रूप से पड़ने के कारण आंतों तथा अन्य पाचन अंगों पर पड़ने के कारण वे स्वस्थ व सुडौल हो जाते हैं।

समतल भूमि या तख़्त पर चौपरत कम्बल बिछाकर, उस पर पेट के बल लेट जाइये। हाथों को सिर की ओर लम्बाई में फैलाकर कनपटी पर कस लें। दोनों पैर, घुटने तथा पंजे भी आपस में सटा लीजिये।

अब पेट में धीरे-धीरे सांस भरते हुए छाती, मुख, हाथ, जांघें और घुटने तथा

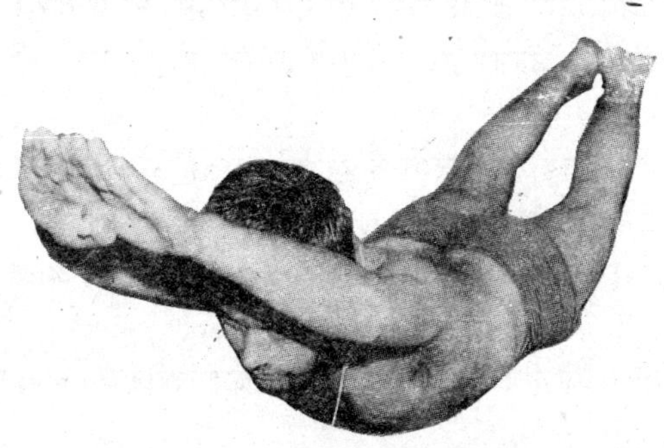

चित्र–16

पैरों को इतना ऊपर उठाइये कि दोनों ओर हाथ तथा पैर एक समान ऊंचाई तक उठे हों। दोनों ओर के भाग पृथ्वी से 30 से 45 अंश का कोण बनाते हों। अब सांस को जितनी देर भीतर रोक सकें, इसी स्थिति में रहिये। फिर अत्यन्त धीरे-धीरे ही सांस छोड़ते हुए हाथों और पैरों को नीचे लाइये। थोड़ी देर गहरी सांसें लेते हुए विश्राम कीजिये। उलटी नौकासन क्रिया को दस-बारह बार दोहराइये।

उल्लेखनीय लाभ—यह आसन और इसकी दोनों विधियां बहुत ही सरल हैं। हृदय, श्वास संस्थान, पाचन संस्थान और स्नायु तन्त्र को बहुत ही लाभ पहुंचाने वाला होने के कारण योग गुरु इसे अवश्य ही कराते हैं। इसके अभ्यास से सीना और कन्धे चौड़े होते हैं। पेट, पीठ व कमर स्वस्थ व सुडौल बनते हैं। दिन-भर बैठे रहकर काम करने से आयी हुई शारीरिक विकृति को दूर कर, स्वभाव के चिड़चिड़ेपन व तनाव से भी छुटकारा दिलाता है।

हृदय रोगियों के लिए तो नौकासन वरदान ही है, क्योंकि इससे न तो कोई प्रतिकूल प्रभाव पड़ता है और न विशेष थकान ही आती है।

धनुरासन

नामकरण—इस आसन की स्थिति में शरीर तने हुए धनुष की आकृति में दिखाई देने लगता है, अतः योगियों ने इसे धनुरासन नाम देकर इसे यथानाम तथागुण प्रदान किया है।

विशेष—शलभासन, हलासन, सर्पासन, मकरासन, नौकासन आदि अनेक आसनों के लाभ सिर्फ़ इसी एक आसन से मिल जाते हैं। मधुमेह और क़ब्ज़ के पुराने रोगियों के लिए तो यह वरदान ही है।

निषेध—1. जिन पुरुषों का प्रास्टेट ग्लैण्ड बढ़ा हुआ हो, वे इसे कदापि न करें।

2. उच्च रक्तचाप और हृदय रोगी भी इस आसन को न करें।

3. जिनकी आंतों में अल्सर हो या जिन्हें हर्निया हो, वे रोगी भी यह आसन न करें।

लाभ—1. कड़े-से-कड़े एवं पुराने क़ब्ज़ को आंतों से बाहर निकालने योग्य स्थितियां निर्मित करता है।

2. पाचक रसों में वृद्धि कर अपच, पतले दस्त, भूख न लगना आदि रोग हटाता है।

3. बढ़े हुए पेट तथा कमर की चर्बी को घटाकर शरीर को सुन्दर व फुर्तीला बनाता है।

4. पेट के अन्दर के सभी अवयवों व श्वास संस्थान की सर्वोत्तम मालिश

करता है।

5. रीढ़ की हड्डी तथा हाथ-पैरों की मांसपेशियों व नाड़ियों को स्वस्थ व पुष्ट बनाता है।

6. अग्न्याशय ग्रन्थि को स्वस्थ कर अधिक इन्सुलिन का उत्पादन करने में अत्यन्त ही सहायक होने से इसे मधुमेह के रोगियों के लिए वरदान कहा जाता है।

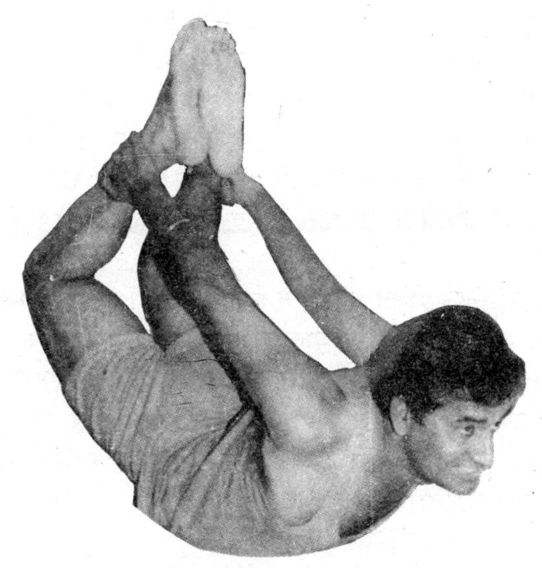

चित्र–17

7. एड्रिनल, थायराइड और थायमस ग्रन्थियों के भी प्रभावित होने से पाचन तन्त्र, रक्त परिभ्रमण आदि व्यवस्थित व सुचारु गति से होते हैं। काम शक्तियों का नियमन कर, स्वभाव में बाल सुलभ चंचलता और सरलता लाता है।

विधि—समतल भूमि अथवा चौड़े तख़्त पर चौपरत कम्बल बिछाकर इस पर पेट के बल लेट जायें। पैरों को घुटनों से मोड़ते हुए दोनों एड़ियां दोनों नितम्बों पर जमायें। दोनों हाथ बढ़ाकर पंजों के पास टख़नों को हाथों से अच्छी तरह पकड़ लें।

अब पेट में सांस भरते हुए, हाथों से पकड़े हुए ही पैरों को ऊपर की ओर तानते हुए सीना, गरदन, मुख तथा दूसरी ओर जांघें व घुटने ऊपर उठाते जायें। शरीर जब पूरी तरह धनुष की तरह तन जाये, तब धनुरासन की स्थिति होगी।

सावधानी—पेट, कमर व नितम्बों पर चर्बी की अधिकता से अथवा रीढ़ के कड़ेपन तथा जोड़ों के कड़ेपन से पूर्ण धनुरासन की स्थिति नहीं बन पाती। अतः ऐसे लोग शरीर से ज़रा भी ज़ोर-ज़बरदस्ती न करें। सहज स्थिति तक ही यह आसन करें। धीरे-धीरे जब चर्बी कम होगी, मांसपेशियों में लोच आ जायेगी, तब आप भी यह आसन बख़ूबी कर सकेंगे। अभ्यास जारी रखें, निःसन्देह एक दिन आपका शरीर लचीला, सुन्दर और स्वस्थ हो जायेगा।

वापसी—धीरे-धीरे सांस छोड़ते हुए ही शरीर के उठे हुए भागों को नीचे लायें। पहले हाथ की पकड़ छोड़ें, तब पैरों को सीधे पसारें। थोड़ी देर विश्राम करें। धनुरासन की स्थिति में जब तक सांस रोके रख सकें, अवश्य रोकें और शरीर को भरपूर तनाव भी देते रहें। सिर उठा हुआ तथा गरदन व सीना तना हुआ रखें। प्रतिदिन श्वास प्रयोग के साथ इस आसन को पांच-छः बार अवश्य करें तथा सांस रोकने की अवधि में एवं सांस लेने व छोड़ने की अवधि में निरन्तर वृद्धि करते जायें।

दूसरी विधि—इसे दोलन धनुरासन कहा जाता है। पूर्ण धनुरासन की स्थिति में आने का अच्छा अभ्यास हो जाने पर ही दोलन धनुरासन करना चाहिये।

पेट में भरपूर सांस भरकर, रोककर व शरीर को पूरा तनाव देते हुए ही नाभि को धुरी बनाकर शरीर को आगे-पीछे लुढ़कायें। इस प्रकार पेट के बल झूलते रहने से छाती व पेट के सभी अवयवों तथा जांघों की मालिश होने से इनमें सक्रियता और सुदृढ़ता आती है।

मकरासन

नामकरण—पानी में तैरता हुआ मकर विश्राम करने के लिए अपना मुंह पानी से ऊपर उठा लेता है। अतः इस आसन में ऐसे ही मकर की आकृति बनने के कारण इसे मकरासन कहते हैं।

वैसे शरीर की लगभग ऐसी ही आकृति सर्पासन और भुजंगासन में भी बनती है। सर्पासन में हाथों का सहारा लेते हैं, भुजंगासन में हाथों का सहारा नहीं लेते। इन तीनों आसनों के लाभों में भी लगभग समानता है।

विशेष—लेटकर किये जाने वाले आसनों के बाद विश्राम के लिए मकरासन भी किया जा सकता है। इसमें शरीर को स्थिर, परन्तु एकदम शिथिल छोड़ देते हैं।

लाभ—1. बढ़े हुए टांसिल्स को स्वस्थ बनाने तथा उच्चारण में शुद्धता लाने के लिए यह एक सर्वोत्तम आसन है। गायनप्रेमियों को स्वर में माधुर्य प्रदान करता है।

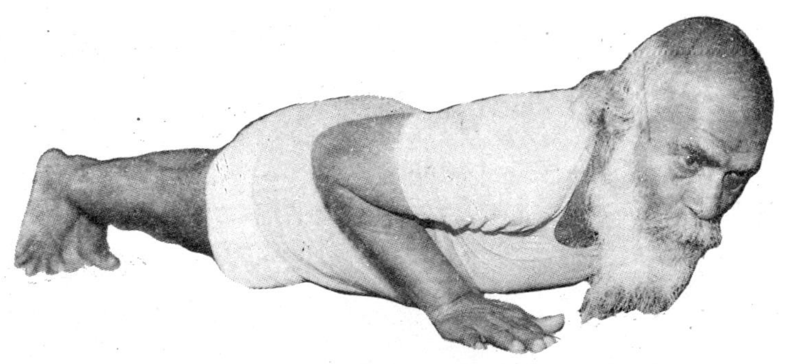

चित्र-18

2. पढ़ने-लिखने तथा बैठे-बैठे झुककर लगातार काम करने वालों के लिए यह उत्तम आसन है, क्योंकि एक ही दशा में लम्बे समय तक झुकाव बने रहने के कारण छाती, गरदन व पीठ की मांसपेशियों में आयी हुई थकान और बोझिलता को दूर करता है।

3. अनेक कारणों से रीढ़ की गरदन वाली गुरियों में जो विसंगति पैदा हो जाती है, उसे ठीक करने में यह आसन बहुत सहयोगी सिद्ध होता है।

4. गरदन, जबड़ों और कमर के दर्द को मिटाने में भी यह आसन बहुत उपयोगी सिद्ध होता है।

5. थायराइड और पैराथायराइड ग्रन्थियों पर इस आसन का प्रभाव पड़ने से शरीर स्वस्थ, सुडौल तथा सन्तुलित आकार ग्रहण करता है।

अवधि—आधे मिनट से तीन मिनट तक करने में ही आराम तथा लाभ प्राप्त होते हैं।

विधि—समतल भूमि या तख्त पर चौपरत कम्बल बिछाकर पेट के बल लेट जायें। दोनों हाथों को कोहनियों से मोड़कर, हथेलियों से ठुड्डी को सहारा देते हुए अंगुलियों से गालों को ढक लीजिये। अब कोहनियों पर शरीर का भार सन्तुलित करते हुए छाती को पृथ्वी से ऊपर उठाइये। गरदन को यथासम्भव पीछे पीठ की ओर मोड़ते हुए मुंह को सामने रखिये। सांस भरते हुए ऊपर उठें और सांस रोके

रखने का प्रयास करें।

विश्राम के लिए सामान्य श्वासोच्छ्वास चलता रहने दें। आसन की स्थिति में ही सभी मांसपेशियां एकदम शिथिल छोड़ दें। आधे से एक मिनट तक विश्राम करें।

बैठकर किये जाने वाले आसन

वज्रासन

नामकरण—धार्मिक कथाओं में देवताओं में श्रेष्ठ एवं उनके राजा इन्द्र का नाम बड़ी श्रद्धा से लिया जाता है। जब-जब असुरों (राक्षसों) का आतंक बढ़ा

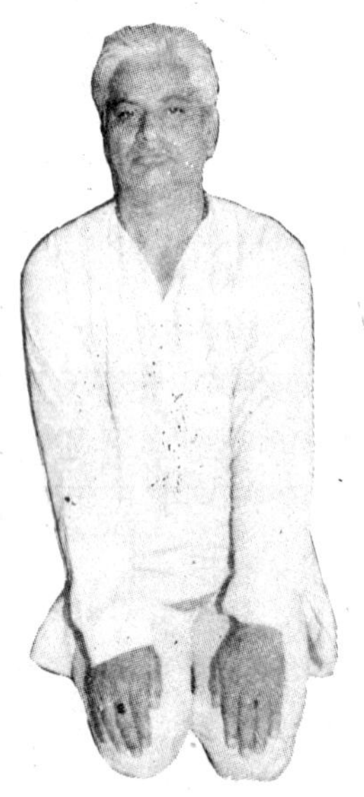

चित्र–19

है तब-तब इन्द्र को पुकारा गया है। महर्षि दधीचि की अस्थियों से बनाया गया अस्त्र वज्र कहलाया। इसी वज्र के प्रहार से इन्द्र बड़े-बड़े पहाड़ों को भी तोड़ सकता था। अतः वज्र सर्वाधिक क्षमताओं वाला अस्त्र माना गया है, जो बुराइयों को समाप्त करता है।

मनुष्य के शरीर में एक नाड़ी होती है, इसे वज्र नाड़ी कहा जाता है। इस वज्र नाड़ी का कार्य वीर्य को ऊर्जा और ओज में बदलने का है। शरीर में प्राणशक्ति के प्रवाह का वह मार्ग जो शुक्र प्रणाली तथा मूत्र प्रणाली से सम्बद्ध है, वही वज्र नाड़ी है।

वज्र नाड़ी को प्रभावित करने वाला प्रमुख आसन होने के कारण ही इसे वज्रासन नाम दिया गया है। आज से हज़ारों वर्ष पूर्व शरीर के अन्दर की एक-एक नाड़ी, अंग-प्रत्यंग और उनकी क्रियाओं के विषय में सूक्ष्मतम जानकारियां प्राप्त करने वाले योगी, ऋषि और मनीषी आज के वैज्ञानिकों से बहुत आगे पहुंचे सिद्ध होते थे।

भारतीय दर्शन ने इन्द्र को वर्षा का देवता भी माना है। कल्पित कथाओं में कहावत है कि जब इन्द्रदेव वर्षा करना चाहते हैं तो बादलों पर अपने वज्र का प्रहार करते हैं। फलस्वरूप वज्र का मार्ग पहले आकाशीय विद्युत् से प्रकाशित हो उठता है, उसके बाद भयंकर मेघ गर्जन होता है, फिर मूसलाधार वर्षा शुरू होती है।

इस आसन को वज्रासन नाम देकर, योगियों ने अभ्यासियों को इस आसन से प्राप्त होने वाले लाभों को किस प्रकार घटित किया है, यही इस आसन का महत्त्व है।

लाभ—1. सारे आसनों में यही एक आसन है जो भोजन के बाद भी किया जा सकता है।

2. कठिन कोष्ठबद्धता के निवारण हेतु, ताज़ा या उष्ण जल पीकर, वज्रासन में बैठकर दोनों हथेलियों की मुट्ठी बांधकर, नाभि के दोनों ओर जमाकर व आगे झुककर, सिर भूमि पर टेके रहने से मल शुद्धि ठीक से होती है।

3. यदि कभी गरिष्ठ अथवा अधिक भोजन कर लेने से अपच का भय हो तो पन्द्रह से बीस मिनट तक वज्रासन में बैठने मात्र से भोजन का पाचन ठीक तरह से हो जायेगा।

4. अधिकांशतः बैठे रहकर काम करने वालों को पेट में गैस (वायु विकार) बनता है। जब यह वायु ऊपर को चढ़कर उत्पात मचाती है तब सांस रुकने लगती है। छाती में दर्द और घबराहट होने लगती है। यदि वज्रासन में बैठा जाये तो यह गैस मलमार्ग से बाहर निकलने लगेगी।

5. वज्रासन में बैठने से पैरों का दर्द, रक्ताधिक्यता से आयी सूजन व पिण्डलियों की ऐंठन समाप्त होगी।

6. घुटनों, टख़नों तथा पैर के पंजों का वात रोग, गठिया व दर्द शान्त होता है।

7. साइटिका, गृध्रसी, वात या लंगड़ी रोग दूर करने का यह सरलतम आसन है।

8. वज्रासन में बैठने से कमर के नीचे के भाग में रक्त का प्रवाह कम होता है। अतः सारा रक्त प्रवाह पाचनांगों को प्राप्त होने लगता है। अतः लिवर, तिल्ली, अग्न्याशय, पक्वाशय व क्लोम आदि सभी भाग विशेष सक्रिय होकर अधिक रसायन द्रव्यों का उत्पादन करने लग जाते हैं। इस प्रकार अपच, अजीर्ण, खट्टी डकारें

आना, भूख का न लगना या भूख में अरुचि होना तथा उलटी होने, हिचकियां आने, पेट में जलन होने आदि समस्त पाचन रोगों में इससे बहुत आराम मिलता है तथा विसर्जन क्रिया भी अत्यन्त सुचारु ढंग से सम्पन्न होती है।

9. मानसिक निराशा और स्मृति ह्रास में यह आसन विशेष लाभ पहुंचाता है।

10. पीठ और कमर का दर्द तथा स्त्रियों का बांझपन मिटाने के लिए सुप्त वज्रासन बहुत हितकारी है।

11. तीव्र रक्तचाप होने पर इसका शमन करने के लिए वज्रासन मुफ़्त की दवा सिद्ध होगा।

12. एड्रीनल ग्रन्थि तथा गोनाड्स के सक्रिय होने से मूत्र रोग नष्ट होते हैं। स्वप्नदोष नहीं होता। वीर्य ओज में परिवर्तित होकर चेहरे की कान्ति और लालिमा बढ़ाता है।

13. खांसी तथा बवासीर (पाइल्स) रोगों पर सुप्त वज्रासन अत्यन्त प्रभावशाली है।

विशेष सूचना—इस पुस्तक की प्रस्तावना—आत्मावलोकन में मैंने अपने जिस मरीज़ पात्र का उल्लेख किया है, उसे मैंने प्रारम्भ में वज्रासन में काफ़ी देर तक बैठाये रखकर सामान्य पवन मुक्तासन के अनुसार हाथ, कन्धे, कोहनी, अंगुलियों, गरदन व आंखों के व्यायाम ही कराये थे। धीरे-धीरे उसे पद्मासन, सुप्त वज्रासन, मत्स्यासन, धनुरासन आदि आसनों की ओर प्रेरित किया। मेरा वह लाइलाज व निराश रोगी अब इतना स्वस्थ है कि उसके अधीनस्थ एवं सहयोगी कर्मचारियों को उसके स्वास्थ्य पर ईर्ष्या होती है।

अतः मैं तो अकसर कहता हूं कि वज्रासन वास्तव में समस्त शारीरिक रोगों पर इन्द्र के वज्रप्रहार के समान ही श्रेष्ठ और अचूक है। जिस प्रकार इन्द्र की आयुध कुशलता के कारण, उसके द्वारा किया गया वज्रप्रहार कभी चूका नहीं था, ठीक उस प्रकार से ही वज्रासन आपके शरीर के सभी रोगों को समूल नष्ट करेगा।

विधि—समतल भूमि अथवा तख़्त पर चौपरत कम्बल बिछायें। इसके मध्य भाग में खड़े होकर घुटने मोड़ते हुए भूमि पर जमा लें। एक पादतल पर दूसरे पैरे के अंगूठे और अंगुलियों को जमा लें। एड़ियों को इस प्रकार दायीं-बायीं ओर झुका दें कि टख़ने भूमि का स्पर्श करते हों। अब एड़ियों के बीच के स्थान पर अपने नितम्ब जमाते हुए बैठ जाइये।

दोनों हाथों को दोनों घुटनों के पास जांघ पर हथेलियां टिकाकर तथा अंगुलियों से घुटनों को ढंककर बैठें।

अब हथेली से कन्धों तक हाथों को कड़ा कर छाती उतनी ही पीछे ले जाइये कि हाथ बिलकुल सीधे और कड़े हो जायें। गरदन सीधी रहे। रीढ़ की हड्डी अपनी सर्पाकार आकृति में शिथिल हो, परन्तु पीठ का भाग सीधा रहे। कमर

के ऊपर का भाग, ऊपर की ओर उन्नत और सीधा रहे। पृथ्वी से समकोण बनाता हुआ आपका शरीर भीतर से शिथिल रहे, अर्थात् मांसपेशियों में कहीं भी अधिक तनाव या खिंचाव मत आने दीजिये, उन्हें सीधा ही बनाये रखिये।

आंखें बन्द रखें या खुली रखकर सामने देखें। श्वास-प्रश्वास भरपूर रहे। श्वास लेते समय छाती और पेट दोनों ही भरपूर होकर फूलें। कुछ देर सांस भीतर ही रोक रखें। अत्यन्त धीरे-धीरे श्वास बाहर निकालें। कुछ देर श्वास को बाहर ही रुका रहने दें। पेट को पीठ से चिपकाने का प्रयास इसी स्थिति में करें। फिर धीरे-धीरे श्वास भरते हुए पेट व छाती फुलायें।

अवधि—कम-से-कम पांच मिनट तक इसी स्थिति में पूर्ण विधिपूर्वक बैठें। प्रतिदिन एक मिनट की वृद्धि करते हुए एक घण्टे तक भी वज्रासन किया जा सकता है।

सुविधा—भोजन के बाद सुविधानुसार वज्रासन में बैठकर अख़बार या कोई पुस्तक आदि भी पढ़ सकते हैं। अन्य ऐसे ही आवश्यक अथवा मनोरंजन के कार्य भी निपटाये जा सकते हैं। क़ब्ज़ के रोगी, गैस से पीड़ित, दिन-भर बैठे रहकर काम करने वाले व्यक्ति दिन में चार-छः बार तक वज्रासन में बैठकर अपने कष्टों का निवारण कर सकते हैं। भजन-पूजन अथवा सभा-सोसाइटियों में फ़र्श पर बैठने के अवसरों पर वज्रासन में बैठने की आदत डालकर अतिरिक्त लाभ अवश्य ही उठायें।

वज्रासन-परिवार

वज्रासन एक अमोघ शक्ति वाला आसन है, अतः इस आसन का परिवार भी बहुत बड़ा है। इस परिवार के सभी आसन वज्रासन के लाभ तो रखते ही हैं, साथ ही अपनी विशिष्ट शैली और आकृति के कारण अनेक लाभ भी पहुंचाते हैं। यहां इनके नाम और लघु परिचय प्रस्तुत है।

सुप्त वज्रासन, पर्यंकासन, पादादिरासन, आनन्द मदिरासन, शिशु आसन, शशांकासन आदि अनेक ऐसे आसन हैं जो वज्रासन पर ही आधारित हैं। इनमें से कुछ का विवरण प्रस्तुत है।

सुप्त वज्रासन—वज्रासन की स्थिति में बैठकर हाथों की एक कोहनी का सहारा लेते हुए शरीर को पीछे की ओर झुकायें। दूसरी कोहनी का सहारा लेकर शरीर को सन्तुलित करें। धीरे-धीरे पीठ तथा सिर भूमि पर लगाकर हाथ जांघों पर रख लें या सिर की ओर से बढ़ाते हुए जमीन पर रखें। चाहें, तो सिर का ऊपरी भाग यानी गरदन पीछे मोड़ते हुए ज़मीन से लगा लें।

मेरुदण्ड, पीठ की पेशियों, कमर, वस्ति प्रदेश, जांघें व घुटनों आदि का अच्छा व्यायाम हो जाने से ये पुष्ट और स्वस्थ होते हैं। पेट की आंतों में जमा हुआ मल

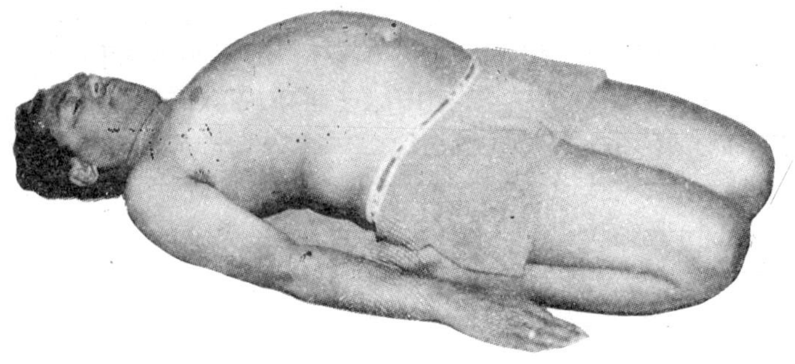

चित्र–20

पाइप, पेट पर अत्यधिक तनाव पड़ने से टूट-टूटकर टुकड़ों में बंट जाता है, जो गरम पानी, नीबू और नमक का घोल पीने से घुलकर मल के साथ बाहर निकलता जाता है।

अतः पुराने क़ब्ज़ को आंतों से हटाने तथा पाचन शक्ति बढ़ाने का यह सर्वोत्तम आसन माना जाता है। इस आसन से बालों में कालापन तथा चेहरे पर चमक भी बढ़ती है।

पर्यंकासन—वैसे तो सुप्त वज्रासन और पर्यंकासन में कोई विशेष अन्तर नहीं है। कुछ लोग सुप्त वज्रासन को ही पर्यंकासन भी कहते हैं। फिर भी अनुभवी इन दोनों नामों के कारण इनमें मामूली-सा अन्तर कर ही देते हैं।

जिनके नितम्बों और कमर पर चर्बी ज़्यादा होती है उन्हें इस आसन में थोड़ी छूट प्रदान की गयी है। पर्यंकासन में एड़ी और पंजे नितम्बों के नीचे दबाकर लेटना

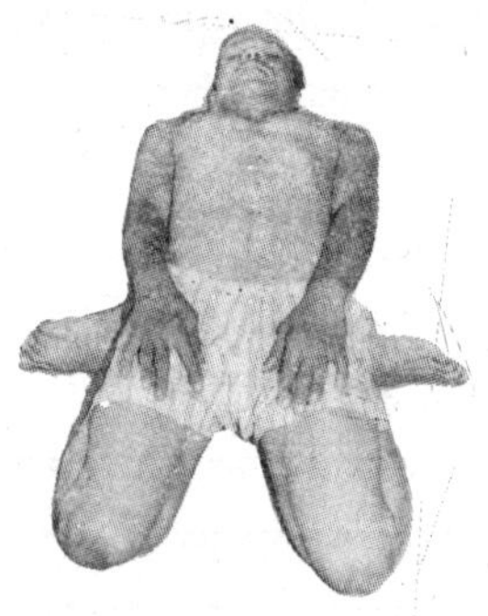

चित्र–21

नहीं पड़ता है, बल्कि लेटते समय दोनों पंजे और एड़ियां जांघों के दायें-बायें सटी हुई रखने की सुविधा इस आसन में दी गयी है; परन्तु इस अन्तर का लाभ पर कोई प्रभाव नहीं पड़ता है, अर्थात् वे सारे ही लाभ मिलते हैं जो सुप्त वज्रासन से मिलते हैं।

शशांकासन—शशांक कहते हैं ख़रगोश को। सबसे छोटा और सभी उसके शत्रु। अत: वह भयभीत रहता है। भय के कारण तेज़ भाग सकता है। सोते समय अपने अगले पैरों में मुंह छिपाकर सोता है; परन्तु उसकी यह विश्राम विधि अत्यन्त प्रभावशाली होती है। आकस्मिक रूप से उठने पर भी उसके शरीर में काफ़ी फुर्ती और लोच बनी रहती है।

ख़रगोश के विश्राम से लाभों को योगियों ने जब अनुभव किया तो उसके ही

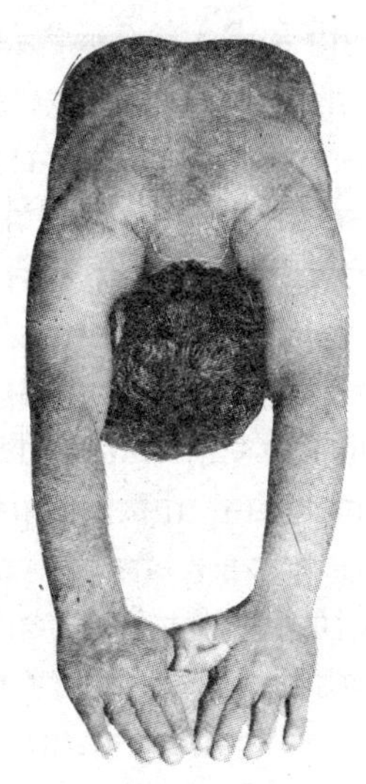

चित्र-22

नाम पर शशांकासन मनुष्यों के लाभ के लिए अर्पित कर दिया।

सुप्त वज्रासन और शशांकासन एक-दूसरे के पूरक आसन होने से एक के बाद दूसरा करने से इनके लाभों के परिमाण में आश्चर्यजनक वृद्धि होती है। क़ब्ज़ हटाने के लिए, आंतों का मल धकेलने की शक्ति के लिए तथा पाचन शक्ति बढ़ाने में लाभप्रद है।

जिन स्त्रियों का गर्भाशय छोटा होने से गर्भस्थ शिशु का पर्याप्त विकास नहीं

हो पाता, उनके गर्भाशय में विकास और गर्भधारण की शक्ति का भी विकास होता है। जिन महिलाओं को बार-बार गर्भपात होता है, उनके लिए भी अति हितकारी आसन है।

वज्रासन की स्थिति में बैठकर सांस भरते हुए दोनों हाथ कानों को ढांपते हुए ऊपर उठाकर तानिये। अब सांस अत्यन्त धीरे-धीरे छोड़ते हुए, हाथों से सिर को चिपकाये रखते हुए ही सामने की ओर इतने झुकिये कि सिर और हाथ भूमि का स्पर्श करने लगें। अब चाहें, तो इसी स्थिति में शरीर को शिथिल छोड़कर अधिक-से-अधिक विश्राम करें। सांस सामान्य गति से चलने दें।

शिशु आसन—शशांकासन से ज़रा-सा अन्तर होने पर इसे शिशु आसन कहा जाता है। इसमें हाथ आगे की ओर नहीं फैलाये जाते, बल्कि मुट्ठियां बांधकर नाभि के सामने खड़ी हुई जमा कर व आगे झुककर माथा पृथ्वी पर टिकाया जाता है।

दोनों मुट्ठियां, जांघ और पेट के बीच में पड़कर बड़ी आंत तथा मलाशय पर भारी दबाव बनाती हैं। अतः मलाशय की शुद्धि अच्छी तरह होकर विसर्जन क्रिया में सुधार आता है। स्फूर्ति लाने तथा सिरदर्द (माइग्रेन) मिटाने का भी यह अत्यन्त अच्छा आसन है। वज्रासन के सारे लाभ भी साथ में हैं।

आपने इस आसन में शिशुओं को विश्राम करते हुए अवश्य देखा होगा। शिशुओं को शारीरिक विकास की गति में तीव्रता और पूर्ण विश्राम मिलने के कारण ही इस आसन का नामकरण शिशु आसन किया गया है।

आनन्द मदिरासन—भोगी नशा लाने के लिए मदिरा अथवा तरह-तरह की ड्रग्स लेते हैं और अपना स्वास्थ्य, धन, प्रतिष्ठा व परिवार की सुरक्षा सब कुछ दांव पर लगाकर बुरी तरह हार जाते हैं और एक दिन कुत्ते की मौत मरने को विवश हो जाते हैं। योगी भोगियों के ठीक विरुद्ध आनन्द मदिरा अर्थात् अमृत का पान करते हैं। साथ ही श्रेष्ठ स्वास्थ्य, सन्तोष-धन, प्रतिष्ठा और विश्व-शान्ति का कारण बनते हैं। उनके इस अक्षय आत्मिक आनन्द का दाता है यह आसन। ध्यान और असीम आनन्द की मदिरा पिलाने वाला यह आसन उसके ही नाम को समर्पित है।

वज्रासन में बैठकर हाथों की हथेलियां सीधी रखते हुए पादतलों और नितम्बों के बीच दबा लें। अंगुलियों की हड्डियां पादतलों के मध्य भाग में दबाव बनाती हों। शरीर सीधा, दृष्टि भ्रूमध्य (नाक के ऊपर माथे का वह भाग जहां बिन्दी या चन्दन लगाते हैं) पर जमाकर आंखें बन्द कर लें। जब तक बैठें, तब तक जीभ को अन्दर तालू की ओर मोड़कर, टांसिल छूने की कोशिश करते रहें। जब तक एक मीठा-सा रस गले में चूने लगे, तब तक प्रयास जारी रखें। यही आनन्द मदिरा

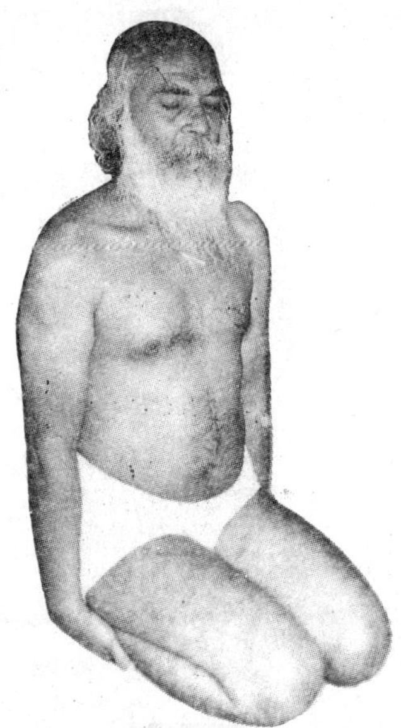

चित्र–23

आसन की पूर्ण स्थिति है और यही अमृत है।

लाभ—भ्रूमध्य में आज्ञाचक्र स्थित होने से तथा उस पर दृष्टि जमाये रखने से सम्मोहक शक्ति प्राप्त होती है। योगी इस क्रिया से अन्तःप्रज्ञा, अन्तःप्रेरणा और आत्मनियन्त्रण प्राप्त कर असीम आध्यात्मिक आनन्द की सुखानुभूति प्राप्त करते हैं।

मन की चिन्ताएं, उत्तेजना व मानसिक तनाव शान्त होकर निर्णय क्षमता विकसित होती है। नाड़ी संस्थान में स्थिरता व शान्ति प्राप्त होकर आध्यात्मिक स्वरूप का ज्ञान होता है।

वज्रासन के समस्त लाभों सहित, एक्युप्रेशर पद्धति के अनुसार हथेली तथा पादतलों में स्थित विशिष्ट बिन्दु दबकर अनेक अन्य रोगों का भी शमन करते हैं।

आसन की इस स्थिति में सीने की चौड़ाई तथा फेफड़ों की शुद्धि में वृद्धि होने से श्वास के अनेक रोगों में आश्चर्यजनक लाभ होता है।

पादादिरासन—आसन के इस नामकरण का वास्तविक स्रोत और अर्थ मुझे ज्ञात नहीं है, अतः पाठकों से क्षमा याचना करता हूं।

वज्रासन में बैठकर दोनों हाथों की मुट्ठियां बांधकर बायीं मुट्ठी दाहिनी कुक्षि (बांह के जोड़ के नीचे) और दाहिनी मुट्ठी वाम कुक्षि के नीचे रखकर बांहों से

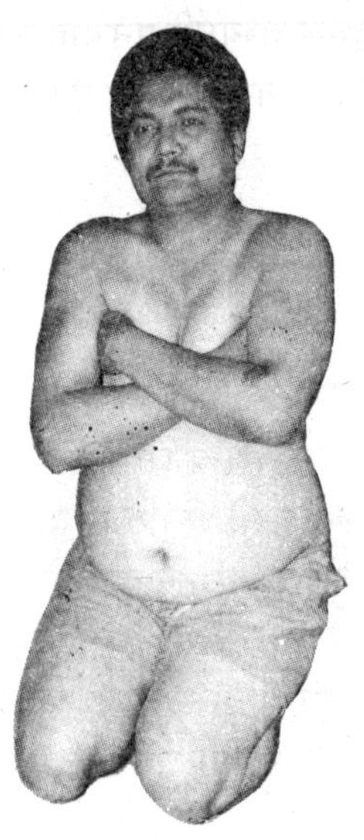

चित्र–24

छाती पर दबाव बनाया जाता है। फलस्वरूप फेफड़ों पर कुछ इस प्रकार का दबाव बनता है कि दोनों फेफड़ों के पूर्णत: सक्रिय होने से दोनों स्वर चलने लगते हैं। इस स्थिति को सुषुम्ना स्वर कहते हैं। प्राणायाम की गहन क्रियाओं के पूर्व इसका अभ्यास बहुत आवश्यक है।

स्मरण रखिये—आपकी नाक के नथुने दो-दो घण्टे की अवधि के लिए बारी-बारी से चलते हैं। दाहिने नथुने (नाक का छिद्र) से जब सांस आसानी से आ-जा रही हो तो इसे इड़ा या सूर्य स्वर कहते हैं। ठोस भोजन को आसानी से पचा लेने वाला एवं श्रेष्ठ कार्य प्रारम्भ करने का शुभ मुहूर्त यही सूर्य स्वर है।

जब बायें नथुने से आसानी से श्वास आ-जा रही हो, तब इसे पिंगला या चन्द्र स्वर कहा जाता है। यह ठण्डा स्वर माना जाता है। इसके चलते समय यदि आप कोई तरल पेय पीते हैं तो वे लाभकारी होते हैं।

जब एक स्वर अपनी अवधि का क्रम पूरा कर लेता है तब वह धीमा पड़ने लगता है। तब दूसरा स्वर कार्यभार संभालने के लिए तत्पर हो जाता है। इस प्रकार इन दोनों स्वरों का सन्धिकाल ही धार्मिक लोगों के सन्ध्या-वन्दन का उचित अवसर माना जाता है।

रीढ़ के गुरियों के बीच से गुज़रने वाले नाड़ी गुच्छ में इन स्वरों की संचालिका तीन नाड़ियां हैं, जिन्हें इड़ा, पिंगला और सुषुम्ना नाड़ी का नाम दिया गया है।

पादादिरासन का कुशल अभ्यासी मनचाहे समय पर मनचाही नाड़ी को सक्रिय कर मनचाहा स्वर चला या बदल सकता है। यह शिथिलीकरण का उत्तम आसन है। राह चलते-चलते भी इच्छित स्वर बदलकर इच्छित स्वास्थ्य लाभ की यह उत्तम विधि है, क्योंकि 'स्वर विज्ञान' भी अनेक रोगों को तत्क्षण दूर करने की एक विशिष्ट पद्धति है। मृत्यु का एक-एक पल पहले से ही ज्ञान लेना अद्भुत योग विद्या है।

सिंहासन—यह भी वज्रासन परिवार का ही एक सदस्य है। थोड़े से फेर- बदल से यह सिंहासन बनकर कुछ अन्य लाभ भी बटोर लाया है। पता नहीं क़ब्ज़ ने आपके शरीर में कौन-कौन-सी स्थितियां या रोग उत्पन्न कर दिये हैं। पाठक अपने-अपने रोग के अनुसार विभिन्न आसनों में से अपने मतलब के आसन चुन लें।

सिंह की-सी आकृति धारण करने वाला यह आसन सिंह जैसी निर्भयता, सिंह जैसा निश्शंक स्वभाव और पाचन शक्ति प्रदान करने के कारण ही सिंह आसन कहा जाता है।

इस आसन की पूर्ण विधि के लिए वज्रासन में बैठकर दोनों घुटने लगभग 30 सेण्टीमीटर के अन्तर पर रखते हुए जमाये जाते हैं। दोनों हाथों की हथेलियां

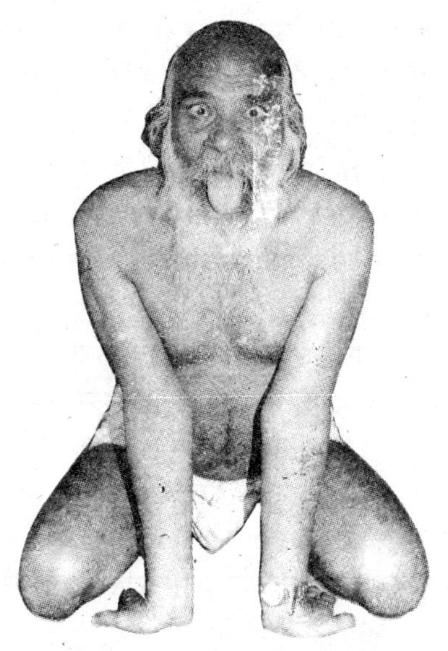

चित्र-25

पूरी तरह खुली रखकर इस प्रकार भूमि पर जमायें कि अंगुलियां शरीर की ओर तथा हथेली और हाथों का जोड़ बाहर की ओर रहे। दोनों हाथ पास-पास सटे हुए या थोड़े अन्तर पर रहें।

अब जीभ को जितना बाहर निकालकर लटका सकें, लटकायें। मुंह खुला रहे। आंखों, भृकुटियों, माथा व नाक आदि को जितना अधिक भयानक रूप देते हुए फैला कर सिकोड़ सकें, अवश्य ही प्रयास करें।

नाक से सांस भरकर मुंह से घरघराहट के साथ, जितनी भयंकर और दीर्घ अवधि वाली सिंह-गर्जना का स्वर तीन बार अवश्य निकालें। गर्जना निकालते समय सिर नीचे सामने झुककर क्रमशः ऊपर उठता हुआ पीछे ऊपर की ओर जायेगा।

इस आसन को करने से वज्रासन के अन्य लाभों के साथ ही गला, नाक, दांत, नेत्र, मुंह, जबड़ों व टांसिल्स आदि का अच्छा व्यायाम हो जाने से ये अंग स्वस्थ व शक्तिशाली बनते हैं। इनके रोग नष्ट होते हैं। श्वास और स्वर-संस्थान की सभी ख़राबियां दूर होती हैं। वाणी अत्यन्त गम्भीर और प्रभावशाली बनती है। चेहरे की समस्त मांसपेशियों का व्यायाम व मालिश हो जाने से उनमें निखार के साथ ही निर्भीक और गर्वीले व्यक्तित्व की झलक उभरने लगती है।

सिंहासन में बैठते समय स्मरण रहे कि आपकी छाती बाहर की ओर निकली हुई उन्नत रहे। इससे कमर चर्बीरहित व पतली तथा पेट छोटा व सपाट बनता है। फुर्ती और लोच तथा अच्छे सुगठित व स्वस्थ शरीर की यही पहचान है। इससे दोनों कन्धे भी अपेक्षाकृत चौड़े व पुष्ट दिखेंगे।

उपर्युक्त वज्रासन परिवार के अधिकांश आसनों का परिचय देने का मूल उद्देश्य सिर्फ़ इतना ही है कि पाठक क़ब्ज़ सम्बन्धी सभी रोगों का सामना सिंह जैसी निर्भीकता से, गम्भीरता से और पूरी जानकारी से कर सकें और पूर्ण स्वास्थ्य लाभ कर सकें।

मैं अपने पाठकों से यह निवेदन करूंगा कि वे अपनी मानसिक कंजूसी की आदत छोड़कर हर परिचित व्यक्ति को इस जानकारी से अवश्य परिचित करायें। उन्हें पूरी तरह रोगमुक्त और आनन्दित होने का अवसर प्रदान करें।

स्मरण रखें कि आपने यह पुस्तक ख़रीदते समय मात्र काग़ज़, छपाई, विक्रय-व्यय आदि का मूल्य ही चुकाया है। अभी इस ज्ञान का मूल्य चुकाना शेष है; और वह मूल्य है मानव मात्र का कल्याण, उसकी रोगमुक्ति। यदि आप यह मूल्य नहीं चुकाते हैं, तो आप क़र्ज़दार हैं।

मानव शरीर के कष्टों को दूर कर, उसे आत्म-सुख से परिचित कराना ही मेरा

मिशन है और आप अपने क़र्ज़ से तभी मुक्त होंगे, जबकि इस मानव कल्याण मिशन के उद्देश्यों का प्रचार-प्रसार कर, अपनी मानवता व उदारता का परिचय देंगे, लोगों को आत्मनिर्भर बनने की प्रेरणा देंगे।

पश्चिमोत्तानासन

नामकरण—इसके लिए उपयोग किये गये शब्द ही इसके नामकरण का आधार हैं। पश्चिम=शरीर का समस्त पृष्ठ भाग। उत्तान = तना हुआ। आसन = स्थिति। पूर्ण अर्थ हुआ—जो स्थिति शरीर के समूचे पृष्ठ भाग को पूरी तरह तान दे, वही पश्चिमोत्तानासन है। सिर, गरदन, पीठ, कमर, जांघों, पिण्डलियों, एड़ियों और पादतलों की समस्त मांसपेशियों तथा हाथों की समस्त निष्क्रिय नसों-नाड़ियों और पेशियों में जो स्थिति इतना तनाव भर दे, जो कहीं भी रुके शरीर के विजातीय द्रव्यों को निकाल बाहर करने में समर्थ हो। वही पश्चिमोत्तान की सर्वोत्तम स्थिति है।

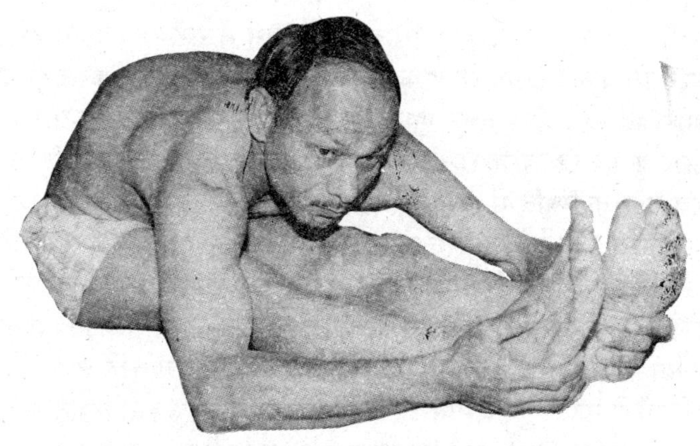

चित्र-26

लाभ—1. अपच, भूख की कमी, भोजन में अरुचि, नया या पुराना क़ब्ज़, बवासीर और गैस बनने से होने वाले समस्त कष्टों को दूर करने का सर्वोत्तम आसन है।

2. सुप्त वज्रासन और मत्स्यासन से होने वाले समस्त लाभों को द्विगुणित करने का पूरक आसन है।

3. मोटापा, पेट की चर्बी व बढ़े हुए पेट को शीघ्र कम कर अभ्यासी को स्वस्थ व फुर्तीला बनाता है।

4. कमर में या पेट में उठने वाली आकस्मिक पीड़ा, साइटिका या अन्य ऐसे ही दौरों का यह आसन स्थायी उपचार है। कमर, पीठ, गरदन या पैरों-हाथों व रीढ़ के रोगों को रोकता व सुधारता है।

5. चमड़ी का ढीलापन, शरीर की झुर्रियां व शारीरिक शिथिलता आदि वृद्धावस्था के समस्त लक्षणों को दूर कर, अभ्यासी को अधिक सक्षम बनाने में भरपूर सहायक आसन है।

6. महिलाओं को होने वाले प्रदर या प्रमेह आदि रोगों का नाश कर, उन्हें कान्तिवान् व पुष्ट बनाता है।

7. मासिक धर्म की अनियमितता, प्रजनन अंगों की त्रुटियां, बन्धयत्व आदि को दूर कर महिलाओं को स्वस्थ व सुन्दर बच्चों को जन्म देने योग्य पूर्ण स्त्रीत्व प्रदान करता है।

विधि—समतल भूमि अथवा तख़्त पर चौपरत कम्बल बिछाकर उस पर बैठ जायें। दोनों पैर आगे की ओर फैलाकर आपस में इस तरह मिलायें कि जांघें, घुटने, पैर के पंजे और एड़ियां यथासम्भव आपस में सटे रहें। दोनों हाथ सिर से ऊपर इस प्रकार उठायें कि वे कानों से सटकर, सिर को स्पर्श करते हुए ऊपर की ओर बढ़े रहें। दोनों अंगूठे एक-दूसरे से गुंथे रहें तथा हथेलियां सामने पैरों की ओर पूरी तरह खुली रहें। अंगुलियां आपस में चिपकी हुई सीधी रहें।

अब उपर्युक्त स्थिति में ही सांस भरते हुए हाथों को ऊपर की ओर तथा पैरों को ज़मीन से सटा देने के लिए पूरी तरह तानिये। पूर्ण तनाव की इसी स्थिति में कान और सिर को बांहों की जकड़ से बिना ज़रा भी हिलाये या सरकाये, अत्यन्त धीरे-धीरे सांस छोड़ते हुए नीचे पैरों की ओर झुकाते लाइये। हाथों की अंगुलियों से अंगूठों को पकड़कर कोहनियां दोनों घुटनों से कुछ आगे की ओर पिण्डलियों से सटाते हुए ज़मीन पर टिका दें। आपकी नाक इसी स्थिति में घुटनों के बीच यथासम्भव धंसी रहे और माथा पैरों पर रख जाये। सांस पूरी तरह पेट के बार निकाल दी जाये और पेट की चमड़ी को पीठ से सटाने का भरपूर प्रयास कर पेट पिचकाया जाये। यही इसकी पूर्ण स्थिति है।

जब तक बिना सांस लिये रह सकें तब तक इसी स्थिति में रहें। अब पहले कोहनियां बिलकुल सीधी, हाथ तने हुए, सिर पूर्ववत् भुजाओं से सटा-दबा हो जाये। तब सांस भीतर फेफड़ों और पेट में भरते हुए धीरे-धीरे हाथ और सिर ऊपर उठते जायें। पूर्ण ऊंचाई तक हाथ उठ जाने पर इन्हें और ऊपर तानते हुए रहा-सहा पेट भी पूरी तरह सांस भरकर फुला लें। सांस भरी हुई, पेट फूला हुआ

तथा शरीर से जब तक तनाव सहन हो, रहने दें। सांस छोड़ते हुए हाथ नीचे लायें। सामान्य ढंग से सांस लेते हुए शरीर की सभी मांसपेशियों को एकदम ढीला छोड़कर हलका विश्राम लें। पूर्ण विधि सहित पश्चिमोत्तानासन प्रतिदिन पांच-छः बार अवश्य ही करें।

पूरक आसन—मांसपेशियों व पाचन व विसर्जन संस्थानों को अधिकतम स्वस्थ बनाये रखने के लिए इस आसन के बाद धनुरासन अथवा धनुरासन के बाद यह आसन अवश्य ही करें। ये दोनों ही आसन एक-दूसरे के पूरक तथा लाभों को द्विगुणित करने वाले हैं।

निषेध—कड़ी मांसपेशियों वाले अथवा मोटे या बढ़े पेट वाले इस आसन को करते समय अपने शरीर को अनावश्यक अथवा सहनशीलता से अधिक खिंचाव या तनाव न दें, अन्यथा लाभ के स्थान पर हानि की अधिक सम्भावना है। अतः निषेध का पूर्ण स्मरण रखें।

ऐसे अस्वस्थ लोगों को सलाह दी जाती है कि वे सिर्फ़ यह आसन ही नहीं, वरन् सभी आसनों में शरीर को उतना ही मोड़ें-खींचें, जो उनकी सहज अन्तिम क्षमता या सीमा है। इसके आगे सिर्फ़ पूर्ण स्थिति की भावना ही रखें। धीरे-धीरे आपके शरीर में भी इतनी लोच और क्षमता विकसित हो जायेगी कि आप भी पूर्ण स्थिति का आसन कर सकेंगे।

अधिकतम सहज शारीरिक स्थिति में किये जाने वाले, उन अक्षम शरीर वालों को भी योगासन उतना ही लाभ पहुंचाते हैं, जितना स्वस्थ और लचीले शरीर वालों की पूर्णतम स्थितियां पहुंचा सकती हैं। अतः शरीर से अधिक ज़ोर-ज़बरदस्ती कदापि न करें।

अन्य लाभ—पश्चिमोत्तानासन विशेष महत्त्व प्रतिपादित करने वाला श्रेष्ठतम आसन है, जिसे अनेक आध्यात्मिक उपलब्धियों व साधनाओं के लिए प्रयुक्त किया जाता है। गोनाड्स, एड्रीनल, थायराइड तथा पिट्यूटरी आदि ग्रन्थियों को प्रभावित करने वाला यह आसन शरीर की समस्त आन्तरिक क्रियाओं को सहज गतिशील तथा समन्वयात्मक बनाता है। क्लोम ग्रन्थि (अग्नाशय) को भी प्रभावित करने के कारण मधुमेह, उच्च रक्तचाप, एंजाइना आदि भयंकरतम रोगों को शमन करने वाले हार्मोन्स तथा एन्जाइम्स के उत्पादन में सहायक है।

समवर्गीय आसन—पादहस्तासन ठीक पश्चिमोत्तानासन का प्रतिरूप है, जिसे खड़े रहकर ही किया जा सकता है। लेटकर यदि विपरीत क्रिया से पश्चिमोत्तानासन जैसी स्थिति बनायी जाये, तो उसे पूर्वोत्तानासन कहा जाता है। मध्यपादशिरासन, हस्तशुण्डिकासन या महावीरासन आदि अनेक आसन भी पादहस्तासन में थोड़े-से हेर-फेर के साथ किये जाते हैं।

उष्ट्रासन

नामकरण—मरुस्थल के अत्यन्त रेतीले, अत्यन्त गरम और जलविहीन क्षेत्र में भी अपने बेडौल शरीर तथा उठने-बैठने के ऊबड़-खाबड़ ढंग से प्रत्येक विपरीत स्थिति को मात देने वाला पशु ऊंट है। जब भारतीय योगियों ने इसकी आश्चर्यजनक जीवनक्षमता का सूक्ष्म अध्ययन किया, तो उसके इस रहस्य को मानवकल्याण के लिए समर्पित कर दिया। अतः इस योगासन का नामकरण उसके नाम पर ही उष्ट्रासन रख दिया।

विशेषता—जिन्हें लेटकर धनुरासन न करना हो, वे यदि बैठे-बैठे उष्ट्रासन कर लें तो उन्हें भी लगभग उतने ही लाभ होंगे। यह पश्चिमोत्तानासन का पूरक आसन भी है।

लाभ—1. क़ब्ज़ से छुटकारा दिलाने वाला, आंतों में जमी मल की मोटी पर्तों को तोड़ने वाला तथा आंतों की अच्छी मालिश कर मल का सहज विसर्जन करने वाला यह सरलतम आसन है।

2. पूरे पेट की मांसपेशियों में पर्याप्त खिंचाव उत्पन्न कर उनकी मालिश करता है। उदर में स्थित समस्त पाचन अवयवों का व्यायाम हो जाने से पाचन शक्ति तीव्र होती है। समस्त पाचक रसों का उत्पादन आवश्यकतानुसार सन्तुलित ढंग

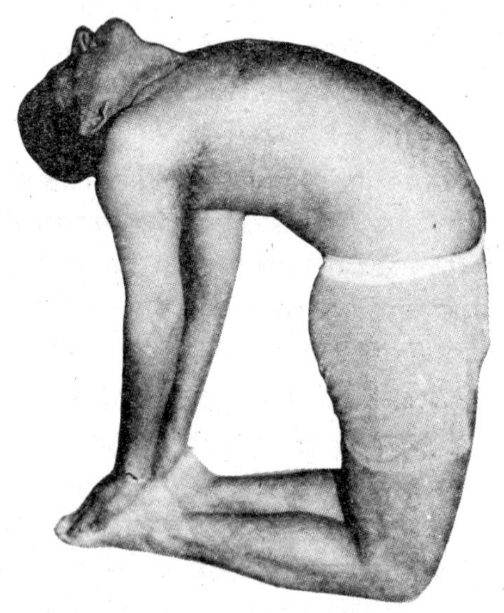

चित्र–27

से होने लगता है।

3. रीढ़ की हड्डी को लचीला बनाता है। पूरे शरीर की सामने वाली मांसपेशियों में वांछित तनाव उत्पन्न कर उनमें रक्त संचार को तीव्र करता है, जिससे सभी मांसपेशियां पुष्ट व स्वस्थ होती हैं।

4. वक्षस्थल को विकास एवं आकर्षक उभार प्रदान करता है। श्वास संस्थान के समस्त अवयवों को स्वस्थ व सक्षम बनाकर समस्त श्वास सम्बन्धित रोगों व कमियों को दूर करता है।

5. इस आसन से कमर पतली व मज़बूत होती है, जबकि नितम्बों और जांघों में भराव आता है।

6. यौवन तथा श्रेष्ठ जीवनीशक्ति बनाये रखने के लिए उत्तम आसन है। प्राकृतिक मौसमों तथा विपरीत शारीरिक स्थितियों से जूझने योग्य क्षमता व धैर्य निर्मित करता है।

7. महिलाओं व पुरुषों के दाम्पत्य जीवन को सुखमय बनाने योग्य क्षमताएं प्रदान करता है।

विधि—समतल भूमि पर मोटा चौपरत कम्बल या दरी बिछाकर उस पर वज्रासन में बैठ जाइये। दोनों हाथों को शरीर के पीछे की ओर इस प्रकार फैलाइये कि वे एड़ियों का स्पर्श करते हों। अब धीरे-धीरे सांस भरते हुए व घुटनों पर सन्तुलन बनाते हुए नितम्बों को जांघों व पैरों पर से ऊपर उठाइये। पेट, छाती व गरदन को गोलाई देते हुए धड़ को इस प्रकार पीछे झुकाने का प्रयास कीजिये कि आपकी हथेलियां पंजों के बाहरी ओर भूमि का स्पर्श कर सकें या भूमि पर टिक जायें। यही उष्ट्रासन की पूर्ण स्थिति है।

अब जब तक सांस पेट में रोके रख सकें, रोकिये और इसी स्थिति में रुकिये। बाद में सांस छोड़ते हुए हाथ भूमि या एड़ियों पर से उठाते हुए शरीर को सीधा करते हुए पुनः वज्रासन में बैठकर थोड़ी देर विश्राम कीजिये। उपर्युक्त क्रिया को पांच-छः बार दोहराइये।

समवर्गीय आसन—धनुरासन, सेतुबन्ध आसन, चक्रासन, कटिचक्रासन आदि इसी कोटि के आसन हैं। अतः इनमें से कोई एक चुनना ही पर्याप्त होता है। फिर भी प्रत्येक आसन और उसके विशिष्ट लाभ इन्हें एक-दूसरे से भिन्नता प्रदान करते हैं।

अन्य प्रभाव—एक्यूप्रेशर पद्धति के समस्त बिन्दु हथेलियों और पादतलों में स्थित होते हैं। इस आसन में हथेलियां पृथ्वी पर टिककर शरीर का भार उठाती हैं और अनेक महत्त्वपूर्ण बिन्दु भी इससे दबते हैं। अतः अनायास ही एक्युप्रेशर के लाभ भी मिल जाते हैं।

एड्रिनल, थायमस, पैरा थायराइड और थायराइड तथा गोनाड्स ग्रन्थियों पर विशेष प्रभाव पड़ने से अनेक लाभ होते हैं तथा रोग निवारण क्षमता में वृद्धि होती है।

क्लोम ग्रन्थि तथा वृक्कों के प्रभावित होने से मधुमेह रोग में सुधार होता है तथा मूत्र द्वारा शरीर से अनावश्यक जल निकल जाने से रुकता है; परन्तु विसर्जन-क्रिया यथावत् रहती है।

खड़े रहकर किये जाने वाले योगासन

वास्तव में योगासनों का आविष्कार मनुष्यों की विभिन्न शारीरिक क्षमताओं और आवश्यकताओं को ध्यान में रखकर ही हुआ था। अतः इनमें भिन्न-भिन्न तीन वर्ग के योगासन पाये जाते हैं—1. लेटकर किये जाने वाले आसन, 2. बैठकर किये जाने वाले तथा 3. खड़े होकर किये जाने वाले योगासन।

कुछ ऐसे भी योगासन हैं जो कई-कई आसनों के सम्मिश्रण से बने हैं और सिर्फ़ एक ही माने जाते हैं। निःसन्देह ऐसे मिश्रित योगासन शरीर की अनेक आवश्यकताओं की पूर्ति कर देते हैं। जिन्हें योगासनों की विधि स्मरण नहीं रहती, क्रम का कोई ज्ञान नहीं रहता, प्राणायाम के बारे में जो कुछ नहीं जानते, समय और धैर्य का भी जिनमें अभाव है, ऐसे लोगों के लिए इन बहुमिश्रित योगासनों की बड़ी उपयोगिता है। मैं भी इस खण्ड का आरम्भ ऐसे ही आसनों से करना चाहता हूं, जो बहु उपयोगी हैं, सरल हैं और जिनमें सब कुछ समाविष्ट है।

सूर्य नमस्कार

नामकरण—प्रकृति में सूर्य एक महत्त्वपूर्ण स्थान पर प्रतिष्ठित है। यह असीम प्रकाश और ताप का प्रमुख एवं विशालतम स्रोत है व ऋतु परिवर्तन का कारण है। वनस्पतियों, अन्न-उत्पादन, जीवों की उत्पत्ति, वातावरण की शुद्धि आदि सारे प्राकृतिक कार्य सूर्य पर ही निर्भर हैं। यदि आध्यात्मिक व्यक्ति ऐसी महान् शक्ति की उपासना करते हैं, तो वह उचित ही है।

शरीर में सूर्य जैसी प्रखरता, ओज और शुद्धि लाने के लिए जिस योगासन का आविष्कार किया गया है, उसका नामकरण सूर्य नमस्कार रखकर उसे सूर्य को ही समर्पित कर दिया गया है। साथ ही आध्यात्मिक उत्थान के लिए सूर्योपासना को भी इससे जोड़ दिया गया है।

ज्योतिष शास्त्र के अनुसार राशियां बारह हैं। वर्ष-भर में सूर्य इन सभी राशियों से गुज़रता हुआ विभिन्न स्थितियों के विभिन्न गुण धारण करता है, अतः सूर्य के इन गुणों के कारण उसके नाम भी बदल जाते हैं। सभी नामों के स्मरण का

अलग-अलग महत्त्व भी है। अतः योग प्रेमियों ने सूर्य नमस्कार की क्रियाओं को बारह विधियों में बांट दिया है। ऐसे पूर्ण सूर्य नमस्कार को प्रतिदिन बारह बार ही करने का विधान भी किया गया है। यदि प्रत्येक सूर्य नमस्कार के प्रारम्भ में एक-एक सूर्य मन्त्र दोहराते जायें, तो सूर्य के बारह विविध रूपों की उपासना भी हो जाती है।

आपको पूर्ण स्वतन्त्रता है कि आप अपने समय और आवश्यकतानुसार अपनी मर्ज़ी का चुनाव कर, सूर्य नमस्कार की संख्याओं का निर्धारण स्वयं कर लें। सूर्य के बारहों नाम और मन्त्र केवल आध्यात्मिक लाभ देने वालों के लिए प्रस्तुत हैं।

1. ॐ मित्राय नमः। 2. ॐ रवये नमः। 3. ॐ सूर्याय नमः। 4. ॐ भानवे नमः। 5. ॐ खगाय नमः। 6. ॐ पूषणे नमः। 7. ॐ हिरण्यगर्भाय नमः। 8. ॐ मरीचये नमः। 9. ॐ आदित्याय नमः। 10. ॐ सवित्रे नमः। 11. ॐ अर्काय नमः। 12. ॐ भास्कराय नमः।

गायत्री मन्त्र—कुछ लोग सूर्य नमस्कार के लिए गायत्री मन्त्र का चयन भी करते हैं। हिन्दू धर्म में गायत्री मन्त्र को सर्वाधिक प्रतिष्ठा प्राप्त है। आर्यसमाजी तो अपना प्रत्येक शुभ कार्य गायत्री मन्त्र से ही करते हैं। अतः यह भी प्रस्तुत है।

ॐ भूर्भुवः स्वः तत् सवितुर बरेण्यम्, भर्गो देवस्य धीमहि धियो योनः प्रचोदयात्।

यह मन्त्र भी सूर्य की ही स्तुति है। इसकी एक-एक पंक्ति, सिर्फ़ एक पूर्ण उच्छ्वास में विशेष लय-ताल और उतार-चढ़ाव के साथ कहने का एक अलौकिक आनन्द और लाभ है। इससे प्राणायाम की विशिष्ट तैयारी भी होती है।

लाभ—1. ताड़ासन, कटि चक्रासन, पाद हस्तासन, पश्चिमोत्तानासन, पर्वतासन, मकरासन आदि अनेक आसनों के साथ ही दण्ड-बैठक से जो लाभ मिल सकते हैं, वे सब इससे ही मिल जाते हैं।

2. पेट की चर्बी कम होती है। कमर, कन्धे व सीने में लचीलापन तथा पुष्टि आती है।

3. जांघों, पिण्डलियों व पैरों की विकृति व कमज़ोरी दूर होकर उन्हें सुदृढ़ बनाता है।

4. रीढ़ की हड्डी पर्याप्त रूप से फैलने से कमर व गरदन की ख़राबियां दूर होकर ऊंचाई में वृद्धि होती है। मेरुदण्ड में पर्याप्त लचीलापन लाकर वृद्धावस्था तक कमर नहीं झुकने देता तथा शरीर में सन्तुलन स्थापित करता है। दिन-भर बैठे रहकर श्रम करने वाले अधिक समय तक बिना थके काम कर सकने योग्य बनते हैं।

5. स्त्रियों की अनावश्यक चर्बी में कमी लाकर उनकी कमर व कूल्हों को पुष्ट व आकर्षक बनाता है तथा उनके चेहरे पर लालिमा लाकर सौन्दर्य में निखार पैदा करता है।

6. महिला रोग—प्रदर (लिकोरिया), अल्प रजःस्राव (एमेनेरिया), अति रजःस्राव (डिसमेनेरिया) आदि रोगों को दूर कर, उनके गर्भाशय तथा अन्य प्रजनन अंगों को उत्तम स्वास्थ्य प्रदान कर, दाम्पत्य जीवन को सुखमय बनाता है।

7. कड़े-से-कड़े व पुराने क़ब्ज़ को दूर करता है। आंतों की प्राकृतिक विसर्जन क्षमता में वृद्धि करता है। पाचन तन्त्र विशेष रूप से स्वस्थ व शक्तिशाली बनकर, भूख में वृद्धि तथा उदर रोगों में कमी होती है।

8. पेट, पीठ व कमर आदि की मांसपेशियों के रक्त संचार में वृद्धि कर, इनकी थकान व दर्द को दूर करता है तथा मांसपेशियों की झुर्रियां हटाकर उन्हें स्वस्थ व सुडौल बनाता है।

9. दोनों भुजाओं, मस्तिष्क, गरदन, कन्धे, पेट व पीठ, जांघों, घुटनों, पिण्डलियों व पंजों पर पर्याप्त भार पड़ने से तथा सर्वांग शरीर का श्रेष्ठ व्यायाम हो जाने से समस्त अंग स्वस्थ व शक्तिशाली बनते हैं। अंगों में प्राकृतिक लचीलापन आ जाने से बुढ़ापे में भी सिर, गरदन या हाथों में कम्पन रोग का आक्रमण नहीं हो पाता।

10. छाती की मांसपेशियों में पर्याप्त प्रसार होने से श्वास संस्थान की सभी ख़राबियां दूर कर, फेफड़ों में अधिक श्वास भर सकने व अधिक ऑक्सीजन सोखने की क्षमता का विकास करता है। अतः रक्तशोधन क्रिया सुचारु रूप से होने के कारण हृदय रोगों में लाभकारी है।

11. सूर्य नमस्कार करने वाला व्यक्ति यदि अति कृशकाय (दुबला) अथवा स्थूलकाय (मोटा) है, तो दोनों को सन्तुलित, सुगठित, सुन्दर शरीर रचना प्रदान करता है।

12. गण्डमाला व गुल्मरोग होने की समस्त सम्भावनाओं का नाश करता है। फुफ्फुस व प्राणशक्ति को सबल बनाकर श्वास रोगों से छुटकारा दिलाता है।

13. यकृत, प्लीहा, अग्नाशय, पक्वाशय व वृक्कों की कार्यप्रणाली को स्वस्थ बनाने वाले हार्मोन्स तथा एन्जाइम्स की सन्तुलित पूर्ति होने के कारण इनकी उत्पादन क्षमता बढ़ती है। अतः अपच, बदहज़मी, मधुमेह, बहुमूत्र व पथरी आदि रोगों में भी सुलाभ करता है।

विशेष व्यवस्था—मैं पहले ही बता चुका हूं कि सूर्य नमस्कार अनेक योगासनों, प्राणायाम तथा साधनाओं का सम्मिश्रण होने से सर्वाधिक लाभकारी, सर्वश्रेष्ठ,

सरलतम तथा अपूर्व प्रखर शक्तिप्रदाता यौगिक क्रिया है। इस एक आसन के अभ्यास से ही आप आशातीत स्वास्थ्य लाभ कर सकते हैं। साथ ही आध्यात्मिक साधना में प्रविष्ट हो सकते हैं। आप स्त्री हैं या पुरुष, बच्चे हैं या बूढ़े, गृहस्थ हैं या संन्यासी, शिक्षित हैं या अशिक्षित, इस यौगिक क्रिया को करने की सभी को समान पात्रता है, लाभ है।

यदि आप हिन्दू नहीं हैं, ईसाई, मुसलमान या अन्य किसी अभारतीय धर्म को मानते हैं, तब भी आप इसे स्वीकार कर सकते हैं। वैदिक मन्त्रों की साधना न कर, आप अपने ही धर्म की कोई आयत, प्रेअर या मन्त्र का सस्वर पाठ कर सकते हैं। यदि आप आध्यात्मिक लाभ पर कोई आस्था नहीं रखते हैं तो मन्त्रोच्चार को बिलकुल ही छोड़ दीजिये, सूर्य नमस्कार का नाम भी अपनी सुविधा व मान्यता के अनुरूप बदल लीजिये। यौगिक क्रियाएं ज़रा भी साम्प्रदायिक नहीं हैं। ये तो महर्षियों द्वारा मानव कल्याण के लिए समर्पित क्रियाएं मात्र हैं। अतः शारीरिक लाभ तो ले ही लीजिये।

क्रमानुसार क्रियाएं—जैसा कि मैं पूर्व में ही बता चुका हूं कि सूर्य नमस्कार को स्मृति, व्यवस्था, प्राणायाम और शारीरिक स्थितियों में सामंजस्य तथा सन्तुलन बनाये रखने के लिए बारह क्रमों में बांट दिया गया है। यदि आप इस पुस्तक से सम्पूर्ण लाभ उठाने के लिए कोई भी यौगिक क्रिया सीख रहे हैं तो कई बार पढ़कर ठीक से समझ लें। किसी सहयोगी की सलाह या सहायता लेकर सुनते जायें और समझकर विधि के अनुसार ही क्रिया करते जायें।

यहां अलग-अलग क्रम-व्यवस्था के अनुसार विधि बांट-बांट कर समस्त जानने-पूछने योग्य जानकारियां विस्तारपूर्वक प्रस्तुत की जा रही हैं। यदि भूल-चूक से कुछ त्रुटि भी आप से हो जाये तब भी चिन्तित मत होइये, हानि तो होगी ही नहीं, हां, लाभ में कमी भले ही रह जाये। अपने इष्टदेव का नाम लीजिये और लाभ उठाइये।

पूर्व तैयारी—यह आसन भूमि पर एक बड़ी दरी व उस पर कम्बल बिछाकर ही करें। खड़े होने पर आपका मुख पूर्व या उत्तर दिशा में रहे, तो अधिक लाभ की आशा है। सूर्योदय का समय सूर्य नमस्कार के लिए अति श्रेष्ठ है। पेट ख़ाली हो, अर्थात् छः घण्टे पहले से कुछ भी ठोस आहार न खाया गया हो। शौच आदि से निवृत्त होकर आंतें भी यथासम्भव ख़ाली कर ली गयी हों। यदि कमरे में यह क्रिया करने वाले हों तो शुद्ध हवा आने-जाने (क्रॉस वेण्टिलेशन) की व्यवस्था वाले कमरे का ही चयन करें। पहने गये वस्त्र ढीले (कुर्ता-पायजामा) और आवश्यकतानुसार फैलने-सिकुड़ने वाले हों तो अधिक सुविधाजनक होगा। कोई भी योगासन करने के पूर्व एक गिलास पानी, चाय या दूध पी लें। आसनों की

चित्र-28

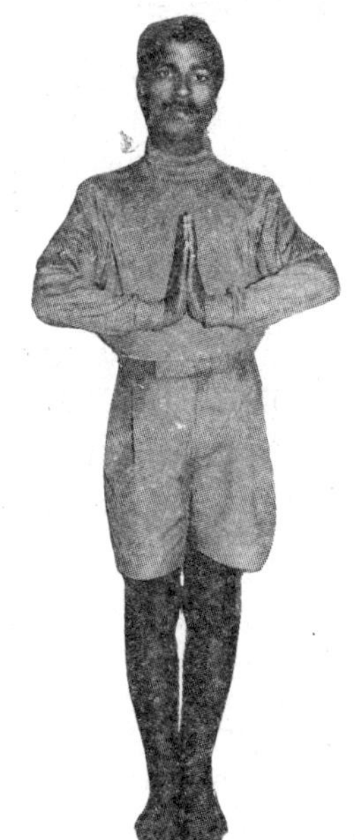

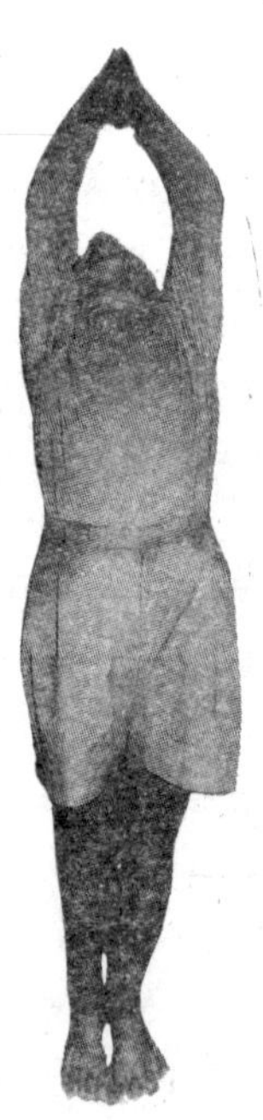

चित्र-29

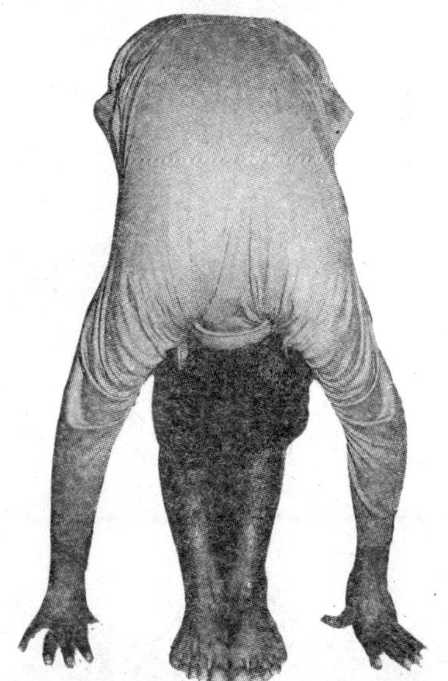

चित्र-30

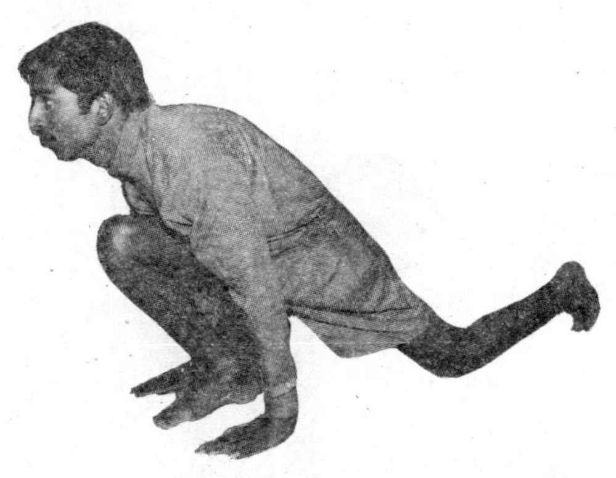

चित्र-31

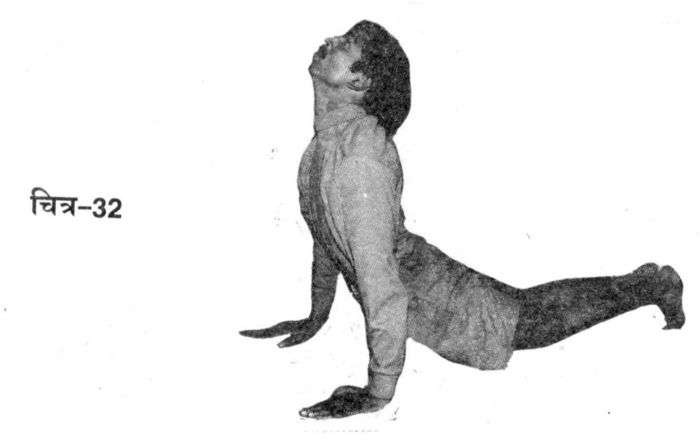

चित्र–32

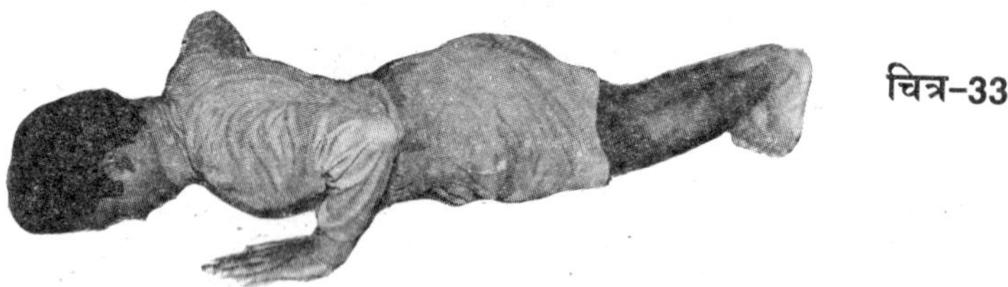

चित्र–33

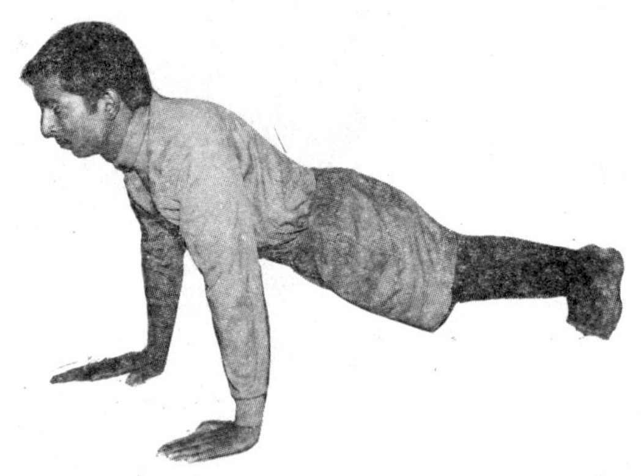

चित्र–34

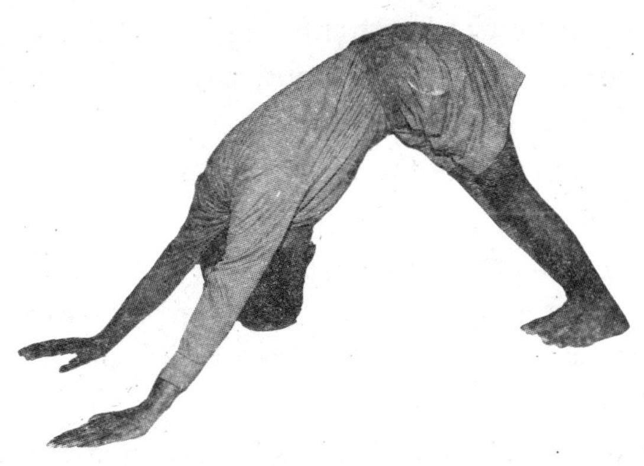

चित्र-35

समाप्ति पर मूत्रत्याग अवश्य करें। सूर्य नमस्कार से शरीर में अधिक विद्युत् शक्ति उत्पन्न होती है। अतः समाप्ति पर अपने पैर सीधे ज़मीन के सम्पर्क में न लायें। फ़र्श पर से आपका पैर प्रथमतः चप्पल या स्लीपर पर ही पड़ना चाहिये, ताकि विद्युत् शक्ति डिस्चार्ज न हो।

विभाजित विधि क्रम से सभी क्रियाएं अत्यन्त धीरे-धीरे (स्लो मोशन) ही करें। चाहे सांस ले रहे हों या छोड़ रहे हों, धैर्यपूर्वक ध्यानपूर्वक अत्यन्त धीरे-धीरे ही लें और अत्यन्त धीरे-धीरे ही छोड़ें। भले ही सूर्य नमस्कारों की संख्या बारह से घटाकर मात्र तीन की ही निर्धारित कर लें, परन्तु जल्दबाज़ी में कदापि न करें। तनाव में पूरा शरीर, पूरी तरह ही तानें।

स्थिति क्रम-1—पूर्व या उत्तर दिशा में मुख कर, सीधे खड़े हो जायें। पैरों के पंजे और एड़ियां सटे हुए ही रखें। प्रणाम मुद्रा में छाती के सामने दोनों हथेलियां मिला लें। गहरी सांस भरें। सूर्य मन्त्र का उच्चारण लयात्मक स्वर में देर में समाप्त करें। (यदि गायत्री मन्त्र का चुनाव किया है, तो इसकी एक-एक पंक्ति के लिए अलग-अलग दो बार सांस लेकर, एक लम्बी उच्छ्वास में एक पंक्ति व दूसरी उच्छ्वास में दूसरी पंक्ति का उच्चारण करें।)

मन्त्रोच्चार के बाद गहरी सांस अत्यन्त धीरे-धीरे भरते हुए ही दोनों हाथ धीरे-धीरे सिर के ऊपर सीध में उठाते जायें। दोनों भुजाएं कानों से सट जायें। हथेलियां सामने की ओर पूरी खुली रहें। शरीर को (सांस अन्दर ही रोके हुए) जितना अधिक ऊपर की ओर तान सकें, तानिये। यह ताड़ासन है। (यदि पीछे

की ओर झुकें, तो कटि चक्रासन का लाभ भी मिल सकता है।)

इस क्रिया में एड़ी और पंजे पूरी तरह ज़मीन से चिपके रहें, ज़रा भी उठें नहीं। सन्तुलन पूरी तरह बनाये रखें। शरीर की सम्पूर्ण लम्बाई ऊपर की ओर खिंचती रहे। रीढ़ की हड्डी में भी भरपूर तनाव आये। सांस रोके रखकर हाथ सीधे रखते हुए पीछे की ओर झुकाइये। यदि सिर पीठ से सटा सकें, तो और भी उत्तम है। फिर सीधे हो जायें।

स्थिति क्रम–2—जब सांस और देर तक अन्दर न रुकती हो, तो बहुत ही धीरे-धीरे सांस छोड़ते हुए दोनों हाथ (सिर से सटे रहते हुए) सामने की ओर को झुकाते जाइये। जब दोनों हथेलियां पंजों को छूने लगें, तभी सांस पूरी तरह बाहर निकली हो।

स्मरण रखें कि इस स्थिति में घुटने ज़रा भी आगे को न झुकें, न मुड़ें। पैर पूरी तरह तने हुए ही रहेंगे। यह स्थिति 'पाद हस्त आसन' कहलाती है। यदि आपके शरीर में पर्याप्त मात्रा में लोच है तो आप अपने माथे को घुटनों से स्पर्श करायें। घुटने अभी भी तने ही रहें। यह स्थिति जानु-शिरासन कहलायेगी। सांस बाहर ही रुकी रहे।

पूरी तरह सांस पेट से बाहर निकालकर बाहर ही रोक दें। अब श्वासशून्य पेट को पिचकाकर पीठ से सटाने का प्रयास कीजिये। यह उदर-आकर्षण क्रिया होगी।

स्थिति क्रम–3—जब अधिक देर तक सांस बाहर न रोक सकें तो पहले अपनी हथेलियों को पंजों के आजू-बाजू में फ़र्श पर जमा दें। धीरे-धीरे बायां पैर पीछे ले जायें। इतना ही पीछे ले जायें कि दाहिना घुटना आपकी ठोड़ी का स्पर्श करने लगे। फैले हुए पैर में भरपूर तनाव हो। सांस भरते हुए ही यह क्रिया करें। सांस पूरी भरने पर शरीर में तनाव लायें। यह वाम कुक्षी अन्तःश्वास है। अब गरदन ऊपर उठाते हुए पुनः सिर का पिछला भाग पीठ से स्पर्श कराने का प्रयास करते हुए ही सांस अन्दर रोके रहें। यह ग्रीवा पृष्ठ चक्रासन होगा।

स्थिति क्रम–4—सांस भरकर अन्दर ही रोके रखने को अन्तर्कुम्भक प्राणायाम कहा जाता है। सांस छोड़ने को रेचक कहते हैं। सांस अन्दर भरने की क्रिया को पूरक कहा जाता है और जब सांस पूरी तरह बाहर निकालकर बाहर ही रोक दी जाती है तो इसे बाह्य कुम्भक प्राणायाम कहते हैं।

अब धीरे-धीरे रेचक करते हुए दाहिना पैर पीछे ले जाइये तथा बायें पंजे से पंजा सटाकर फ़र्श पर जमा लीजिये। यह दण्डासन है। इसमें हाथ सीधे तने होंगे। दोनों पैर, नितम्ब, पीठ और सिर का पृष्ठ भाग लगभग सरल रेखा में सीधा तना हुआ, तिरछा उठा रहेगा। सांस पूरी तरह बाहर निकल जाने पर अन्तर्कुम्भक

की स्थिति में ही नितम्ब ऊपर उठाते हुए, कन्धे पैरों की ओर अन्दर को लायें। पूरी तरह नितम्बों को ऊपर उठायें। शरीर की यह स्थिति कूर्मासन की है। जितनी देर अन्तर्कुम्भक साध सकें, कूर्मासन की स्थिति में उठे रहें।

स्थिति क्रम–5—अब अत्यन्त धीरे-धीरे पूरक करते हुए पहले दण्डासन की स्थिति में वापस आयें। पूरक पूर्ण होते ही, कोहनियों को झुकाते हुए, रेचक प्रारम्भ कर दें। अत्यन्त धीरे-धीरे रेचक और पूर्ण सन्तुलित अवस्था में कोहनियों का इतना उठाव होगा कि पूरा शरीर पंजों की लम्बाई पर सरल रेखा में पृथ्वी के समानान्तर उठा रह जाये।

स्मरण रहे, यह मकर आसन की स्थिति है। इसमें पैर के पंजों का अग्रभाग और हथेलियों के सिवाय शरीर का अन्य कोई भी भाग पृथ्वी को ज़रा भी स्पर्श नहीं करता और न नितम्ब ही ऊपर उठते हैं। शरीर पूरी तरह सीधा, तना हुआ और सन्तुलित रहता है। जब तक अन्तर्कुम्भक कर सकें, मकर आसन की स्थिति में बने रहें।

स्मरणीय—मकर आसन देखने में बहुत ही सहज दिखता है, परन्तु करने में बहुत ही कठिन, श्रमसाध्य तथा शारीरिक सन्तुलन का अद्‌भुत उदाहरण है। सैकड़ों दण्ड करने वाले पहलवान भी दस बार मकरासन करने में बुरी तरह थक जायेंगे। अतः कुछ लोग इसे न कर पूरी तरह ज़मीन पर पेट के बल लेट ही जाते हैं। इससे आराम भले मिल जाये, लाभ नहीं मिलता।

अधिक कमज़ोर शरीर वाले सिर्फ़ तीन से पांच सैकण्ड तक ही मकरासन और अन्तर्कुम्भक करें। सबल और सुगठित शरीर की आकांक्षा रखने वाले अभ्यासी अधिक-से-अधिक समय तक भी मकर आसन में रह सकते हैं तथा सामान्य श्वासोच्छ्‌वास करते रह सकते हैं।

स्थिति क्रम–6—अब पूरक करते हुए दण्डासन की स्थिति में वापस आयें। स्मरण रखें कि दण्डासन की स्थिति में गरदन तनी हुई तथा सीना कुछ उठा हुआ रहेगा। अब चूंकि क्रियाएं पूर्ण हो चुकी हैं, अतः कुम्भक करने की आवश्यकता नहीं है।

स्थिति क्रम–7—अब पुनः रेचक करते हुए नितम्बों को इतना ऊपर उठाइये कि शरीर पुनः कूर्मासन की स्थिति में वापस चला जाये। पंजे आपस में सटे रहें। एड़ियां ज़मीन से लगी रहें। एड़ी से कमर तक तथा कमर से हाथों की हथेलियों तक पृथ्वी से त्रिकोण बनाते हुए शरीर दो भागों में तने।

जब सांस पूरी तरह बाहर निकल जाये, तब बाह्य कुम्भक कर सांस बाहर ही रोक दें। पेट को पीठ से सटाने का प्रयास करें। बाह्य कुम्भक साधे हुए ही इच्छाशक्ति से पेट की मांसपेशियों को तेज़ी से फुलाइये-पिचकाइये। यह क्रिया अग्निसार

कहलाती है। अग्निसार क्रिया जब तक तीव्रता से कर सकें, अवश्य करें।

स्थिति क्रम-8—अब धीरे-धीरे पूरक करते हुए पहले दाहिना पैर उठाकर, पैर का पंजा हाथों के अन्दर दाहिने हाथ से सटाकर रखें। दूसरा पैर यथास्थान ही तना रहेगा। छाती तनी हुई तथा मुख सामने ऊपर उठा रहेगा।

स्थिति क्रम-9—अब रेचक करते हुए बायां पैर उठाकर हाथों के अन्दर की ओर दाहिने पैर से सटाकर रखिये। एड़ियां और पंजे आपस में सटाकर ही रखने का स्मरण रहे। यह स्थिति पुनः पाद-हस्त-आसन की बन चुकी है।

स्थिति क्रम-10—अब पुनः धीरे-धीरे पूरक करते हुए दोनों हाथ उठाकर बिलकुल सीधे, सिर के ऊपर ताड़ासन की स्थिति में ले जाइये। भुजाएं कान से सटी हों। शरीर को पुनः भरपूर ऊपर की ओर खींचिये। रीढ़ की हड्डी में भी भरपूर तनाव लाइये।

स्थिति क्रम-11—पुनः रेचक करते हुए कमर से ऊपर के धड़ को यथासम्भव पीछे झुकाइये तथा कुछ देर तक इसी स्थिति में रुके रहिये।

स्थिति क्रम-12—अब पुनः पूरक करके पहले ताड़ासन में आइये। फिर हाथों को नीचे छाती के सामने लाकर प्रणाम की मुद्रा बनाइये। प्रणाम की मुद्रा में छाती को इतना फैलाइये कि पीछे पीठ की ओर दोनों कन्धे आपस में मिलने के लिए आतुर प्रतीत हों।

सांस छोड़ते हुए हाथ नीचे गिरा लीजिये। विश्राम की स्थिति में थोड़ी देर तक शरीर को शिथिल छोड़कर लुंज-पुंज स्थिति में खड़े रहिये। थोड़ा-सा सामने झुककर हाथों तथा पैरों को नीचे से ऊपर तक खूब हिलाइये-डुलाइये। कम्पन व थिरकन-सी पैदा कीजिये। यह खड़े-खड़े ही थकान मिटाने की विधि है।

अब आप दूसरा सूर्य नमस्कार प्रारम्भ कर सकते हैं।

नोट—सूर्य नमस्कार में जो पैर पहले नम्बर पर पीछे ले जाते हैं, उसे ही खड़े होते समय अन्त में आगे लाते हैं; परन्तु जो पैर दूसरे नम्बर पर पीछे ले जाया गया था, वापसी में उसे ही पहले उठाकर आगे लाते हैं। यह मांसपेशियों की सुविधा और सुरक्षा के लिए ज़रूरी है।

यदि पहला सूर्य नमस्कार करते समय पहले बायां पैर पीछे ले जाया गया था, तो दूसरा सूर्य नमस्कार करने पर पहले दाहिना पैर ही पीछे ले जायें, बायां उसके बाद, यह दूसरी सावधानी है। अतः सूर्य नमस्कार चाहे जितनी बार भी करें, ऐसी जोड़ी में ही करें।

विभिन्न स्थितियों के लाभ

1. ताड़ासन—स्थिति क्रम 1 में वर्णित आकृति ताड़ासन कहलाती है। यह

मेरुदण्ड को स्वस्थ बनाता है। शरीर की लम्बाई लगभग बीस वर्ष की आयु तक तेज़ी से तथा तीस वर्ष की आयु तक धीमे-धीमे वृद्धि कर सकती है। पेट पर पर्याप्त खिंचाव पड़ने से पाचन संस्थान तथा विसर्जन संस्थान की आंतें विशेष सक्रिय तथा स्वस्थ बनती हैं व रुका हुआ मल आगे बढ़ता है।

2. पृष्ठ कटि चक्रासन—क्रम 1 में वर्णित शारीरिक स्थिति कमर की मांसपेशियों में बनने वाले दबाव तथा तनाव के कारण समस्त कटि रोगों को शान्त करती है। सीने में पर्याप्त फैलाव और तनाव बनने से समस्त श्वास रोगों को दूर कर, फेफड़ों को स्वच्छ व स्वस्थ बनाता है। वायुमण्डल से अधिक प्राणवायु का शोषण कर रक्तशुद्धि में तीव्रता लाता है तथा हृदय की मालिश कर आर्टरीज़ को बाधारहित रक्तप्रवाह के योग्य बनाता है। इस प्रकार हृदय रोग में भी लाभकारी है। मल की जमी हुई हानिकारक पाइप व्यवस्था को तोड़-मरोड़कर मल को शरीर से बाहर जाने को विवश करता है।

3-4. पाद-हस्त आसन और जानु-शिर आसन—क्रम 2 में वर्णित स्थिति पाचन और विसर्जन संस्थान को उत्तेजित व स्वस्थ बनाकर समस्त उदर रोगों का नाश करती है। बढ़े हुए पेट की चर्बी कम कर, उसे मुलायम तथा सुन्दर बनाता है। कमर पतली, सक्षम और सशक्त करता है। महिला रोगों से छुटकारा दिलाता है। अभ्यासी को उसके दैनन्दिन कार्यों में बिना थके अधिक कार्य करने की क्षमता प्रदान करता है। रीढ़ को लचीला तथा नीरोग करता है। पैरों को सक्षम बनाता है।

5. ग्रीवा पृष्ठ चक्रासन—वैसे तो यह त्रिकोणासन भी है तथा वामकुक्षी श्वास प्राणायाम की स्थिति भी है, जो सूर्य नमस्कार की स्थिति क्रमांक 3 से निर्मित होती है। इसमें बायां फेफड़ा विशेष रूप से प्रसारित होकर अपनी प्रकोष्ठ शुद्धि के योग्य बनता है। इस आसन में गरदन की नसों में विशेष प्रसार और दबाव बनने से गरदन की मांसपेशियां सशक्त व स्वस्थ बनती हैं। श्वासनलिका के विशेष प्रसार से गायकों व वक्ताओं को बहुत लाभ पहुंचता है। गले के रोगों तथा स्वर यन्त्र को भी स्वस्थ बनाता है।

6. दण्डासन—स्थिति क्रमांक 4 से निर्मित आकृति वास्तविक त्रिकोणासन में आती है। इससे हाथ व कन्धे मज़बूत होते हैं। सीने की चौड़ाई बढ़ती है व उसमें उभार आता है।

7. कूर्मासन—इसी स्थिति क्रमांक 4 में ही कूर्मासन (कछुवे) की तरह शरीर की आकृति दिखती है। इसे कुछ योगी पर्वतासन कहकर भी सम्बोधित करते हैं। यह कमर तथा शरीर के सम्पूर्ण पृष्ठ भाग को व्यायाम देकर स्वस्थ व सन्तुलित बनाता है। इससे नितम्बों पर सन्तुलित उभार आता है।

8. उदराकर्षण क्रिया—यह योग की एक विशिष्ट एवं अत्यन्त प्रभावशाली

क्रिया है। पेट को पीठ से सटाने के प्रयास में, पाचन व विसर्जन संस्थान के समस्त अंगों-उपांगों को सही व्यायाम देकर स्वस्थ व सक्षम बनाना अन्य किसी भी व्यायाम में सम्भव नहीं है।

9. अग्निसार क्रिया—जैसा कि इसके नाम से ही स्पष्ट है—अग्नि को प्रज्वलित तथा तीव्र बनाना। इस उदराकर्षण क्रिया के साथ ही पेट की मांसपेशियों को ढीला छोड़कर पेट को फुलाना तथा पुनः सिकोड़कर पीठ से चिपकाना होता है। यही क्रिया जब फुर्ती से बहुत जल्दी-जल्दी की जाती है तब इसे अग्निसार क्रिया कहा जाता है। इससे पाचन संस्थान के समस्त अवयवों का बहुत ही अच्छा व्यायाम हो जाता है। अतः समस्त पाचन अवयव स्वस्थ होकर सन्तुलित मात्रा में ही भोजन के समस्त तत्त्वों को बहुत ही अच्छी तरह पचाने के लिए आवश्यक रसों, एन्ज़ाइम्स तथा हार्मोन्स का उत्पादन करते हैं।

वास्तव में यही वह क्रिया है, जो सूर्य नमस्कार को सार्थक बनाती है। यदि किये गये भोजन का समुचित पाचन सम्भव बना रहे तो हमारा शरीर स्वस्थ व कान्तिवान् बना रहेगा। हमारे शरीर की चुस्ती व फुर्ती, अत्यधिक काम करने की क्षमता तथा समस्त आन्तरिक व बाह्य रोगों से बचने की अद्भुत शक्ति देखकर किसे ईर्ष्या न होगी!

10. मकरासन—जैसा कि इसके नाम ही से स्पष्ट है, इसमें शरीर की आकृति पृथ्वी पर चलते हुए मकर के समान होती है। आप जानते हैं कि मकर इस मकरासन की बदौलत ही सबसे अधिक शक्तिशाली और सुदृढ़ शरीर वाला जलजन्तु बन सका है। योगियों ने इसका सूक्ष्म अध्ययन कर मानव शरीर को भी इतना ही सुदृढ़ तथा शक्तिशाली बनाने के लिए इस आसन का आविष्कार किया है। यदि इस आसन के साथ ही अन्तर्कुम्भक तथा बाह्य कुम्भक प्राणायाम की भी अच्छी साधना कर ली जाये, तो आप भी अच्छे और सफलतम तैराक बन सकते हैं। आपकी हथेलियों तथा भुजाओं में तथा पैरों और पंजों में इस आसन से जो शक्ति और क्षमता आयेगी, वह अद्भुत ही होगी।

शंकाओं का निराकरण

निःसन्देह आप अब समझ गये होंगे कि अकेला सूर्य नमस्कार ही एक सम्पूर्ण व्यायाम है। इसकी कोटि का लाभदायी और प्रभावशाली दूसरा योगासन हो ही नहीं सकता। जिसमें पहले ही अनेक योगासनों और अनेक यौगिक क्रियाओं, प्राणायाम की समस्त विधियों, साधना व ध्यान की पद्धति का अद्भुत समावेश किया गया हो, भला उसकी बराबरी कौन कर सकता है?

आजकल टी.वी. के कार्यक्रमों में योग प्रदर्शन के कारण जो जनरुचि निर्मित

हुई है, भारतीयों को जो प्रेरणा मिली है, वह निःसन्देह प्रशंसनीय है। दूरदर्शन में समय की सीमा एक ऐसी विवशता है, जिसके कारण दर्शक न तो योग की आत्मा को पकड़ पाता है और न लाभ ही उठा पाता है। फिर भी वह अपनी इस विलक्षण भारतीय खोज से परिचित तो हो ही जाता है। यही क्या कम है?

समस्त योग विशेषज्ञ योगासनों का प्रदर्शन तो करते हैं, परन्तु योग सीखने वालों के मन में शंका का एक बीज भी बो देते हैं। वह यह है—योगासन और प्राणायाम की क्रियाएं किसी योग्य गुरु के निर्देशन में ही कीजिये और सीखिये। अब भला बताइये कि आज का व्यस्त व्यक्ति योग्य गुरु की तलाश कहां करे? उसे कैसे ढूंढ़े? यदि कोई गुरु मिल भी गया तो उसकी योग्यता को मापने के लिए किस मापदण्ड का उपयोग करे? क्या नीमयोगी और पाखण्डी गुरु अपने चेले मूंड़ने की चाल से उस भोले योग-प्रेमी को बचने देंगे?

अपने आपको योग विशेषज्ञ घोषित करने वालों की एक चालाकी और भी देखिये—वह यह अवश्य कहता है कि यह योगासन करने के पहले अपने चिकित्सक की सलाह अवश्य लीजिये। अब आप ही बताइये कि डॉक्टर का मारा हुआ मरीज़ किसी तरह बची-खुची जान लेकर तो आपकी शरण में आया है और आप ऐसे अधकचरे गुरु हैं कि फिर उसे उसी नरक में झोंक रहे हैं, जहां काटा-पीटी व अनदेखा-अनजाना व्यापार चल रहा है।

निःसन्देह आप भी यह सब भटकन और अनिश्चितता देखकर अवश्य चुप रह जाते होंगे। अनिर्णय की इस स्थिति में आपकी मिली हुई आशा भी शंकाओं के बीच मुरझा जाती होगी। आज सारे विश्व के लोग इस अनिर्णय के कारण ही अपनी मानसिक शान्ति, धन और जीवन सब कुछ असमय ही गंवा देने को विवश किये जा चुके हैं।

शरीर के आगे, शरीर के बिना भी, जीवन अस्तित्व के बारे में, आज की शिक्षा और सभी मान्यताएं मौन हैं। अतः अपना शरीर और अपना संसार ही सत्य प्रतीत होता है। इसकी सुरक्षा और विकास ही आधुनिक सभ्यता का मापदण्ड है। इसके अस्तित्व को बनाये रखने के लिए ही मानव मानव से दुश्मनी करने को विवश है। एक-दूसरे के प्रति शंकाग्रस्त है। अतः इस शंका के कारण ही धूर्तता, पाखण्ड, लूटमार, छीना-झपटी आज की नैतिकता और राजनीति बन गयी है।

आज धर्म, अध्यात्म या योग की चर्चा भी किसी-न-किसी तरह की गुप्त राजनीतिक रोटी सेंकने का साधन बनती जा रही है। अतः गुरु खोजना और पाना और भी कठिन है।

यदि हम स्वयं ही शरीर-विज्ञान से, योगासनों के शरीर की मांसपेशियों, अस्थियों और अंगों पर पड़ने वाले प्रभावों से तथा रोग की दशा से ठीक तरह

परिचित हो जायें तो फिर गुरु की आवश्यकता ही न रह जायेगी। इस पुस्तक में यथासम्भव ऐसी ही जानकारियां देने का प्रयास किया गया है। अतः सावधानीपूर्वक व पूरी समझ से इसे पढ़िये और अपने रोगों पर विजय प्राप्त कीजिये। शंका होने पर प्रकाशक के माध्यम से मुझे पत्र लिखिये, मैं समाधान भेज दूंगा।

पवन मुक्तासन

नामकरण—यह एक गतिशील योगासन है। हवा की तरह मुक्त स्वभाव वाला यह आसन दोलासन भी कहा जाता है। कुछ योगियों का दावा है कि पेट के वायु-विकार से मुक्त करने वाला यह आसन अभ्यासी को पेट में बनी गैस से मुक्ति दिलाता है, अतः इसे पवन मुक्तासन कहा जाता है। मेरा मानना है कि विसर्जन अंगों की कमज़ोरी के कारण आंतों को मल-निष्कासन में कष्ट होता है। अतः प्रकृति आंतों में वायु पैदा कर, मल को आगे धकेलने में उसकी सहायता करती है। यदि खारा व गरम पानी पीकर यह आसन किया जाये तो मल आसानी से निकल जाता है। जब मल ही आंतों में न रुक पायेगा तो प्रकृति व्यर्थ ही वायु क्यों पैदा करेगी? अतः मैं इसे वायु विकार की जड़ को ही समाप्त करने वाला पवन मुक्ति आसन मानता हूं।

लाभ—1. क़ब्ज़ की जड़ को समाप्त करने वाला एकमात्र आसन है।

2. उदर में वायु-विकार पैदा ही नहीं होने देता। यदि वायु पैदा हो भी तो

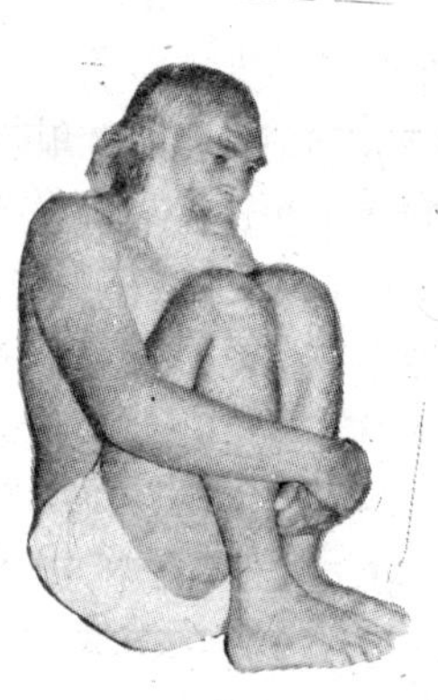

चित्र–36

रुककर उत्पात नहीं कर पाती।

3. रीढ़ तथा पीठ, नितम्बों की समस्त मांसपेशियों की अच्छी मालिश कर उन्हें स्वस्थ बनाता है।

विधि—समतल भूमि पर दरी तथा कम्बल बिछाकर मोटी तह (गद्देदार) बना लीजिये। इसके किसी भी सिरे पर बाहर की ओर मुंह रखते हुए, इस प्रकार उकडूं बैठिये जैसे शौचालय जाते समय बैठते हैं। जांघें और पिण्डलियां आपस में सटे हों। नितम्ब पृथ्वी का स्पर्श न करते हों। दोनों हाथों का घेरा बनाकर, दोनों पैर घेरते हुए हथेलियां आपस में गुंथकर पेट, जांघें व पिण्डलियां आपस में सटा लीजिये। यही बैठक की पूर्ण तैयारी है।

अब शरीर को एकदम ढीला छोड़कर उसी तरह बंधी हुई स्थिति में ही, पीठ की ओर लुढ़क जाइये। फ़र्श पर सिर का स्पर्श होते ही, आगे की ओर पुनः लुढ़कते हुए पूर्ववत् स्थिति में ही सीधे बैठ जाइये। स्मरण रहे कि लुढ़कते और बैठते समय हाथों का बन्धन ज़रा भी ढीला न हो।

अब यही लुढ़कने और बैठने की क्रिया बार-बार, जल्दी-जल्दी दस-बारह बार अवश्य दोहराइये। यही पवन मुक्तासन या दोलासन है।

आवश्यकता—यदि किसी कांच की बोतल में पहले तेल रखा जाता रहा हो, फिर उसे कई माह उपयोग में न लिया गया हो, तो उसमें चिपका हुआ तेल तथा कीट उसे बहुत गन्दा प्रदर्शित करेंगे। इसे साफ़ और चमकदार बनाने के लिए आप इसमें गरम पानी और सोडा डालकर ख़ूब हिलाते हैं। बस, दो-तीन बार इसी तरह साफ़ करने से बोतल पुनः नयी जैसी चमकने लगती है।

आपके पेट की आंतों में भी जन्म से लेकर आज तक मल भरा रहा और प्रवाहित होता रहा है। आप ही सोचिये, मल की कैसी मोटी पर्तें आपकी आंतों में न जमी होंगी? ये मोटी, सूखी, लगभग अघुलनशील मल की पर्तें ही क़ब्ज़ कहलाती हैं। इसे भी गरम पानी, नीबू का रस तथा नमक का घोल (इसकी विधि आगे शंख प्रक्षालन में पढ़िये) आंतों में भरकर पवन मुक्तासन की क्रिया से घोलकर मल-मार्ग से निकालना ही इस आसन का उद्देश्य है।

शंख प्रक्षालन क्रिया

नामकरण—हमारे उदर में हमारी छोटी आंत कुण्डली के आकार में स्थित है। शंख से इसकी अनुरूपता के कारण ही इसे भी शंख सम्बोधित किया गया है। इन आंतों की अच्छी तरह धोने-पोंछने की क्रिया को प्रक्षालन क्रिया कहा जाता है। अतः इस क्रिया को शंख प्रक्षालन कहा गया है।

आवश्यकता—एनीमा नामक यन्त्र द्वारा मल-शुद्धि के लिए आंतों में चढ़ाया

गया जल सिर्फ़ मलाशय तक ही पहुंचता है। पूरी आंत की सफ़ाई इस विधि से नहीं हो पाती।

जब मल शुद्धि के लिए जुलाब लिया जाता है तब वह भी तीव्रता से हमारे शरीर के अधिकांश जलीय भाग और घुलनशील मल को ही बाहर निकाल पाता है। आंतों की पूर्ण सफ़ाई फिर भी नहीं होती। हमारे शरीर के लिए आवश्यक जलीय तत्त्व तथा जीवन रक्षक लवण आदि मलमार्ग से निकल जाने के कारण हमें कमज़ोरी भी आ जाती है।

योगियों ने बड़ी खोज के बाद शंख प्रक्षालन नामक इस यौगिक क्रिया द्वारा आंतों में वर्षों से जमा हुआ मल निकालकर आंतें अच्छी तरह साफ़ करने की यह अद्‍भुत विधि आविष्कृत की है। इससे शरीर के किसी भी तत्त्व में कोई कमी नहीं आती। अतः ज़रा भी कमज़ोरी नहीं आ पाती। इसकी सबसे बड़ी ख़ूबी यह है कि मल प्रवाह का कार्य चाहे जिस क्षण तत्काल रोका जा सकता है। यह क्रिया पूरी तरह निरापद भी है।

जुलाब की कोई भी दवा हो, यदि हमें मल निष्कासन करना है तो ये दवाएं चार से बारह घण्टे पहले लेने पर ही जुलाब लगता है; जब कि शंख प्रक्षालन क्रिया में हमने ज्यों ही पानी पिया कि मल सम्पूर्ण आन्त्र-क्षेत्र से भागने को तैयार हो जाता है। यदि हम इस जल को अपनी इच्छाशक्ति से अधिक-से-अधिक समय तक रोके रहें तो आंतों में जमे कठोर-से-कठोर क़ब्ज़ के पैर भी उखड़ जाते हैं।

निश्चिन्त रहें—इतनी सशक्त और तीव्रगामी क्रिया नये अभ्यासियों के मन में कुछ शंकाएं उत्पन्न कर सकती है। उन्हें भयभीत बनाकर अनेक प्रश्नचिह्न खड़े कर सकती है। यहां ऐसी समस्त शंकाओं का समाधान प्रस्तुत है।

प्रश्न—स्वामीजी! मुझे उच्च रक्तचाप और हृदय रोग के कारण नमक वर्जित है। इस क्रिया में आप बहुत-सा नमक पिलायेंगे। क्या फिर मेरा रोग प्रबल न हो जायेगा?

उत्तर—नमक तुम्हारे शरीर में रुकेगा ही नहीं, फिर हानि कैसी? नमक लेग्जेटिव्ह है। यह तो आंतों को मल धकेलने के लिए उत्तेजित करेगा और स्वयं भी शरीर से बाहर निकल जायेगा। निश्चिन्त रहें। नमक न तो रक्त में मिल पायेगा और न वृक्कों को परेशान करेगा। साथ ही यह नमक तुम्हारे शरीर के अन्य लवणों को भी अपनी ओर आकर्षित न करेगा।

प्रश्न—स्वामीजी! मुझे साठ प्रतिशत स्नोफ़ीलिया है। हमेशा सर्दी रहती है। नीबू देखते ही मेरी नाक बहने लगती है। क्या मुझे इस क्रिया से दूर रहना चाहिये?

उत्तर—गरम पानी के कारण इसका अम्ल शीघ्र प्रभावकारी होता है, परन्तु शरीर में रंच मात्र भी नहीं रुकता। मलद्वार से पूरा-का-पूरा (क्रिया सम्पन्न कर)

बाहर आ जाता है। अतः आप व्यर्थ भयभीत न हों।

प्रश्न—1. स्वामीजी! मेरी आंतों में अल्सर है। मुझे तो आप यह क्रिया नहीं करायेंगे?

प्रश्न—2. स्वामीजी! आंतों में जमा हुआ पुराना व ठोस मल जब झटके से आंतों से हटेगा तो क्या आंतों में छिलन या घाव न हो जायेंगे?

उत्तर—तुम लोगों को मैं पिछले छः माह से आंतों को शक्तिशाली और लचीली बनाने के व्यायाम करा रहा हूं। अब तुम्हारी आंतों के पुराने या आकस्मिक रूप से बनने वाले नये घावों को इस क्रिया से clean and dress करने जा रहा हूं। हर चिकित्सक सभी घावों को पहले साफ़ करता है, फिर उस पर दवा लगाता है। मैं भी वही करना चाहता हूं।

प्रश्न—स्वामीजी! मैं तो आपकी कक्षा में पिछले सप्ताह ही प्रविष्ट हुआ हूं। स्वस्थ हूं। इच्छाशक्ति भी दृढ़ है। क्या मुझे इस क्रिया में शामिल होने की अनुमति नहीं मिलेगी?

उत्तर—अवश्य मिलेगी। योग किसी को कभी भी निराश या वंचित नहीं करता। वह तो परमपिता की तरह सब पर अपनी मृदुल अनुकम्पा ही बरसाता है। तुम लघु प्रक्षालन करो।

पूर्व तैयारी—1. जिन लोगों ने उदर सम्बन्धी तथा आंतों के व्यायाम लगभग पहले से ही न किये हों, वे शंख प्रक्षालन क्रिया न करें, क्योंकि इसमें लगभग दो से तीन लीटर जल आंतों में रोकना तथा भरना पड़ता है। इस अतिरिक्त भार से आंतों को हानि होने की सम्भावना रहने ही न दें।

2. शंख प्रक्षालन क्रिया करने के पूर्व कुछ नीबू, नमक, पानी गरम करने की सुविधा तथा शौचालय की व्यवस्था अवश्य रहनी चाहिए। इस क्रिया के समाप्त होते ही स्नान करने की व्यवस्था व वस्तुएं भी अवश्य तैयार रखें।

3. स्नान के बाद ही खिचड़ी का सामूहिक भोज, मनोरंजन व विश्राम की सुविधा इस क्रिया को पिकनिक के आनन्द में रंग देती है। अतः ऐसा ही करें, तो आनन्ददायी रहेगा। घर में अकेले में भी यह क्रिया आसानी से की जा सकती है, परन्तु पूर्व सामूहिक अभ्यास होने से किसी प्रकार की घबराहट अथवा बोरियत नहीं हो पाती।

4. खिचड़ी बनाने के लिए साफ़ किये हुए पुराने चावल, छिलके वाली मूंग की दाल, प्रति व्यक्ति पीछे 50 ग्राम शुद्ध घी, 200 ग्राम हरी सब्ज़ी तथा 200 ग्राम रसदार मौसमी फल भी हों, तो आनन्द तथा लाभ और स्वाद में भी वृद्धि होती है।

शंख प्रक्षालन से रूक्ष हुई आंतों, छिलन और अल्सर पर घी मलहम का काम

करता है। आंतों में रुके हुए नमक व नीबू के प्रभाव को क्षीण करता है। हृदय रोगी यदि भयभीत ही हैं तो वे सिर्फ़ पन्द्रह ग्राम घी ही खिचड़ी के साथ लें।

5. शंख प्रक्षालन तथा हलके-फुलके मनोरंजन के बाद कम-से-कम एक घण्टा विश्राम अवश्य कर लें।

शंख प्रक्षालन विधि

लाभ—1. यहां प्रस्तुत शंख प्रक्षालन क्रिया प्रत्येक मौसम परिवर्तन के समय, तात्कालिक आवश्यकता पड़ने पर, अपच या बदहज़मी के दस्त लगने पर, अन्य किसी प्रकार के रोग के आक्रमण से आकस्मिक रूप से दस्त और उलटियां शुरू होते ही अथवा जटिल क़ब्ज़ की स्थिति में किये जाने पर की जा सकती है। इसके द्वारा शरीर की प्राकृतिक क्रियाओं को आपके निर्देश और इच्छा को मानने पर विवश किया जा सकता है। गरम पानी और नमक, शीघ्र ही पतला दस्त लाते हैं; परन्तु ठण्डा पानी इस क्रिया को रोक सकने में पूर्ण समर्थ है।

2. किसी अनजाने रोग के कारण, जिसने पाचन की प्राकृतिक व्यवस्था भंग कर, उलटी और दस्त प्रारम्भ कर दिये हों, तो स्वेच्छा से शंख प्रक्षालन प्रारम्भ कर उस पर तत्काल नियन्त्रण स्थापित करने तथा अनावश्यक शारीरिक कमज़ोरी से बचाने में यह सहायक है। उलटी-दस्त के कारण शरीर में लवणों तथा विटामिन सी की पूर्ति भी यह शंख प्रक्षालन कर देगा।

विधि—लगभग 60° गरम पानी दो लीटर लें। इसमें दो रसदार नीबू निचोड़कर उनका रस मिलायें। लगभग बीस ग्राम पिसा नमक (आयोडाइज्ड) इसमें घोल दें। घोल उपयोग के लिए तैयार है। अब यह घोल गिलास में ले-लेकर पीते जायें। चार या पांच गिलास घोल पीने के बाद ताड़ासन करें। ताड़ासन की स्थिति में ही सिर्फ़ पंजों के बल कमरे के दो-तीन चक्कर लगायें।

दो-तीन बार पाद-हस्तासन तथा दो-तीन बार ताड़ासन में पीठ की ओर जितने झुक सकें, झुकें। दोनों पैर लगभग ढाई फीट के अन्तर से अगल-बगल फैलाकर सीधे खड़े हों। दोनों हाथ भी बाजू में पृथ्वी के समानान्तर फैलायें। अब दाहिने हाथ से बायें पैर के पंजे को झुककर छुएं। सीधे खड़े होकर बायें हाथ से दाहिने पंजे को छुएं। जल्दी-जल्दी दो-तीन बार यही त्रिकोणासन दोहरायें। तीन-चार बार दोलासन भी कर लें। आवश्यकतानुसार उदराकर्षण और अग्निसार क्रिया भी कर लें। पेट में गये हुए पानी में अब तक काफ़ी हलचल हो चुकी होगी। पेट भी काफ़ी ख़ाली हो चुका होगा।

अब फिर से बचा हुआ पानी भी पी डालिये। उपर्युक्त क्रियाएं पुनः दोहराइये। जब तक मल विसर्जन को रोका जा सके, तब तक अवश्य ही रोकिये। यदि आप

ज़्यादा पानी पीने के अभ्यस्त हों तो आठ या दस गिलास पानी पीकर, सभी क्रियाओं के बाद, पूर्ण दबाव बनने पर ही शौच के लिए जायें। शौचालय से लौटकर, शुद्ध होने पर पुनः वैसा ही घोल पी-पीकर क्रियाएं करते जाइये। अब थोड़ा जल्दी-जल्दी शौच का दबाव बनेगा।

अवलोकन—अपने त्यागे जाने वाले मल को देखिये। पहली बार के दस्त में मल की मात्रा अधिक होती है। दूसरी बार कुछ मल और शेष गन्दा पानी होता है, परन्तु तीसरी बार मलत्याग में साफ़ पानी की पिचकारियां छूटती हैं। यही ध्यान देने योग्य बात है।

चौथी बार मलत्याग के पूर्व पानी भले ही कम पियें, परन्तु उसे आंतों में अधिक देर तक रोकने का प्रयास करें। आसनों और अग्निसार क्रिया में बढ़ोतरी कर दें। आंतों में जमा पुराना व कठोर मल, जो पाइप की शक्ल में ठोस हो चुका है, यदि टूटकर मल मार्ग से बाहर आता है तो आपका शंख प्रक्षालन प्रयास काफ़ी सफल रहा है।

यदि आंतों में पानी की अधिकता या आंतों की कमज़ोरी से आप मलत्याग की इच्छा रोक पाने में असमर्थ रहते हैं, शौचालय में लगातार दो-तीन बार लगभग साफ़ पानी की पिचकारियां-सी छूटकर रह जाती हैं, तब भी निराश होने की आवश्यकता नहीं है। प्रत्येक दो-तीन माह में प्रक्षालन करते रहें, आंतें यथेष्ट रूप से स्वच्छ व सक्रिय हो जायेंगी।

कुछ लोग, जिनका अभ्यास अधिक पानी पीने का नहीं है, वे ज़बरदस्ती अधिक पानी न पियें। हां, वे अपेक्षाकृत कुछ अधिक गरम पानी पियें। नमक भी थोड़ा-सा अधिक डालें, तो उन्हें तीन-चार गिलास पानी पीने और क्रियाएं करने से ही शौच आ जायेगा। लाभ उतना ही होगा।

जो लोग हृदय रोग की कठिन दशा में चल रहे हैं, वे चाहें तो नमक बिलकुल ही न डालें। बस, कुछ अधिक गरम पानी और नीबू के रस से ही उनकी आंतें साफ़ हो सकती हैं।

तीन-चार दस्त लेने के बाद जब भी आप दस्त लेना बन्द करना चाहें, गरम पानी पीना बन्द कर दें। शीतल जल पीकर एक-आध बार दस्त और कर लें। दस्त आना स्वतः ही बन्द हो जायेगा। अब थोड़ा विश्राम करने के बाद स्नान कर लें।

स्नान करते समय पेट पर ठण्डा पानी डालते हुए तथा पूरे पेट की गोलाई पर हाथ फेरते हुए पेट की कुछ देर मालिश अवश्य ही करें। अच्छी तरह शीतल जल से ही स्नान करें।

स्नान के बाद घी (इच्छानुसार कम भी ले सकते हैं) की खिचड़ी खायें, फल

खायें और लगभग एक घण्टा विश्राम करें। शवासन और योगनिद्रा भी करें।

मत–मतान्तर—शंख प्रक्षालन के समय और भी अनेक योगासन करने का विधान है, परन्तु मैंने आपको चार आवश्यक योगासन ही बताये हैं।

कुछ योगी शंख प्रक्षालन के बाद मुंह में अंगुली डालकर जीभ को तालू के पास रगड़कर वमन करने की भी सलाह देते हैं। कुछ कमज़ोर रोगियों को इससे हानि भी पहुंचती देखी गयी है। अतः मैंने इसका ज़िक्र नहीं किया। यह कोई अनिवार्य शर्त भी नहीं है। अतः मैं इसे विशेष महत्त्व देने के पक्ष में भी नहीं हूं। वैसे वमन से भी आंतों में रुका हुआ पानी निकलता है।

शंख प्रक्षालन के बाद नेति क्रिया द्वारा नाक के नथुने तथा श्वास मार्ग साफ़ करने का भी विधान है। नेति के बाद कपालभाती और भस्रिका प्राणायाम अनिवार्य है, परन्तु मुझे यहां यह क्रिया बताना उचित प्रतीत नहीं हुआ। इन क्रियाओं के लिए प्रशिक्षण आवश्यक है। फिर भी यह स्पष्ट है कि आंतों की सफ़ाई से इन क्रियाओं का कोई सीधा सम्बन्ध नहीं है।

*

क़ब्ज़ निवारक उषःपान

जिनके पास पर्याप्त समय नहीं है, रुचि है, अच्छा वातावरण और अन्य सुविधाएं हैं, वे तो दवाएं खाकर, योगासन करके तथा और भी एक से बढ़कर एक तरीक़े जुटाकर यह सन्तोष कर लेंगे कि उनकी ओर से क़ब्ज़ निवारण के पर्याप्त प्रयास किये जा रहे हैं।

मेरे पास तो ऐसे-ऐसे मरीज़ आते हैं तथा ऐसे-ऐसे तर्क प्रस्तुत करते हैं, ऐसी-ऐसी विवशताएं दिखाते हैं कि आप सुनें तो आपका दिमाग़ ही चकरा जायेगा। ये लोग, रोग के लिए अपनी स्थितियों में परिवर्तन नहीं करना चाहते, खान-पान या आदतें नहीं बदलना चाहते, परन्तु रोग से पीछा छुड़ाने की बातें अवश्य करते हैं।

एक सज्जन मिलिट्री में लेफ्टिनेण्ट कर्नल थे। मैंने उन्हें पानी पीकर योगासन करने की सलाह दी। वे बड़े गर्व से बोले—"महात्माजी, पानी मैं नहीं पी सकता। आप आज्ञा दें तो एक लीटर बीयर पीकर प्रतिदिन आ सकता हूं।" मुझे योगासन के पूर्व उसकी आंतों में पर्याप्त तरल पदार्थ की उपस्थिति की ज़रूरत थी। मैंने उसे उसके पागलपन को बदलने या छोड़ने के लिए कुछ नहीं कहा; परन्तु कुछ दिनों तक निरन्तर प्रवचन सुनकर तथा योगासन के लाभों का अनुभव कर, उन्होंने स्वयं ही बीयर पीने की आदत बन्द कर दी।

कुछ लोगों की नौकरी ही ऐसी होती है कि रात्रि जागरण उनकी मजबूरी बन जाता है। कुछ को निरन्तर स्टीम बॉयलर के सामने अथवा भट्ठियों के सामने ही काम करना पड़ता है। ऐसे लोगों को सामान्य व्यक्तियों से बहुत अधिक पानी, नीबू का रस और शक्कर की शिकंजी पीने को कहना पड़ता है। चाय की अधिकता से इन्हें मना करना पड़ता है।

कुछ लोग शायद मुफ़्त में मिल जाने के कारण चाय इतनी अधिक पीते हैं कि उसे छोड़ना ही नहीं चाहते। उनसे अपेक्षाकृत कम गरम या कुनकुनी चाय पीने को कहना पड़ता है। रात्रि जागरण के बाद उन्हें पर्याप्त विश्राम करने के बाद ही पानी पीकर योगासन कर लेने को कहता हूं। भले ही उस समय दोपहर

अथवा शाम ही क्यों न हो।

समस्याओं की विविधताओं में कमी नहीं है, परन्तु स्मरण रखें, सबके समाधान भी हैं। अब मैं अत्यन्त व्यस्त, परन्तु सामान्य लोगों की समस्या पर ही आता हूं।

रात्रि विश्राम के बाद प्रातः जब भी बिस्तर छोड़ें, सबसे पहले मूत्रत्याग अवश्य करें। उसके बाद ताज़ा-स्वच्छ जल, यदि तांबे के पात्र की सुविधा है, तो रात्रि-भर उसमें रखा जल, लगभग एक लीटर प्रतिदिन ख़ाली पेट सोकर उठते ही अवश्य पी लें। यही उषःपान है।

पानी पीने के पहले अंगुली से ही दांत और जीभ रगड़कर एक-दो कुल्ले अवश्य ही कर लें। उसके बाद पानी दांतों को भींच कर सुरकते हुए पी जायें। पानी पीने के बाद ब्रश-मंजन करते हुए खुली हवा में दस-पन्द्रह मिनट अवश्य घूमते रहें। यदि सुविधा हो, तो ताड़ासन की स्थिति में शरीर को ऊपर की ओर खींचते हुए पंजों के बल चलें।

इस प्रकार के हलके व्यायाम से ही पिया गया पानी मलाशय तक पहुंचकर उस पर पर्याप्त दबाव बनायेगा। ज्यों ही पर्याप्त दबाव तैयार हो, तुरन्त मलत्याग के लिए जायें। पांच मिनट में ही पर्याप्त कोष्ठ शुद्धि हो जायेगी।

यदि पुराना और कठोर क़ब्ज़ है तो एक लीटर मात्रा में गुनगुना पानी उपर्युक्त विधि से पीकर, हलका व्यायाम जैसे ताड़ासन आदि कर लें। मल ढीला होकर आसानी से निकल जायेगा। आंतों को हानि न पहुंचा सकेगा। इससे बवासीर के रोगियों को भी पर्याप्त लाभ पहुंचेगा।

आहार चिकित्सा

खान-पान की कुछ आदतें सुधार लेने से भी आशातीत लाभ पहुंचता है। बहुत गरम या बहुत ठण्डा पेय अधिक न पियें। यह आदत पाचन शक्ति तथा आंतों को कमज़ोर बनाती है। क़ब्ज़, अपच, भोजन से अरुचि या बवासीर का एक कारण यह भी है।

बहुत अधिक धूम्रपान और मदिरापान भी लीवर को कमज़ोर करता है। श्वास संस्थान में रुकावटें पैदा करता है, रक्त को दूषित बनाता है तथा स्थायी क़ब्ज़ का कारण बनता है।

तेज़ धूप, कड़ी सर्दी अथवा कठोर श्रम के लिए घर से निकलने के पहले कुछ खा लें। पेट बिलकुल ख़ाली न रहे। एक-दो गिलास स्वच्छ जल पीकर ही बाहर जायें। मौसम के प्रभाव से पेट के पानी की यह मात्रा और लघु भोजन (नाश्ता) ही आपको सुरक्षित बना देगा।

अति गरम, अति ठण्डा, बासी या अधिक कड़ा भोजन तथा तेज़ मिर्च- मसालों

का प्रयोग बिलकुल न करें या कम-से-कम ही करें। इस तरह अपनी पाचन क्षमता को ठीक रखें।

"पैर गरम, पेट नरम, सिर ठण्डा" रखने का सदैव ध्यान रखें। यही अच्छे स्वास्थ्य की पहचान है। अधिक ठण्ड में पैरों में ऊनी मोज़े व जूते ही सुरक्षा का साधन हैं। गरमी में पैरों को भूमि की जलन से बचाना और हवा लगाना ज़रूरी है। भोजन करने के पूर्व हाथ ठीक से धोयें। पैर भी अच्छी तरह धोयें तथा सम्भव हो, तो गीले पैरों ही भोजन करें; परन्तु स्मरण रखें—गीले पैर कभी न सोयें। गरम पानी से पैर धोकर अच्छी तरह पोंछना ही हितकर है। सोते समय ठण्डे पानी से पैर धोना अनेक रोगों को आमन्त्रण देना है। दुश्चिन्ताएं बुलाना है।

खाना इतना न खायें कि पेट तनकर कड़ा हो जाये। इतना कम भी न खायें कि कुछ दिनों में कमज़ोर पड़ जायें। सन्तुलित मात्रा में उचित वस्तुओं का प्रयोग करने से शरीर का समुचित विकास होता है तथा पाचन-क्रिया व्यवस्थित रहती है।

कड़ी धूप में अथवा तेज़ ठण्ड में सिर अवश्य ढकें, कान भी ढके रहें। मौसम से सुरक्षा रहेगी। माथा गरम हो, तो कुछ विश्राम के बाद पानी से ठण्डा यानी सामान्य अवश्य ही कर लें।

पाठकों से निवेदन

जिन पाठकों को भाषादोष के कारण, कोई बात ठीक से समझ में न आये, जिन्हें कोई शंका हो, अपने अन्य किसी रोग या अशक्तता के कारण इस सम्बन्ध में उनकी कोई निजी समस्या हो, तो वे ज़रा भी संकोच न करें। प्रकाशक के पते पर पत्र लिख दें। साथ ही अपना पूरा पता लिखा पर्याप्त डाक टिकट लगा लिफ़ाफ़ा रख दें। आप जो पत्र भेजें उस पर 'आवश्यक प्रश्न' लिखकर रेखांकित कर दें। पत्र लिखने का पता है—

स्वामी अक्षय आत्मानन्द जी, द्वारा प्रभात प्रकाशन, 4/19, आसफ अली रोड, नई दिल्ली-110002.

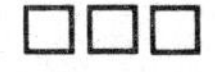